中国整脊术

（全彩图文版）

主 编 王 雷 王遵来

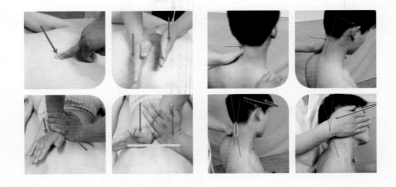

○脊柱的相关知识　○脊诊诊法与整脊术　○脊椎和骨盆疾病诊治　○脊柱相关疾病

在脊柱医学领域里，也存在着一些磕磕碰碰，硬技术系统与软技术系统缺乏沟通交流，认识上都有不足之处，脊柱医学的两大技术体系各自有发展的空间和市场，两者没有必要去争高低、论长短，两大技术体系之花都会在医学的大花园中竞相开放，争奇斗艳，人类脊柱医学的春天即将到来。

湖南科学技术出版社

图书在版编目（CIP）数据

中国整脊术：全彩图文版 / 王雷，王遵来主编. —
长沙：湖南科学技术出版社，2022.3
　ISBN 978-7-5710-1295-3

Ⅰ．①中… Ⅱ．①王… ②王… Ⅲ．①脊柱病－按摩疗
法(中医) Ⅳ．①R274.915

中国版本图书馆 CIP 数据核字(2021)第 236023 号

ZHONGGUO ZHENGJISHU(QUANCAI TU WEN BAN)

中国整脊术(全彩图文版)

主　　编：王　雷　王遵来
出 版 人：潘晓山
责任编辑：李　忠　杨　颖
出版发行：湖南科学技术出版社
社　　址：长沙市芙蓉中路一段 416 号泊富国际金融中心
网　　址：http://www.hnstp.com
湖南科学技术出版社天猫旗舰店网址：
　　　　　http://hnkjcbs.tmall.com
邮购联系：0731-84375808
印　　刷：长沙艺铖印刷包装有限公司
　　　　　(印装质量问题请直接与本厂联系)
厂　　址：长沙市宁乡高新区金洲南路 350 号亮之星工业园
邮　　编：410604
版　　次：2022 年 3 月第 1 版
印　　次：2022 年 3 月第 1 次印刷
开　　本：880mm×1230mm　1/32
印　　张：19
字　　数：400 千字
书　　号：ISBN 978-7-5710-1295-3
定　　价：168.00 元

《中国整脊术（全彩图文版）》
编委会名单

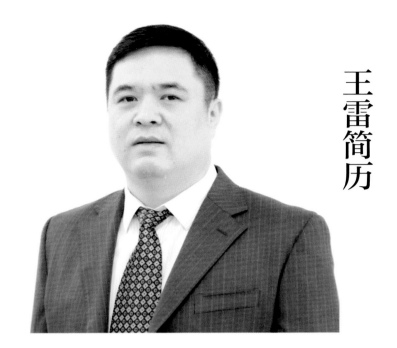

王雷简历

　　王雷，男，主任医师、中国民主同盟盟员、天津中医药大学骨伤专业博士，天津中医药大学硕士研究生导师，北京中医药大学第二批中医临床特聘专家，美国明尼苏达州西北健康大学客座教授。中国民间中医医药研究开发协会中医脊诊整脊分会副会长，天津市第一届中医干部保健专家，天津市中医文化与科普宣讲团宣讲专家，天津市"131"创新型人才培养工程第一层次人选，河西区中医学术经验继承工作指导老师。连续 7 届获得月犁传统中医奖荣誉称号，现为：天津北辰北门中医医院副院长、天津河西万泰中医医院院长、天津正直堂中医门诊部院长。

　　从事脊柱相关疾病的临床诊疗、科研、教学工作。尤其擅长脊柱相关疾病的整脊术治疗。创立了"零角度"古中医整脊术，创立了"两点论"整脊辨证理论。主持或参与完成国家级、省部级课题 10 多项，荣获中华中医药学会科学技术三等奖 1 项，荣获天津市科技成果奖 6 项，拥有实用新型专利 3 项，科技发明专利 1 项，注册商标 1 个，在核心期刊发表学术论文 30 多篇，主编《中国整脊术》等著作近十部。连续多年带教北京中医药大学国际学院中医专业留学生。2016 年参加央视《千年国医》纪录片专题采访。2018 年接受国际著名纪录片法国导演 米歇尔·卡雷关于中医整脊的专访。先后举办了百余期整脊术高级研修班，为国内外培养了大批整脊专业技术人才。2009 年被中华中医药学会评为"首届全国脊诊整脊推拿优秀管理人才"，2011 年被中华中医药学会评为"全国中医整脊推拿优秀人才"。连续多年荣获"民盟天津市委员会社会服务工作先进个人""天津市先进社会组织工作者"等荣誉称号。

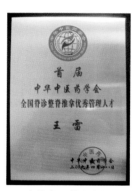

中华中医药学会奖

多年来，致力于中医整脊术的创立、弘扬、普及推广。采用独创精湛的中国"零角度"古中医整脊术为成千上万患者解除了病痛，在国内外享有很高的盛誉，先后给华人首富李嘉诚先生等政商界知名人士治疗。深受好评！拥有"津门神手"或"神手王雷"的美誉。

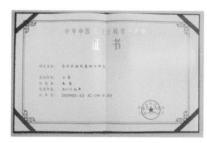

中华中医药学会科学技术奖

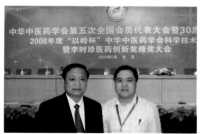

原卫生部副部长、国家中医药管理局原局长王国强与王雷博士合影

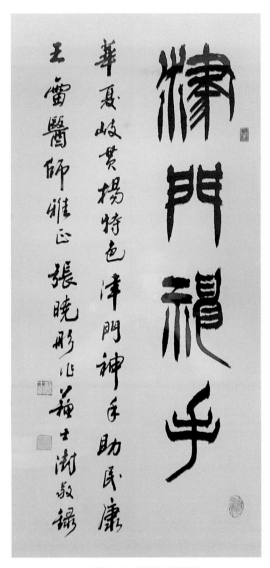

华夏岐黄扬特色 津门神手助民康

律门裎手

王雷医师雅正 张晓彤心羡士澍敬录

中国书协原主席苏士澍题字

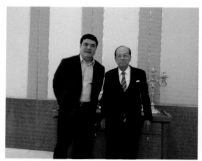

王雷博士与李嘉诚先生

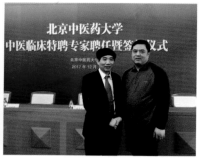

北京中医药大学徐安龙校长为王雷博士颁发专家证书

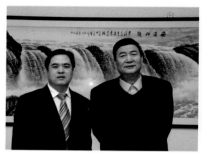

王雷博士与导师、北门医疗品牌创始人王维栋院长

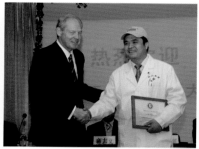

美国西北健康大学马克校长为王雷博士颁发客座教授证书

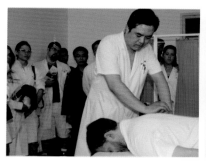

王雷博士为美国西北健康大学师生讲解整脊术

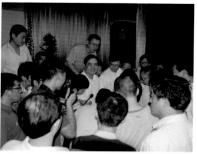

王雷博士给学员培训

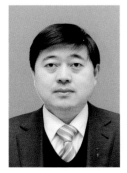

王遵来简历

　　王遵来，主任医师，硕士生导师，天津北辰北门中医医院常务副院长，天津西青信泰医院院长，国务院政府特殊津贴专家，天津市首届中医干部保健专家，国家中医药管理局第三批全国优秀中医临床人才，第四批全国老中医药专家学术经验继承人，师承中国工程院院士、天津中医药大学校长张伯礼教授。世界脊诊整脊医学联盟执行主席，美国西北健康医科大学客座教授，中国民间中医医药研究开发协会中医脊诊整脊分会会长，中国民族医药学会针灸分会副会长。被中华中医药学会评为"全国第二届杰出青年中医""全国脊诊整脊推拿优秀管理人才""全国基层优秀名中医"。天津市2015年度"131"创新型人才团队学科带头人；第二批天津市人才发展特殊支持计划——高层次创新创业团队带头人；重庆市科委专家库专家；全国青联委员；天津市青联常委；天津市海外联谊会第六届理事会理事；天津市第十七届人大代表；第40期中央社会主义学院民主党派干部培训班学员。

《中国整脊术（全彩图文版）》一书即将出版，该书的名称让人乍听乍看时，似乎有点大，似乎有点玄，似乎有点飙，似乎有点高。其实一点都不大，一点都不玄，一点都不飙。王雷博士所著的《中国整脊术（全彩图文版）》经历了长达 25 年的探索过程，曾经给大约 30 万人治疗服务，手法经过大角度、中角度、小角度、零角度三次改革一次革命而获得成功。

为什么将其称为一次手法的技术革命？因为手法技术是中医的核心技术之一，中医的手法技术也是在实践中不断发展和深化的，理论的含金量也是在不断提升的。按照中医手法技术的理论含量可以将中医手法技术划分为三个层次：第一代为按摩技术；第二代为推拿技术；第三代为整脊术，整脊术的特征是以脊柱作为研究和作用对象。第一代、第二代手法技术的操作者认为：脊柱病治疗时，医者必须给患椎加物理力（旋转力、扭曲力、杠杆力）方能达到治疗的目的，因此，在操作时，技术的角度、力度、幅度往往较大，常常会使患者产生紧张感，甚至有恐惧感。而第三代整脊术的领跑者王雷博士却有自己的不同见解，他认为：任何手法、技术必须具备"五性"，即理论性、可操作性、时效性、安全性、舒适性，只有具备"五性"才能称为成熟技术。

王雷博士所发明的"零角度垂直暗调法"，运用了生物力学的原理，完全有效地解决了手法安全，用"王雷手法"治疗时，仅仅只能隐隐约约听到小关节腔发出的极小声，许多患者反映说：接受"王雷手法"治疗就如同听音乐一样，让人有"观行云，听流水"的感觉，太绝妙了，接受其手法治疗真是一种享受。在长达25年的时间里，特别是近五年，用这种技术为中国人服务，为亚洲人服务，为五大洲的朋友服务，均受到好评。2009年5月20日，美国西北健康大学的20名美国学生，在系主任的带领下，来北门医院考察，每个人都亲自感受了王雷博士的手法，大家一致称奇，一致称绝，当即邀请王雷博士到美国西北健康大学去讲学。2005年1月12日《健康报》记者刘艳玲来北门医院做专题采访，专门写了一篇技术性很强的报道文章，题目叫"四两拨千斤"。"四两"是一种"功夫"的概念，而不是力的概念，王雷博士在长达25年的探索中，为了获得"四两功"，使出了千万斤力，洒下了千万身汗水，"四两功"就是对他25年间千万身汗水的回报。

进入21世纪后，随着社会的发展与进步，大自然发生了变化，人类社会发生了变化，人们的一切行为发生了变化，人类的疾病谱也随之发生了变化，心理精神疾病呈上升趋势，颈椎病、胸椎病、腰椎病也似乎成了多发病、常见病，并且还出现了低龄化的趋势。人类应对这一趋势的思路一是预防，二是治疗。治疗的手段一种是硬技术，通过微创手术消除症状，减轻痛苦；另一种是软技术，即用手法技术调节骨骼、肌肉、神经、筋膜之间的关系，达到新的平衡，使症状得以缓解或消除。

软技术、硬技术概念是对专科多元技术的一种大分类，什么叫硬？什么叫软？所谓软、硬，就是一切事物对客观空间的要求程度，叫软或者硬，事物对空间要求不苛刻者为软，对空间要求苛刻者为硬。对于人体疾病也和对待其他事物一样，都必须"软硬兼施"，不可一味去追求硬或者一味去追求软，过度追求都是思维方式片面的表现。21世纪，人类在设计各种行为时，似乎把追求"硬"（硬实力、硬指标、硬张力、硬技术）当作一种时尚，这是一种认识上的误区或者叫盲区，国际上有些国家在经历了金融海啸之后，才对"软"字有所认识，才慢慢地重视了"软实力"建设。

在脊柱医学领域里，也存在着一些磕磕碰碰，硬技术系统与软技术系统缺乏沟通交流，认识上都有不足之处，脊柱医学的两大技术体系各自有发展的空间和市场，两者没有必要去争高低、论长短，两大技术体系之花都会在医学的大花园中竞相开放，争奇斗艳，人类脊柱医学的春天即将到来。

王维林

于天津北辰北门中医医院

序言二

脊柱是生命的支柱，上接头颅，下连躯干。可谓牵一发而动全身。随着医学研究的不断深入，发现有 70 余种疾病与脊柱密切相关，国外学者更将脊柱称为"人体的百病之源"，中医学称脊柱为督脉，其督脉率周身阳气与五脏六腑相通，确保人体健康抵御病邪侵入，其具有"决生死，处百病"的作用，乃人体健康之本。

临床实践证明许多疾病通过对脊柱的整脊治疗奇迹般的获得治愈和好转，从而使医学对许多疾病的认识产生了一个飞跃。本书以中医学理论为主，西医学理论为辅，在诊断上详细介绍了脊柱望诊法、脊柱触诊法、脊柱影像学诊断法等。在治疗上介绍了几种传统实用的推拿正骨手法及特色"三小整脊术"。介绍了作者在业内首创的零角度古中医整脊术。

本书以中医理论为指导，充分突出中医"望、闻、问、切"的诊疗特色，因此将脊诊诊法作为整脊治疗前的关键一步，要求临床整脊医生达到"手摸心会"的境界方可施治于患者其治疗才有针对性、科学性、理论性。如果达不到"手摸心会"的境界其治疗带有盲目性、片面性。本书中作者经过多年临床实践总结，将脊诊的阳性反应点分为两大类，简称为"两点论"即虚点和实点，其中虚点是由于软组织引起，实点是由于棘突偏歪、小关节失稳等骨性结构异常引起。虚点是实点的代偿反应，一个实点可以引起若干个虚点，整脊治疗时实点需要整脊矫正治疗，虚点需要理筋整肌治疗。"两点论"是本书中的一大创新和亮点。该观点符合中医理论"筋骨并重"的指导思想，同时也符合西方提出的"整脊不整肌，根本不懂医，整肌不整脊，疼痛一大堆"的治疗要领。本书的第二大亮点就是"零角度"垂直暗调整脊术，该法在技巧性、安全性、理论性、舒适性、时效性、可操作性上达到了完美的结合，体现了手法技巧性和艺术性的结合；验证了《医宗金鉴·正骨心法》所讲的"法之所施使患者不知其苦"方为手法的最高境界；验证了"机触于外，巧生于内，手随心转，法从手出"的指导思想；验证了"脊筋隆起，骨缝必错，当先按揉其筋，令其柔软，再按其骨徐徐合缝"的治疗理念。该法创新点在于整脊治疗时，患者的脊柱不会产生任何形式的旋转力和扭曲力，整脊师只需用"豆状骨"在阳性反应点上给予有限的作用力，就可听到弹响声或手掌下有移动感，达到医患同步之妙。这是整脊手法的一大突破，也是患者的一大福音。本书的问世，希望能对从事整脊推拿的同行有所借鉴，进而能在手法上更上一层楼。

最后，感谢培养我多年的天津北辰北门中医医院王维栋院长，感谢在本书编写过程中给予帮助和支持的朋友们，也愿有志于此的专家学者，共同来耕耘中国整脊术并发扬光大。

王　雷

于天津

前言

一、中国整脊术的现状与发展思路

　　中国整脊术是一种实践性很强的外治诊疗技术，其疗效显著，诊治手法独特，既是人类古老的一种诊疗方法，又是一门年轻而有发展前景的医疗学学科。其也是一门研究手法在脊柱疾病诊断、治疗和预防保健中的临床运用，及操作技巧和作用原理的学科。它是中华民族智慧结晶之一，是经历人类历史长河反复实践而形成的特色脊柱诊疗技术。

　　人类自古以来为了求得自身的生存，在实践中不断总结和认识脊柱诊疗技术。在通过脊柱诊断和治疗人类疾病之后，才逐渐认识到通过手法调节脊柱旁的阳性反应点对人体颈肩腰腿疼痛的治疗作用，以及对脏腑的调理和保健作用。人类在逐渐认识了脊柱诊疗技术的基础上，有目的地将其用于临床医疗实践，并加以不断地总结，逐渐形成了以治疗脊源性疾病为特色的诊疗技术——中国整脊术。

　　元代李仲南所著《永类钤方》中"手法"一词记载较多。那么何为手法呢？顾名思义，手法是指医者利用肢体某一部分，如手指、腕、肘、膝等，通过其在筋肉、关节、骨骼表面运用各种规定的术式活动或相互协调操作，达到对患者进行检查、治疗、康复和保健的目的。中国整脊术也是中国传统医学的重要组成部分，属中医外治法范畴。

近年来，由于脊源性疾病的不断增加，采用整脊术诊治脊源性疾病也逐渐成为临床医生的重要治疗方法之一。它顺应世界医学发展的趋势，也逐渐受到世界各国人民的重视。在现代科学飞速发展的今天，中西医学及各学科之间相互渗透，使得中国传统古老的整脊术与国外的整脊术交流融合，使得整脊术的运用基础和作用原理得到阐明和创新发展。整脊术以其特有的魅力获得了世界的瞩目，其地位也得到提高。目前在人们对脊柱研究的不断重视和科学研究下，结果发现人体的大多数疾病的发生与变化都与脊柱有着密不可分的关系。近几年来，治疗脊柱相关疾病的各种方法得到了快速发展，也推动了脊柱诊疗技术的发展。脊柱诊疗技术以中医传统理论为"经"，以现代医学理论为"纬"，医者主要以徒手操作对人体疾病进行治疗，没有一般医药手术的副作用，通过调整改善人体的平衡来达到治病保健的效果，在世界医学之林中占有一席之地。

近年来，由于药源性疾病的不断增多，医学界开始倾向自然疗法和自然药物治疗，整脊术便符合这一发展趋势。另外随着人们的生活节奏和生活方式的变化，生活、工作、学习等压力不断加大，导致脊源性疾病发病的年轻化和职业化，该疾病也越来越受到患者和临床医生的高度重视。但也有一些非专业的脊柱诊疗操作者，缺乏对整脊术的理性认识，认为整脊术不过是举手之劳，和传统的中医按摩手法一样，用手"捏吧捏吧"，治不了大病，没有什么高深的理论，这是对该技术的误解。殊不知传统按摩手法是以放松肌肉治疗为主，以达到"松则不痛"

的效果，然而整脊术则是以矫正、调整、改善脊柱的肌肉力学失衡，关节的移位，脊柱曲度的改变等达到脊柱的相对平衡状态。以"骨正筋柔"的理论为指导，治疗的时间、手法的力度，同按摩手法相比更加省力、省时，特别是整脊术治疗过程中定点、定位、定椎，针对性强，治疗疗效显著，往往可达到意想不到的效果。因此笔者强调整脊术并不是简单的"雕虫小技"，而是一门临床实用性很强的诊疗技术。对于颈椎病、腰椎间盘突出症、胸椎小关节紊乱等疾病，整脊术起着关键性的治疗作用。但对脊源性疾病合并的一些内科疾病，如风湿病、高血压、心脏病等，单一的整脊术治疗达不到综合治疗的效果。作为脊柱诊疗医生，应该实事求是地正视该学科的地位，在临床实践中必须注意与其他学科相互配合，取长补短，以求不断提高诊疗效果，更好地为患者服务，促进中国整脊术的发展。

　　我国脊柱诊疗技术经过近几十年的发展有了很大的进步。特别是近 10 年来，中西医学的广泛交流使脊柱诊疗技术有了快速的发展。但仍然存在不少的问题，具体表现在以下几个方面。

（一）从业人员的素质和综合能力参差不齐

　　我国培养推拿本科学生只是近几年的事，以前的脊柱诊疗医生大多是以师带徒的形式来学习的，所学的内容基本上是师傅怎么教，徒弟就怎么学，多是感性的认识，上升不到理论化的高度，制约了学科的发展。部分从事脊柱诊疗技术的医生综合能力较低，特别是对骨科及脊柱的解剖、生理、病理、生物力学了解甚少，在治疗脊柱病变时，不加辩证地反复机械性使用某一手法进行治疗，导致医源性的损伤。如治疗腰椎疾病时，不仔细分析病情，均以侧搬法治疗，在一个疗程（15 日）中日日用侧搬法治疗，虽然有的患者疗效明显，但有的则无效或有加重的趋势。有的脊柱诊疗医生每次在治疗同一患者时，反复使用好几种手法，以追求疗效，殊不知反复使用多种手法治疗会加重局部刺激，导致机体病理性平衡的进一步破坏，使临床症状加重。笔者临床实践证明整脊师治疗时手法的刺激量越大，患者的反应就越大，痛苦就越大，疗效却未必好。原因很简单，就是缺乏整脊治疗的理论指导，没有明白《医宗金鉴·正骨心法》所云"法之所施，使患者不知其苦方为手法"的内涵，以及"手摸心会，以巧代力，手随心转，法从手出"的道理。

（二）对整脊术诊疗的临床和基础研究水平较低

一方面临床应用研究薄弱，目前，发表的整脊治疗疾病论文采用随机对照研究的比较少；采用客观指标探讨整脊术治疗疾病机制的论文比较少。同时整脊术操作的规范研究，适应证、禁忌证研究也亟待加强。整脊的临床研究应多进行前瞻性研究，参照 GCP 方法，提高整脊疗法治疗疾病论文的客观性，扩大整脊术治疗疾病成果的影响。另一方面是基础研究薄弱。传统中医手法的理论基础是中医学，对整脊术与经络、穴位、脏腑、肌肉、韧带等关系的研究很不够。现代局部解剖学，整脊术治疗各种疾病的机制研究，整脊术与全息理论、生物力学的关系，局部和整体的相互关系，整脊术的中医理论与现代医学的关系都需要进行系统的研究。我们应该有计划、有步骤、密切联系现代最新科研成果，吸引更多的专家、学者从事整脊术的基础研究，培养更多的年轻医生从事整脊术的基础研究，使他们不仅会操作整脊术，还要熟知人体的解剖、经络、穴位、神经、血管走行，功能和相应部位的生理病理，不仅要知道中医学的传统理论，而且要知道现代医学的最新知识，这样才能更好地发展整脊术，才能更好地同世界接轨。

从目前临床实践来看，中国整脊术的理论基础不是很扎实，缺少令人信服的证据和依据，一些称呼的不确定性和随意性给人一种似是而非、科学性不强的感觉。虽然中国整脊术在临床上有一定疗效，但由于缺乏令人信服的理论依据和客观证据，往往使我们的解释显得苍白无力，这是中国整脊术目前的致命缺陷。如在进行整脊手法治疗之前，整脊师往往是根据患者的病变来确定使用何种整脊手法。对于各类型颈椎病和腰椎病的独特整脊手法的争议不是很大。但是在采用整脊手法治疗一些概念不清的疾病及一些脊柱相关疾病时争议就比较大，如颈椎小关节错位、小关节半脱位、小关节紊乱和滑膜嵌顿等。用脊诊检查时，个人的临床经验对诊查结果的影响非常大，因而缺乏客观性，如缺乏解剖学、病理解剖学和影像学的支持。而采用 X 线平片检查患者有无半脱位或关节紊乱似乎更加科学。但人体结构是一个三维空间立体结构，利用二维的 X 线片能否真实反映出局部的骨关节情况，还有待于进一步的研究探讨。目前，国内对整脊术的定义也存在一定的争议。有的学者认为整脊就是单纯的手法治疗，有的学者则认为，凡是能达到调整脊柱力学平衡、消除临床症状的方法都可叫整脊疗法。例如，有的学者提出的药物整脊、针灸整脊、整脊治疗床、美国的整脊枪等，通过治疗都能达到调整脊柱的力学平衡状态，消除临床症状。

在现代高科技条件下，中国整脊术仍然在使用与数千年前相同的原始治疗手段，仅是利用医者的双手在患者脊柱的椎旁阳性反应点进行治疗。在这种情况下，中国整脊术仍然能够生存、发展、提高，这就是因为中国整脊术具有明确的临床疗效，有着广泛的群众影响和推崇者。但这远远不够，我们不仅要熟练地掌握整脊术的临床操作，以取得更好的临床疗效，同时在理论上要进一步提高内涵，并能与其他学科融会贯通，取长补短。但是使用不当也可造成伤害，因为整脊术与保健按摩不同，操作不当更易造成患者的医源性损伤。因此从整脊术的安全角度出发，提倡以最小的力、最小的角度、最小甚至无脊柱被动运动幅度，来取得最佳的临床治疗效果。这样才能使中国整脊术更加规范化、科学化地向前发展。

二、如何学习中国整脊术

中国整脊术不是独立的医学体系，而是隶属于中医学的一门技术学科，医者技能水平的高低及熟练程度直接影响着疾病的治疗效果。一名合格的脊柱诊疗医生必须能够在中医理论指导下，结合现代医学理论，正确诊断，辨证施术，娴熟地运用规范的脊柱诊疗技术解决临床问题。所以在学习脊柱诊疗技术前，必须掌握一定的中医基础知识和解剖学、生物力学的相关理论。如《奇效良方》论"正骨须明骨骼结构"，后来各家方书凡论正骨都首列骨骼结构，虽尚嫌粗糙，但其观点是正确的。《医宗金鉴》更进一步强调要明辨骨骼、经筋的位置，云"盖一身之骨体，既非一致，而十二经筋之罗列序属，又各不同，故必素知其体相，识其部位，一旦临证，机触于外，巧生于内，手随心转，法从手出，以手扪之，自悉其情"。说明了要想学好中国整脊术不但要有一定的理论知识，同时还要有一定的临床实践，方可达到理论和临床实践相结合的效果。在中国整脊术的操作过程中，更重要的是体现出以巧代力，同时注重对软组织和机体因退变而产生的代偿机制的破坏。《医宗金鉴·正骨心法》云"伤有轻重，而手法各有所宜，其愈可之迟速，其手法遗留残疾与否，皆关于手法之所施得宜，或失其宜，或未进其法也"。同时古人还有"法之所施，使患者不知其苦方为手法"的精辟论述。在临床练习的过程中，由于人有男女老少、体有强弱、证有虚实、治疗部位有大有小、肌肉有薄有厚，因此手法的选择和力量的运用都必须与之相适应，过之和不及均会影响治疗效果。古人云"其人元气素壮，手法亦不可乱施，若元气素弱，一旦被伤，势已难支，手法再误，则为难挽回矣。此所以尤当审慎者也"。还认为脊柱诊疗技术运用得当，"较之器具从事于拘制者，相去甚远矣"。指出正确运用脊柱诊疗技术就要提高手指的敏感度，在练习整脊术治疗的动作要领上要达到"手摸心会"，方可以从事整脊术的临床治疗，达到满意的治疗效果。这些论述都是经验总结，非常具有代表性。因此，初学者尊此说为"金科玉律"，便会在整脊术技巧及方法上有所发展。

首先要制订科学的训练计划，然后由易到难、由简到繁，循序渐进，有规律地进行练习。可先在物体上练习，再到人体上练习。要先练触诊，有的脊柱诊疗医生为了提高摸法的准确性，将骨骼标本装到布袋里，用手摸认，经过长期练习，做到对每一块骨骼都能摸出是哪个部位，其上端、下端、前面、后面都能正确辨认，这些经验是值得医者们借鉴学习的。现在很多临床整脊诊疗医生，不重视"手摸心会"的练习，不重视临床经验的积累，一味追求西医化治疗思想，用影像诊断代替触诊诊断，用物理诊断方法代替脊柱的触诊诊断，不重视中医学的治疗原则及"整体观念、辨证施治"的指导思想。不克服以上的弊端便不能使整脊治疗师达到"手摸心会"的境界，不能使学员认识到"手摸心会"的重要性。认识到"手摸心会"的重要性，中国整脊术才会在继承中发展，在发展中创新，在创新中不断完善，在完善中再不断发展。使整脊术的实践性、科学性、安全性、技巧性、高效性融为一体，推动中国整脊术的发展。

该技术在练习操作过程中，力求做到稳、准、轻、巧、持久、有力、均匀柔和。因此，需要体力支持。体力包含两种：一是外力，可通过体育锻炼提高肢体的爆发力和耐力；另一种是内力，即意念、导引、气，也可叫作气功。气的意思就是生命力量，这是道家的一个深奥概念。中国的老子创立了道教，提出"道"的字面意思是"路"，意味着事物的存在形式，如何去探求生活和宇宙的本质和来源。道家视自然，尤其是水为道的本质，水身无定形，把它置于任何容器中，它就会呈现容器的形状，但水又是如此强大以至穿透岩石形成峡谷。道家认为人能够从宇宙中吸取气，并发明了太极拳和气功。气在日常生活中的表现是"无为"，可被理解为"不费力地去做"目标，就是把"活动""放松"看似矛盾的两件事统一起来练习。"不费力地去做"就是要求整脊师治疗时全身放松，决不能使用强力或暴力。太极拳中提到，活动以足为根基，从腿部释放，在腰部加以控制，最后从手部表现出来。整脊师或推拿按摩师治疗时屈膝关节，想象自己的双腿已插入土地成为根基，从足部中央吸取水；从腿部向上，直到腹部和心脏，然后离开心脏，传到手部，形成治疗的能量，即内力。内力的练习需要较长时间用心去体会，绝非一日之功。学会用内力治疗的整脊医生，其在治疗时是轻松和毫不费力的，患者是放松的，没有痛苦和恐惧感。

所以临床整脊医生应重视自身内力和外力的训练，增强体魄，提高功力，才能更好地为患者服务。

三、中医学关于中国整脊术作用原理的解读

整脊术作为中医学的重要组成部分，其手法的临床应用是在中医

学基础的指导下实践的，其作用原理与中医学的机制是一致的。

（一）调整人体的阴阳平衡

中医学认为任何疾病的发生都是因为阴阳失调所致，在正常生理状态下，机体阴阳是在动态下取得的相对平衡。一旦这种相对平衡遭到破坏，出现阴阳失调，就会发生疾病。

中国整脊术在其发展的历史长河中，深受中医学理论体系的熏陶，其中尤以阴阳五行、脏腑经络理论为主。一般将脊柱诊疗技术分为阴阳两类，如推、揉、抖等技术手法相对为动而属阳，其特点是用力较大，刺激性大，比较刚劲，因此也叫刚术。而按、点、牵等手法相对为静而属阴，其特点是手法较轻，刺激性小，比较柔和，有补益作用。临床中医生通过手法的阴阳属性，针对疾病过程中的阴阳失调，或泻其有余，或补其不足，从而纠正病变中的阴阳失调，重新恢复人体的"阴平阳秘"，使人体处于生理活泼的健康状态。脊柱是督脉之通道，督脉总督一身之阳气，脊柱解剖位置异常，不但出现局部反应，而且通过督脉影响诸阳经，由于经络在全身的联系作用，因而又可影响诸阴经，进而影响脏腑。对人体来说，外为阳，内为阴；对人体表面来说，背为阳，腹为阴；深入人体内部，则心、肝、肺、脾、肾五脏为阴，胆、胃、大肠、小肠、膀胱、三焦六腑为阳。人体诸阳经之脉皆行于背，诸阴经之脉皆行于腹，五脏之精而内藏，六腑主传化而外泄。身体内外、背腹、脏腑、阴经阳经相对独立，相互制约，又相互依存，以达到机体的平衡协调，否则就会出现阴阳失调、脏腑功能紊乱而导致疾病。中国整脊术对脊源性疾病的认识也有阴阳之分，众所周知，人体脊柱在正常情况下是相对平衡的，如果脊柱这种平衡遭到破坏，也就会出现阴阳失调，进而导致脏腑功能紊乱。临床医生在运用脊柱诊疗技术时应充分理解阴阳学在脊柱诊疗技术中的变化和具体运用机制。临床实践证明脊柱诊疗技术的作用原理之一便是调整人体阴阳。目的就是调整脊柱的内外阴阳平衡，来达到防病治病的目的。

（二）调和人体五行生克制化

五行学说根据五行的生、克、乘、侮规律阐述事物之间相互依存、相互制约的关系，来阐明疾病发生和诊治的道理。用五行学说中的五行特性来分析研究人体组织器官间的关系，从而指导临床实践，确定相应的治疗原则。我国古代医家以五行配五脏为中心，通过经络联系五官、五体、五脏及全身，说明人体的整体性，按照五行的相生、相克规律来明晰脏腑功能的变化。脊柱诊疗技术在治疗脊源性疾病时，结合五行相互关系调整其相对应的椎体，疗效十分显著。充分体现了中医的整体观念及辨证论治原则，使人体各生理功能处于正常的生克关系之中，所以调和五行生克制化也是脊柱诊疗技术的作用原理之一。

（三）调整人体气血

中医学所谓的"气"是指维持人体生命的最基本物质，具有对人体生命活动的推动和温煦等作用。"气"流行于人体全身，有出、入、升、降四种基本运动形式，脊柱诊疗技术的各种手法直接作用于机体，影响着气血的运行，从而影响了人体的生命活动。

中医学所谓的血是构成人体和维持人体生命活动的最基本物质之一，具有营养和滋润作用。血在脉中循行，内在脏腑，外在皮肉筋骨。血的循环正常与否直接关系到疾病的发生与否，同时疾病的发生也影响着血的循环。当整脊术直接作用于机体体表，自然影响了血的循环。

因此，气血是构成人体的重要物质和动力基础，对机体脏腑组织起营养、濡润、温煦和护卫等作用，维持着人体的生理活动，气血的生成、运动和分布是脏腑生理活动的结果。脊源性疾病的发生常常有不同程度的气血阻滞，从而出现疼痛、肿胀、功能障碍等临床症状和体征。在治疗过程中，对患者来说，"动"包括三个方面：一是促进肢体组织的活动；二是促进气血的流动；三是肢体关节的被动运动。当脊柱诊疗技术直接作用于机体时，自然会影响气血的循环，能起到疏通气血，调和营卫的作用，保证气血的正常生成和运行，从而达到治疗疾病的目的。

（四）调整人体经络系统

经络是运行全身气血、联系脏腑肢节、沟通上下内外、调节机体各部分的通路。它联系上下内外，使人体各组织器官构成一个协调统一的整体。一旦经络失去正常的机能，即经气不利，则发生由表入里，由浅入深的转变。中医学认为疾病的发生、发展及转归与经络系统密切相关，脊柱诊疗技术通过手法施治时多通过一系列特定的动作直接在体表特定的经络循行部位进行刺激，在经络系统的调节下达到消除疾病的医疗效果，因此调整经络系统也是脊柱诊疗技术的作用原理之一。

（五）调整人体的筋骨关节

脊源性疾病的主要原因是小关节的紊乱而导致关节屈伸旋转不利，而小关节紊乱的原因可以是慢性劳损或感受风寒湿邪所引起的肌肉痉挛、关节变形、椎间盘变性、内分泌失调所致的脊柱内外平衡失调。通过脊柱诊疗技术在损伤部位仔细触摸以了解患椎的组织形态、位置的改变、病症的虚实及患椎与脊柱整体的因果关系等，来辨别具体的病变部位，从而选用不同的诊疗技术加以矫正。临床要做到"随证选法，法证相应"，使骨正筋柔，粘连松解，关节润滑，恢复正常功能。

目录

第四篇
脊柱相关疾病 | 423

第一篇 脊柱的相关知识

CHAPTER 1

脊柱的相关解剖

脊柱生物力学和临床应用

脊柱相关疾病的病因和病理

第一章
脊柱的相关解剖

　　脊柱是由椎骨、韧带及椎间盘等连接构成人体的支柱，结构复杂，功能重要。脊柱共有 26 个椎骨，包括颈椎（7 个）、胸椎（12 个）、腰椎（5 个）、骶骨（1 个）（小儿为 5 个，成人融合为 1 个）、尾骨（1 个）（小儿为 4 个，成人融合为 1 个）。脊椎能支持体重；并能吸收作用于脊柱的力量及震荡；还能做较大的屈、伸和旋转运动；同时能保护脊髓，以及胸腔和腹腔中的内脏。关键是脊柱及其周围结构的病变不仅是颈、肩、腰、腿痛的重要病因，而且与全身多种疾病有密切关系，因此作为整脊医生必须全面掌握脊柱相关知识。

第一节　脊柱的解剖

一、颈椎的特点

颈椎共有 7 个。椎体细小，颈第 3 ~ 7 椎体逐渐增大，横径大于矢径，后缘较前缘略高。颈椎棘突一般呈分叉状，便于肌肉附着，颈椎棘突为一向上结节，防止颈部过度后伸。第 2 颈椎棘突最短，第 7 颈椎棘突在颈椎中最长，末端不分叉，呈隆起状突于皮下，是明显的骨性标志，也是颈、胸椎交界的标志（图 1-1）。

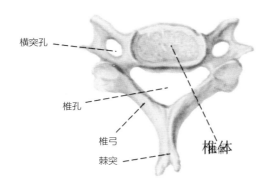

图 1-1　颈椎

（一）第 1 颈椎

第 1 颈椎又称寰椎，位于脊柱最上端，与枕骨相连。无椎体，无棘突，有前后两弓及两侧块，前弓较短，在其正中后面有一凹形关节面，与枢椎齿突组成寰枢关节，前结节突出且朝下，前纵韧带及左、右头肌从上越过。后弓相当于棘突部分，只有一小结节朝上后，是左、右小直肌的附着点。前、后弓均较细，与侧块连接处更为脆弱，可因暴力而发生骨折。在侧块之后有一椎动脉沟，椎动脉经此沟通过。寰椎椎孔最大，因此在骨折脱位后，其间的脊髓尚有回旋的余地。每个侧块有上、下两关节面，上关节面呈椭圆形、凹陷，与枕骨髁相关节，可使头做前俯、后仰和侧屈运动。下关节面为圆形，与枢椎的上关节面相关节，可使寰椎连同头做旋转运动。寰椎横突作为寰椎旋转运动的支点，较长较大，是许多肌肉的附着处，其内有一圆孔，椎动脉从中通过（图1-2）。

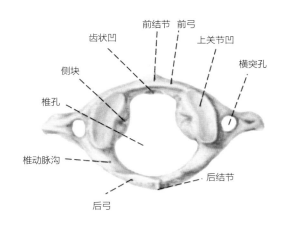

图1-2　寰椎（上面）

（二）第2颈椎

第2颈椎又称枢椎，为颈椎中最肥厚的，其特点为椎体向上伸出突起，称齿突，其长度约1.5 cm，根部较狭窄，前后均有关节面，分别为前关节面和寰枕关节及寰枢关节。后关节面可与寰椎的齿状凹相关节。齿突原为寰椎的椎体，发育进化过程中脱离寰椎而与枢椎椎体融合。寰椎和枢椎是动物在陆地生活后为适应头部的旋转运动而产生的（图1-3）。

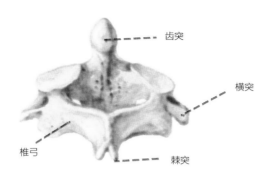

图1-3　枢椎（上面）

（三）第7颈椎

第7颈椎又称隆椎，我国古籍上称大椎，它的棘突特别长，末端变厚且不分叉，当头前屈时，该棘突特别隆起，皮下易于触及，第7颈椎棘突下凹陷即"大椎穴"，是临床计数椎体数目和针灸取穴的标志（图1-4）。

二、胸椎的特点

胸椎在脊柱中最大，其稳定性最高，活动性最差。胸椎棘突向下倾斜并与下位椎体棘突重叠，故胸椎棘突与椎体的定位约差

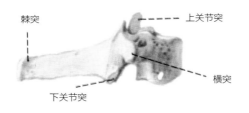

棘突　　　　　　　　　　　　　　　上关节突

横突

下关节突

图1-4　隆椎（侧面）

一节，它们通常是不对称的，试图确定功能障碍仅由棘突的位置造成是无意义的。胸椎间盘退变较常见，但很少出现症状，椎间盘脱出在胸椎很少发生，临床常见到椎体的压缩性骨折造成间盘损伤。胸椎椎体总数是颈腰椎之和（12个）。

胸椎共12个，椎体呈短柱状，横径短于矢径。在椎体内上下各有一半圆形浅窝，分别称上肋凹和下肋凹，上下相邻的肋凹与椎间盘合成一个完整的凹，与肋骨小头形成关节。胸椎椎弓根短而细，椎孔较小，棘突较长，伸向后下方。上关节突近似额状位，发自椎弓根与椎弓板连接处，关切面平坦，朝向后外方。下关节突位于椎弓板前处侧面，关节面略凹陷，向前下内方。因此，胸椎关节突关节不易发生脱位。横突呈圆柱状，伸向后外方，前面有一凹面，称横突肋凹，与肋结节形成关节（图1-5）。

三、腰椎的特点

腰椎共5节，椎体高大，上下面平坦，椎弓根粗大，椎骨上切迹浅，下切迹宽深，椎弓板较胸椎宽短而厚，椎孔呈三角形

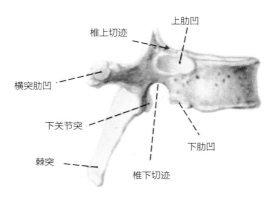

A. 胸椎侧面观

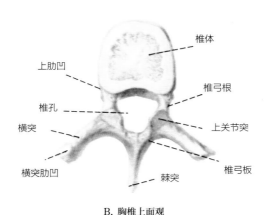

B. 胸椎上面观

图 1-5　胸椎

或椭圆形。棘突为长方形扁骨板，水平伸向后，下角时有分叉
（图 1-6）。腰椎间孔自上而下宽度逐渐减小，但穿出的神经根
自上而下逐渐增粗。关节突呈矢状位，上关节突关节面凹陷，向
后内方。下关节突关节面隆凸，向前外方，这样组成的关节不易
发生单纯性脱位，受外力易出现一侧关节突骨折。位于上、下关

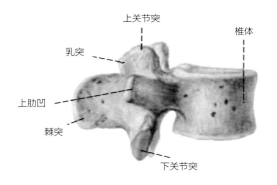

A. 腰椎侧面观

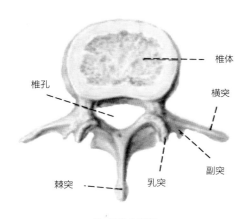

B. 腰椎上面观

图1-6 腰椎

节突之间的一段椎弓称峡部，若峡部断裂，可致脊柱失稳，椎体移位甚至滑脱，是引起腰腿痛的原因之一。腰椎横突较颈、胸椎横突的长度长，第3腰椎横突最长，所受腰肌牵拉最多，易导致腰肌筋膜附着点劳损，同时对周围组织产生刺激而出现慢性腰痛，称第 3 腰椎横突综合征。若第 5 腰椎一侧或两侧横突与第 1 骶椎相结合，有移行为骶的趋势，称腰椎骶化。若第 1、第 2 骶椎未能融合，第 1 骶椎有移行为腰椎的趋势，称骶椎腰化。

四、骶骨的特点

骶骨呈三角形，底向上，尖向下。骶骨底向上与第 5 腰椎体相连接。底的前缘向前突出，称岬。骶骨尖向前下与尾骨相连接。

骶骨两侧的上部宽厚，有耳状面，与髂骨的耳状面构成骶髂关节（图 1-7）。骶骨中央有一纵贯全长的管道，称骶管，向上与椎管连接，向下开口形成骶管裂孔，此孔是骶管麻醉穿刺的部位。骶管裂孔两侧有向下突出的骶角，临床上常以骶角为标志，来确定骶管裂孔的位置。

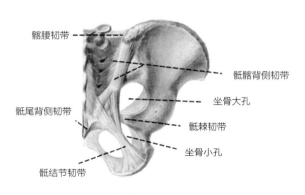

髂腰韧带

骶髂背侧韧带

坐骨大孔

骶尾背侧韧带

骶棘韧带

坐骨小孔

骶结节韧带

A. 骶髂关节后面观

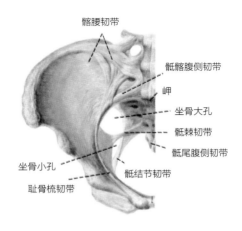

髂腰韧带

骶髂腹侧韧带

岬

坐骨大孔

骶棘韧带

骶尾腹侧韧带

坐骨小孔

骶结节韧带

耻骨梳韧带

B. 骶髂关节前面观

图1-7　骶髂关节周围韧带示意图

五、尾骨的特点

尾骨由 4 ~ 5 块退化的尾椎融合而成。略呈三角形，底朝上，借软骨和韧带与骶管相连，尖向下，下端游离（图1-8）。在骶尾部遭暴力后易发生移位，从而产生疼痛、腰痛或眩晕等尾源性相关疾病。

第二节　脊柱的连接

一、椎骨间的连接

相邻椎之间借椎间盘、韧带和关节相连接（图1-9）。

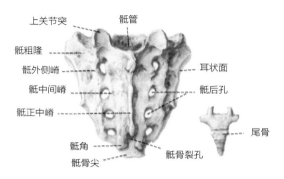

A. 骶、尾椎后面观

上关节突　骶管
骶粗隆
骶外侧嵴　　　　　　　　　　耳状面
骶中间嵴　　　　　　　　　　骶后孔
骶正中嵴
骶角　　　　　　　　　尾骨
骶骨尖　　　　骶骨裂孔

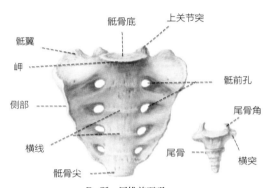

B. 骶、尾椎前面观

骶骨底　上关节突
骶翼
岬　　　　　　　　　　骶前孔
侧部　　　　　　　　　　尾骨角
横线　　　　　　尾骨　　横突
骶骨尖

图1-8　骶、尾椎

（一）椎间盘

　　椎间盘又称椎间纤维软骨盘，是椎体之间的重要连接方式，第2颈椎至第1骶椎各相邻椎体间均有1个椎间盘。整个脊柱共23个椎间盘。以腰部最厚，颈部次之，胸部最薄。颈部椎间盘前厚而后薄，反映出脊柱颈部的生理弯曲；胸部椎间盘前、后厚度相似，因为胸段脊柱的生理弯曲主要是由椎体的形态造成的；

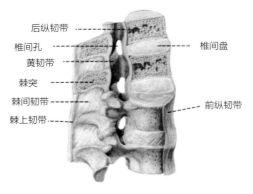

后纵韧带

椎间孔

黄韧带

棘突

棘间韧带

棘上韧带

椎间盘

前纵韧带

A. 矢状面观

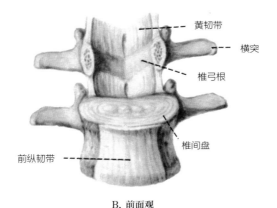

黄韧带

横突

椎弓根

椎间盘

前纵韧带

B. 前面观

图1-9 椎骨间连接

腰部椎间盘亦为前厚后薄，特别是第5腰椎和第1骶椎间最显著，脊柱腰段的生理弯曲主要由椎间盘形成。脊柱各段椎间盘厚度不同是与各段活动度不一相适应的（图1-10）。

成人由于椎间盘的退变、慢性劳损、风寒侵袭、体位骤变、扭伤或暴力撞击下，可能出现纤维环破裂，髓核多向后外侧突出，常压迫神经根，形成椎间盘突出症。由于腰椎的活动较多，

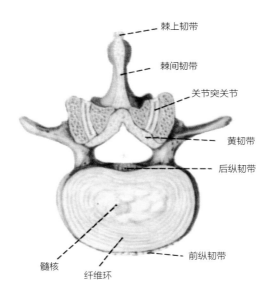

图 1-10 椎间盘

故此病多发于腰部。

（二）韧带

在椎体及椎弓周围有一系列韧带，对脊椎的固定及限制脊柱的运动有重要作用。

1. 前纵韧带

前纵韧带为全身最长的韧带，很坚韧，位于椎体的前面，上起枕骨大孔前缘，下达第 1 或第 2 骶椎体，与椎体边缘及椎间盘结合较紧。前纵韧带比后纵韧带更坚韧。有防止脊柱过分后伸和椎间盘向前脱出的作用。在腰部特别重要，可协助维持腰曲，防止因承重而变大。在腰椎压缩性骨折中，前纵韧带一般无损伤。

2. 后纵韧带

后纵韧带位于整个椎体的后面（椎管前壁），它较前纵韧带狭窄而略薄，起自枢椎，终于骶管前壁。它有限制脊柱过分前屈和防止椎间盘向后脱出的作用。此韧带两侧的部分远比中部薄，所以椎间盘突出发生于外侧远多于中线附近。临床上后纵韧带骨化可导致脊髓损伤，多见于颈部。

3. 黄韧带

黄韧带又称弓间韧带，是连接相邻椎弓的韧带，由弹力纤维构成，坚韧而富有弹性。黄韧带因连续受伤可发生纤维化增生肥厚，以第4、第5腰椎最常见。肥厚的韧带可压迫通过椎间孔的神经根或突入椎管内引起椎管狭窄压迫脊髓。严重时在颈段可出现脊髓型颈椎病，在腰段可出现腰痛，疼痛向一侧或两侧股部扩散。进行蛛网膜下隙造影检查或磁共振检查，可确定病变部位。

脊柱腰部的韧带受伤撕裂，是下腰部疼痛的常见原因之一。在扭伤中常损伤的韧带有棘上韧带、棘间韧带和椎间关节周围的韧带。

二、脊柱的整体观

脊柱由椎骨、骶骨和尾骨及它们之间的连接构成，形成头颅的支柱，躯干的中轴，并参与胸腔、腹腔的构成。各椎体的椎孔连接起来形成椎管，容纳脊髓及其被膜（图1-11）。

（一）脊柱的正面观

椎体由上到下逐渐增大，至骶骨底最宽阔，这与人体直立时

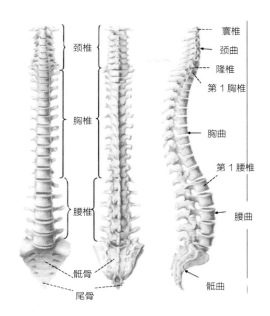

图 1-11　脊柱的整体观

脊柱下部负重大相适应。在耳状面以下，由于重力骤减，骶骨和尾骨的形态亦随之迅速变小。

（二）脊柱的后面观

棘突在背部正中形成纵嵴，两侧纵行的背侧沟容纳背部的肌肉。颈部棘突短，近水平位，胸部棘突向后下方倾斜，呈覆瓦状。腰部棘突又趋于水平。

（三）脊柱的侧面观

脊柱侧面可见颈、胸、腰、骶4个生理弯曲，其中颈曲和腰曲向前，而胸曲和骶曲向后。脊柱的弯曲使之具有良好的弹性，可缓解震荡，与人体的重心维持有关。

第三节　脊柱的周围结构

一、脊柱周围的肌肉

脊柱周围的肌肉从位置上可分为脊柱的背侧和前外侧，它们直接或间接作用于脊柱。

（一）背侧组

背侧主要包括颈、背部浅层和深层肌肉（图 1-12），另有作用于骨盆的臀肌和股后肌。

1. 浅层

浅层肌肉均起自棘突，止于肱骨上端及肋骨，运动上肢及肋骨。在颈部及背上部有斜方肌，背下部有背阔肌；其前方有肩胛提肌、菱形肌和上后锯肌，在腰部还有下后锯肌。

2. 深层

深层肌肉主要维持脊柱的挺伸，分为长肌和短肌。长肌有夹肌（包括头夹肌和颈夹肌）和骶棘肌，前者自颈项韧带和上位胸椎棘突向外下斜行，止于枕骨及颈椎横突，可使颈后伸、侧屈及向对侧转头；骶棘肌又称竖脊肌，起自骶骨和髂嵴，向上分出多个肌齿，可止于椎骨、肋骨，最长者可达枕骨。全肌可分为外侧的髂肋肌、中间的最长肌和内侧的脊肌。一侧骶棘肌收缩可使脊柱侧屈；双侧同时收缩使脊柱后伸、仰头。短肌有横突肌，位于骶棘肌深层，起自横突，向上止于棘突。自浅入深有半棘肌、多裂肌、回旋肌及横突间肌、棘间肌等，它们可使脊柱挺伸、侧

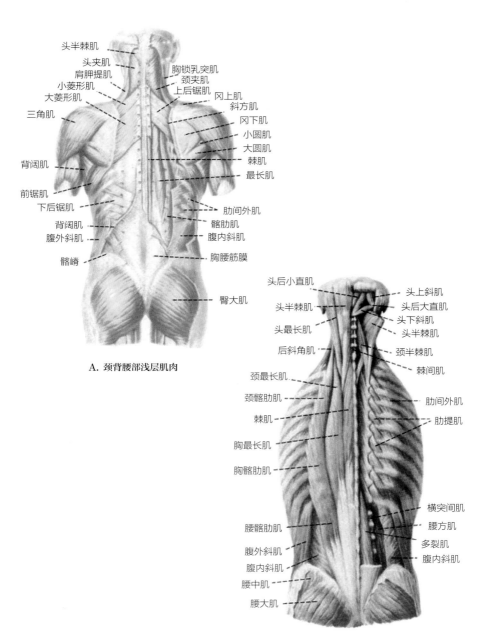

头半棘肌
头夹肌
肩胛提肌
小菱形肌
大菱形肌
三角肌
背阔肌
前锯肌
下后锯肌
背阔肌
腹外斜肌
髂嵴

胸锁乳突肌
颈夹肌
上后锯肌
冈上肌
斜方肌
冈下肌
小圆肌
大圆肌
棘肌
最长肌
肋间外肌
髂肋肌
腹内斜肌
胸腰筋膜
臀大肌

A. 颈背腰部浅层肌肉

头后小直肌
头半棘肌
头最长肌
后斜角肌
颈最长肌
颈髂肋肌
棘肌
胸最长肌
胸髂肋肌
腰髂肋肌
腹外斜肌
腹内斜肌
腰中肌
腰大肌

头上斜肌
头后大直肌
头下斜肌
头半棘肌
颈半棘肌
棘间肌
肋间外肌
肋提肌
横突间肌
腰方肌
多裂肌
腹内斜肌

B. 颈背腰部深层肌肉

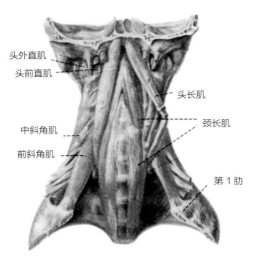

头外直肌
头前直肌
中斜角肌
前斜角肌

头长肌
颈长肌
第1肋

C. 颈部深层肌肉

图1-12　脊柱周围肌肉

旋、侧屈。在枕部深层有枕下肌，包括头上斜肌、头下斜肌、头后大直肌和头后小直肌，它们可使头回旋和后仰。

3. 臀部及股后部肌

臀部及股后部肌如臀大、中、小肌及半腱肌、半膜肌、股二头肌等，可维持骨盆后仰。

（二）前外侧组

在颈部，浅层的胸锁乳突肌可间接作用于脊柱，进行仰头、屈颈及向对侧转头等运动。深层则位于脊柱的前外侧和两外侧，前者有头长肌和颈长肌，参与头的前俯和颈前屈。后者包括前、中、后3对斜角肌，它们均起自颈椎横突止于第1和第2肋。前斜角肌可起于第3至第6颈椎横突前结节或后结节，故第

3 至第 6 颈神经根穿过前斜角肌起点外行。当该肌紧张时可牵拉相应的神经根。反之，神经根处发生病变时亦可引起前斜角肌紧张甚至痉挛。

在腹部有腹前外侧肌群：如腹外斜肌、腹内斜肌、腹横直肌，除容纳保护脏器、增加腹压外，还能使脊柱前屈、侧屈和旋转。腹后壁的腰方肌、腰大肌亦可侧屈脊柱。

另外，附着于腰椎体、横突和髂窝的髂腰肌向外下走行，止于股骨小转子，能使脊柱和骨盆前屈。

二、脊柱周围的深筋膜

（一）脊柱背侧的筋膜

在脊柱的背侧，深筋膜浅层薄弱，遮盖背阔肌和斜方肌的浅层，而深层发达，尤其在腰部和背部特别发达，可呈腱膜状，称胸腰筋膜。而颈部的深筋膜又称项筋膜。

1. 项筋膜

项筋膜位于斜方肌、菱形肌和上后锯肌深层，遮盖头夹肌、颈夹肌和头棘肌的表面。

2. 腰背筋膜

腰背筋膜包括背部所有伸展肌群，为一坚韧的纤维膜，可保持肌肉的位置，便于肌群的收缩。腰背筋膜分为浅、深两层。

（二）脊柱腹侧的筋膜

在脊柱的腹侧自上而下分别有椎前筋膜和胸内筋膜、腹内筋膜。

1. 椎前筋膜

椎前筋膜是项部深筋膜的最深层，在食管和咽的后方，遮盖颈深肌群和颈椎体，此层筋膜向上在颈静脉孔的后方附于颅底，向下与胸内筋膜延续，向外侧遮盖颈外侧三角的底，臂丛神经的根部、颈丛、颈部交感干及副神经均位于椎前筋膜深面。它活动度较大，可达数厘米。

2. 胸内筋膜和腹内筋膜

胸内筋膜和腹内筋膜分别贴附在胸壁、腹壁的内表面，随其遮盖的肌肉而命名，例如遮盖腰方肌的部分称腰方筋膜；遮盖髂腰肌的部分称髂腰筋膜。

三、脊柱的血供及周围血管

（一）脊柱的动脉供给

分布到各椎骨的动脉是阶段性的，自上而下分别来自椎动脉、肋间动脉、腰动脉及骶外侧动脉。其中颈段、骶段的阶段性不明显。在颈部，由肋颈干发出的颈深动脉及来自甲状颈干的颈升动脉分支供应。在骶部，骶正中动脉、髂腰动脉也参与供血。以上各动脉均有分支到椎体的前外侧（图 1-13）。在椎间孔处发出椎间动脉（脊支），沿着脊神经的前面进入椎间孔，该动脉进入椎间孔后又分为背侧支、腹侧支和中间支。前两者分别供应椎弓根、椎弓板、棘突、椎体和硬膜外腔等处，后者沿脊神经根穿入硬膜内供给脊髓。

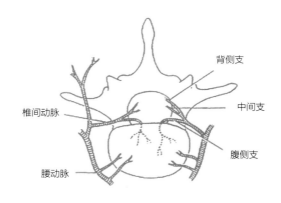

图1-13　腰椎动脉分布示意图

　　椎体的血液供应丰富，容易受到乳腺肿瘤、前列腺肿瘤及肾脏的恶性肿瘤与结核等血源性疾病变侵犯。结核性病变可由椎体的上、下面近椎间盘处开始，也可由椎体前部前纵韧带深面开始，但很少由椎体中心开始。

（二）脊柱静脉的回流

　　椎骨周围的静脉吻合丰富，构成椎静脉丛，分别为椎内静脉

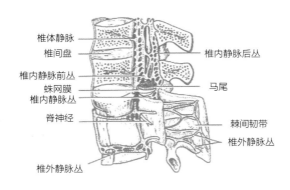

图1-14　脊柱静脉的回流

丛和椎外静脉丛（图 1-14）。

（三）脊柱周围的血管

脊柱周围的血管分布较复杂，如颈椎两侧有椎动脉，胸椎左前方有胸主动脉，右前方为奇静脉，而腰椎的左前、右前分别为腹主动脉和下腔动脉。椎动脉起自锁骨下动脉的第 1 段的上壁偏后，先向内上经前斜角肌和颈长肌，进入第 6 颈椎横突孔。少数人亦可进入第 7 颈椎、第 5 颈椎或第 4 颈椎横突孔。椎动脉向上穿过所有颈椎的横突孔后，自寰椎横突孔上方穿出并绕侧块于后

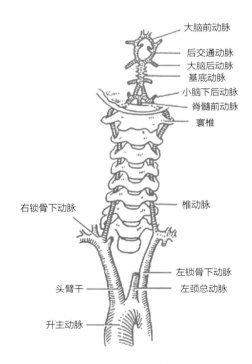

图 1-15　椎动脉

弓上部的椎动脉沟向内上行，经椎管、枕骨大孔入颅。然后与对侧椎动脉汇合称基底动脉，分支供应脑和脊髓（图 1–15）。

第四节　脊神经与脊神经丛

一、脊神经

脊髓借 31 对脊神经按体节排列与身体各部相连，自上而下包括颈神经 8 对（C1 ～ C8）、胸神经 12 对（T1 ～ T12）、腰神经 5 对（L1 ～ L5）、骶神经 5 对（S1 ～ S5）和尾神经 1 对。

（一）脊神经根

脊神经以前、后两根分别在脊髓的前、后外侧沟与脊髓相连。两根在近椎间孔处合成一条脊神经，除 C1 后根可发育不良或缺如外，其他脊神经前根均较后根粗大。

1. 后根

后根即感觉根或传入根，多由粗细不等的有髓纤维负责传导来自肌肉、肌腱和皮肤黏膜的冲动；较细的有髓纤维负责痛觉、温觉的传导。后根在行至椎间孔附近时局部膨大，称为脊神经节。

2. 前根

前根即运动根或传出根，起源于脊髓的前角和侧角，亦由粗细不等的有髓纤维组成。较粗的有髓纤维分布于骨骼肌，负责随意运动；较细小的有髓纤维是内脏运动神经的节前纤维，主要见于胸部、上腰部和骶部的神经根。

（二）脊神经的成分

脊神经是混合性神经，其感觉纤维始于脊神经节的假单极神经元，假单极神经元的中枢突形成后根，由脊髓的后外侧沟入脊髓；周围突加入脊神经，分布于皮肤、肌肉、关节及内脏感受器，将躯体和内脏感觉冲动传向中枢。运动纤维由脊髓灰质前角、胸腰部侧角和骶副交感核的运动神经元的轴突组成，分布于骨骼肌、心肌和腺体等（图 1-16）。

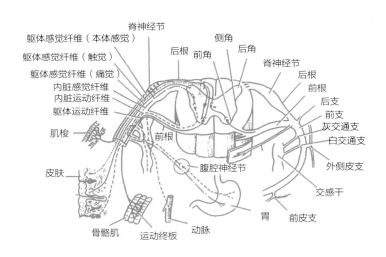

图 1-16 脊神经的组成

（三）脊神经的分支

脊神经的本干离开椎间孔后立即分为数支。

1. 交通支

交通支连于交感神经节和脊神经间的细支，可分为白交通支和灰交通支。

2. 后支

后支为混合性神经，较细小，分布呈节段性。后支由脊神经分出后绕过椎骨的关节突，穿过横突之间（骶神经后支出骶后孔），以肌支、皮支分布于椎骨旁的关节、肌肉和皮肤；第1腰神经至第3腰神经后支的皮支，自竖脊肌外缘处穿出胸腰筋膜的浅层至浅筋膜，组成臀上皮神经，分布至臀部上部的皮肤；第1骶神经至第3骶神经后支的皮支经骶后孔至臀中肌内侧，组成臀中皮神经，分布至臀部中部的皮肤。

3. 脊膜支

脊膜支较细小，经椎间孔返回椎管内，分布于脊髓周围的被膜及脊柱的韧带。

4. 前支

前支是混合性神经，较粗大，分布于躯干的侧面、前面及肢体的肌肉和皮肤。在人类胸神经的前支仍保持明显的节段性分布。其余部分则分别交织成丛，然后再分支到相应的部位，脊神经的前支形成的丛有颈丛、臂丛、腰丛和骶丛。

二、颈丛和臂丛

（一）颈丛的组成分支和位置

颈丛由第1颈神经至第4颈神经前支组成。位于胸锁乳突肌上部深面。颈丛的分支有皮支和肌支。颈丛的皮支由胸锁乳突肌后缘中点附近穿出至浅筋膜，呈放射状分布，分支有（图1-17）：

（1）枕小神经（C2）分布于枕部及耳郭背面皮肤。

（2）耳大神经（C2～C3）分布于耳郭及附近皮肤。

（3）颈皮神经（C3～C4）又称颈横神经，分布于颈前部皮肤。

（4）锁骨上神经（C3～C4）分布于颈侧区、胸壁上部和肩部的皮肤。

颈丛的肌支除分布于颈部肌群及第三者舌骨下肌群外，主要有：膈神经（C3～C5）是颈丛的主要肌支，支配膈肌，为混合性神经。从颈丛发生后，经前斜角肌前面下降至其内侧，穿锁骨下动、静脉入胸腔。然后经肺根前方，行于纵隔与心包之间下行至膈。其运动纤维支配膈肌；感觉纤维主要分布于胸膜、心包及膈下面中央部的腹膜。

膈神经损伤可致同侧膈肌瘫痪，呼吸困难。膈神经受到刺激引起膈肌痉挛性收缩，产生呃逆。

（二）臂丛的组成分支和位置

臂丛由第 5 颈神经至第 8 颈神经前支及第 1 胸神经前支的一部分组成。自斜角肌间隙穿出行于锁骨下动脉后上方，经锁骨后方入腋窝。在行程中，第 5、第 6 颈神经前支合成上干；第 7 颈神经前支自成中干；第 8 颈神经前支和第 1 胸神经前支合成下干。各干再分为前、后两个股；3 个干的后股合成后束，上、中干的前股合成外侧束；下干的前股延续为内侧束；分别从后方、外侧、内侧围绕腋动脉（图 1-17）。

综上所述，臂丛不同干束损伤，可导致不同神经损伤，总结

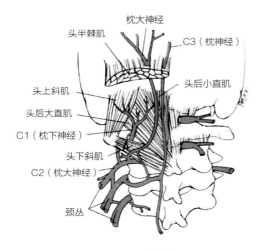

A. 颈丛

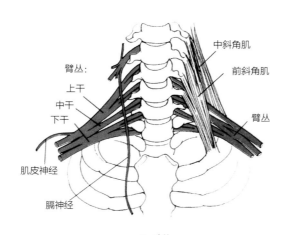

B. 臂丛

图 1-17　颈丛和臂丛

如下：

（1）臂丛（C5～T1）损伤整个上肢下运动神经元瘫痪，各种感觉障碍、自主神经功能紊乱及霍纳征。

（2）第5颈神经根、第6颈神经根或臂丛上干损伤腋神经和肌皮神经功能障碍，桡神经部分功能障碍，表现为上肢近端瘫痪，三角肌区感觉丧失。

（3）第7颈神经根或臂丛中干损伤桡神经和部分正中神经功能障碍。

（4）第8颈神经根和第1胸神经根或臂丛下干损伤尺神经、臂和前臂内侧皮神经功能障碍，部分正中神经功能障碍，表现为上肢远端瘫痪，臂和前臂内侧感觉障碍。

（5）后束损伤腋神经和桡神经功能障碍。

（6）内侧束损伤同臂丛下干损伤。

（7）外侧束损伤肌皮神经和部分正中神经功能障碍。

三、腰丛和骶丛

（一）腰丛的组成分支和位置

腰丛由第12胸神经前支一部分及第1腰神经前支至第3腰神经前支和第4腰神经前支一部分组成。腰丛位于腰大肌深面腰椎横突前方，除发出支配髂腰肌和腰方肌的肌支外，还发出许多分支分布于腹股沟区、大腿前部和内侧部（图1-18）。

腰丛的主要分支有：

（1）髂腹下神经（T12～L1）和腹股沟神经（L1）分出肌

支和皮支，肌支支配腹壁诸肌；皮支分布于大腿上外侧面、上内侧面、腹股沟区、下腹部、阴囊的皮肤（女性为阴阜和大阴唇的皮肤）。皮支损伤、感觉障碍轻或无，但可引起神经痛。

（2）生殖股神经（L1 ~ L2）分出肌支和皮支，肌支支配提睾肌和阴囊（女性为大阴唇）；皮支分布于大腿内侧的皮肤。

（3）闭孔神经（L2 ~ L4）分出肌支和皮支，肌支支配大腿内侧群肌和闭孔外肌；皮支分布于大腿内侧皮肤。

（4）股神经（L2 ~ L4）为腰丛最大的分支，分出肌支和皮支，肌支支配股四头肌、髂腰肌、缝匠肌；皮支分布于股前皮肤，其中最长的一支为隐神经，分布于髌下、小腿内侧面和足内侧缘皮肤。股神经损伤抬腿困难，不能伸小腿，大腿前面和小腿内侧面感觉障碍，膝反射消失。不完全损伤时可发生膝部疼痛。

（二）骶丛的组成分支和位置

由第 4 腰神经前支余部和第 5 腰神经前支合成的腰骶干及全部骶神经和尾神经前支组成；是全身最大的脊神经丛。骶丛位于盆腔内，在骶骨和梨状肌的前面（图 1–18）。

骶丛除发出短小的肌支，支配梨状肌、肛提肌、臀部一些小肌肉外，还发出以下主要分支：

（1）臀上神经（L4 ~ S1）经梨状肌上孔出骨盆，支配臀中肌和臀小肌。

（2）臀下神经（L5 ~ S2）经梨状肌下孔出骨盆，支配臀大肌。

（3）阴部神经（S2 ~ S4）经梨状肌下孔出骨盆，绕过坐骨

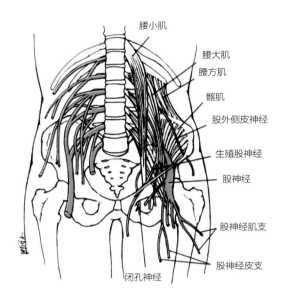

图1-18 腰丛和骶丛

棘进入坐骨肛门窝，沿此窝的外侧壁前行，发出肛神经、会阴神经、阴茎（阴蒂）背神经三条分支，分别支配肛门、会阴和外生殖器的肌肉和皮肤。

（4）坐骨神经（L4～S3）为全身最大的神经，是骶丛神经根的延续。经梨状肌下孔出骨盆，在臀大肌深面下行，经股骨大转子下面和坐骨结节之间降至股后，于股二头肌深面下行，至腘窝上方分为胫神经和腓总神经。坐骨神经干在股后区发出肌支分布于股二头肌、半腱肌、半膜肌，同时发出分支分布于髋关节。

坐骨神经干的体表投影：自坐骨结节和股骨大转子的中点稍内侧到股骨内、外侧髁之间中点的连线，其上2/3为坐骨神经干。坐骨神经痛时，在此投影线上有压痛。

有关资料表明，坐骨神经出盆腔状况有四种：一是坐骨神经以单干出梨状肌下孔，占 66.3%；二是以单干穿梨状肌；三是以一支穿梨状肌，另一支出梨状肌下孔；四是以一支出梨状肌上孔，另一支出梨状肌下孔，呈夹持梨状肌；后三种共占 33.7%。特别是有一干穿梨状肌者，使梨状肌收缩而压迫坐骨神经，易出现所谓的"梨状肌综合征"（图 1-19）。

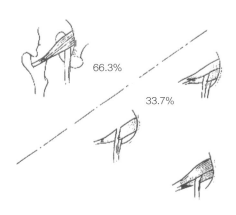

图 1-19 坐骨神经和梨状肌的关系

1）胫神经（L4 ~ S3）：是坐骨神经本干的直接延续，沿腘窝的中线下降，经小腿后群肌浅、深两层之间，至内踝的后方分为足底内侧神经和足底外侧神经，进入足底。支配足底肌和皮肤。胫神经在小腿部分支，分布于膝关节、小腿肌后群及小腿后面的皮肤。

胫神经损伤时，表现为小腿后肌群无力，足不能跖屈，不能以足尖站立，内翻力弱，足底皮肤感觉障碍明显。因小腿前外侧肌群过度牵拉，使足呈背曲外翻状态，为"仰趾足"。

2）腓总神经（L4～S2）：沿腘窝的上外侧缘下降，绕至腓骨头外下方，分为腓浅神经和腓深神经。腓浅神经穿过小腿肌外侧群至足背。沿途分支分布于小腿外侧肌群（腓骨长、短肌），皮支分布于小腿外侧、足背和第2趾背至第5趾背的皮肤；腓深神经在小腿前肌群深面，伴胫前动脉下降，经踝关节前分布到足背。肌支支配小腿前肌群及足肌，皮支分布于第1趾、第2趾相对缘皮肤。

腓总神经在绕腓骨头处位置表浅，易受损伤。受损伤后，足不能背曲，趾不能伸，足下垂且内翻，呈"马蹄"内翻足畸形。行走时膝部高举，呈跨阈步态，小腿前外侧及足背感觉障碍明显。

第五节　内脏神经与内脏神经丛

内脏神经主要分布于脏器、心血管和腺体。与躯体神经一样包括运动神经及感觉纤维。分别称为内脏运动神经和内脏感觉神经。其中内脏运动神经又称植物神经。由于它在一定程度上不受意识支配，故又称自主神经。

一、内脏感觉神经

内脏感觉神经由内脏感受器接受来自内脏的刺激，并将内脏的感觉冲动传到中枢。内脏感觉神经元胞体位于脑神经节和脊神经节内，为假单极神经元，周围突随舌咽神经、迷走神经、交感神经和内脏神经等分布于脏器和血管等；中枢突则随上述神经分别终于脑干的孤束核和脊髓灰质后角。内脏感觉神经在形态上及结构上与躯体神经相似，但具有自身特点：

（1）内脏感觉神经纤维较少，痛阈较高，对一般程度的刺激不产生主观感觉。对切割、烧灼等锐性刺痛不敏感，但对牵张、膨胀或平滑肌痉挛等刺激可产生明显的内脏痛。

（2）内脏感觉传入途径分散，即一个脏器的感觉纤维可经过几个节段神经传入中枢，而一条脊神经又包含几个脏器的传入纤维。故内脏痛通常是弥散的，定位不准确。

二、内脏运动神经

根据形态、生理和药理特点，内脏运动神经可分为交感神经和副交感神经。两大系统功能相反，往往同时支配一个器官，且相互依存、对立统一。自主神经所支配的器官有消化、吸收、分泌、生殖和体液循环等功能。此类器官不能随意活动，须接受脊髓或脑干内中枢的控制，后者又受脑内高级中枢的控制和调节。这些高级中枢在第4脑室底部、中脑灰质、丘脑下部及大脑皮质等处。

（一）交感神经

由中枢部和周围部组成。低级中枢位于脊髓胸1（颈8）至腰3（腰2）节的灰质侧角的中间外侧核，中间外侧核胞体所发出的轴突为节前纤维。交感神经的周围部包括交感神经节及其胞体所发出的分支（节后纤维）和交感神经丛等。

1. 交感干和交感神经节

交感神经节包括椎旁节和椎前节两处。椎旁节位于脊椎两旁，借节间支连成两条交感干（图1-20）。交感干位于脊柱两旁左右对称，上至颅底，下至尾骨，两干的下端在尾骨前合并。

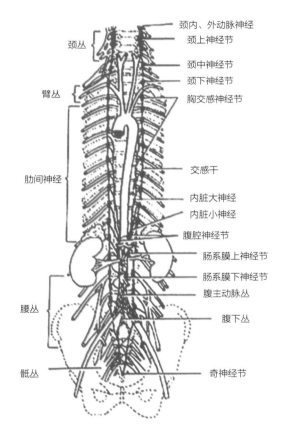

颈丛
臂丛
肋间神经
腰丛
骶丛

颈内、外动脉神经
颈上神经节
颈中神经节
颈下神经节
胸交感神经节
交感干
内脏大神经
内脏小神经
腹腔神经节
肠系膜上神经节
肠系膜下神经节
腹主动脉丛
腹下丛
奇神经节

图1-20　交感干与交感神经节

交感干可分为颈、胸、腰、骶和尾五部，除颈部、尾部外，其他各部交感神经节的数目大致与该部的椎骨数目近似。颈部每侧3～4个、胸部每侧10～12个、腰部每侧3～5个、骶部每侧2～3个。尾部两个合并为1个，称为奇节，位于尾骨前方。一侧椎旁节的总数为19～24个，节内为多极神经元。椎前节位于脊柱前方，腹主动脉脏支的根部，包括腹腔神经节，肠系膜上、下神经节等，它们分别位于同名动脉的根部附近。

交感干借交通支与脊神经相连。交通支中分为灰交通支和白交通支两种。交感神经的节前纤维（白交通支）离开脊神经，进入交感干后，可在同一节段内或者上升、下降几个节段，然后在相应的椎旁换神经元，换神经元后发出的节后纤维大部分与副交感神经纤维组成自主神经丛，分布到内脏器官；部分节后纤维再返回脊神经（灰交通支）。所有脊神经均有经灰交通支而来的节后纤维，并伴脊神经分布到血管平滑肌、皮肤的汗腺与竖毛肌等处。部分节前纤维在交感干内不换神经元，而是穿出交感干到达椎前节换神经元，经节后纤维再分布到相应的效应器。

2. 交感神经分布情况

（1）颈部交感干位于脊柱颈段的前外侧，颈血管鞘的后方，椎前筋膜的深面。左右各1条，每侧有3个椎旁节，称颈上神经节、颈中神经节和颈下神经节。有时可以有4个神经节，为颈上神经节、颈中神经节、颈中间神经节和颈下神经节。其中颈中神经节及颈中间神经节可很小，甚至缺如。颈下神经节常与第1胸神经节合并，形成颈胸神经节，即星状神经节。颈上神经节最大，呈梭形，位于第2颈椎横突、第3颈椎横突的前方。颈中神经节最小，有时缺如，位于第6颈椎横突的前方。颈下神经节位于第7颈椎处，椎动脉起始部的后方，常与第1胸神经节合并。

颈部交感神经节发出的纤维分布概况：经灰交通支连于8对颈神经，并随颈神经分布至头颈、上肢的血管、汗腺、竖毛肌等；由神经节发出分支至邻近动脉，形成颅内动脉丛、颈外动脉丛、锁骨下动脉丛即椎动脉丛等，并随这些动脉的分支分布于头颈、上肢的平滑肌、腺体，如唾液腺、口腔和鼻腔黏膜内腺体、泪腺、血管、瞳孔开大肌、甲状腺等；颈中神经节发出咽支，直接进入咽壁，并和迷走神经、舌咽神经的咽支形成咽丛，同时还分出心上、心中和心下神经，从胸腔后加入心丛。

（2）胸部交感干位于肋骨小头前方，有10～12对椎旁节。其分布概况如下：借灰交通支连于12对胸神经，并伴胸神经分布于胸壁的血管、汗腺和竖毛肌等；从第1至第5对胸部椎旁节发出的分支至胸主动脉、食管及气管、支气管，并加入肺丛和心丛；形成内脏大神经，它是由穿过第6至第9对胸部交感神经节的节前纤维合成的一条干，沿椎体表面下降穿膈脚而终于腹腔神经节；形成内脏小神经，它起自第10至第12对胸交感神经节，也是节前纤维，穿膈脚后终于主动脉肾节。由腹腔神经节、主动脉肾节等发出的节后纤维可分布至肝、脾、肾等实质性脏器及结肠左曲以上的消化道。

（3）腰部有3～5个交感神经节，位于腰椎体的前外侧，腰大肌的内侧缘。它们的分支：借灰交通支返回腰神经，并随腰神经分布；由穿过腰交感神经节的节前纤维组成腰内脏神经，终于腹主动脉丛和肠系膜下丛，在这些丛的神经节内换神经元，节后纤维分布至结肠左曲以下的消化道及盆腔脏器，并有纤维随血管分布至下肢。当下肢血管痉挛时，可手术切除腰交感干以缓解症状。

（4）盆部交感干位于骶骨前面，骶前孔内侧，包括 2 ~ 3 对骶节和 1 个奇节，其分支可借灰交通支返回骶神经及尾神经，并随这些神经系统统一分布；一些小分支加入盆丛。

（二）副交感神经

副交感神经起源于脑干和脊髓的第 2 至第 4 骶节内，节前纤维及骶神经的内脏支进入盆丛，而且多与交感神经的纤维共同构成自主神经丛。节前纤维至器官旁或器官壁内换神经元，然后到达效应器。故节前纤维较长而节后纤维较短。

三、内脏神经丛

内脏神经丛由交感神经、副交感神经及内脏感觉神经在分布于脏器的过程中互相交织在一起而组成（图 1-21）。

（一）心丛

心丛位于主动脉弓的前、后，由颈交感神经发出的心支及迷走神经的心支共同组成。心丛的分支又组成心房丛和左、右冠状动脉丛，随动脉分布于心肌。

（二）肺丛

肺丛分布于肺根周围，分别称为肺前丛和肺后丛。丛内有小的神经节。肺丛由迷走神经的支气管支和交感干的胸 2 至胸 5 节

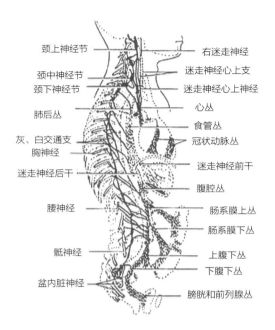

颈上神经节　　　　　　　　　右迷走神经
颈中神经节　　　　　　　　　迷走神经心上支
颈下神经节　　　　　　　　　迷走神经心上神经
肺后丛　　　　　　　　　　　心丛
　　　　　　　　　　　　　　食管丛
灰、白交通支　　　　　　　　冠状动脉丛
胸神经
迷走神经后干　　　　　　　　迷走神经前干
　　　　　　　　　　　　　　腹腔丛
腰神经　　　　　　　　　　　肠系膜上丛
　　　　　　　　　　　　　　肠系膜下丛
骶神经　　　　　　　　　　　上腹下丛
　　　　　　　　　　　　　　下腹下丛
盆内脏神经　　　　　　　　　膀胱和前列腺丛

图 1-21　右交感干与内脏神经丛

的分支组成，其分支随支气管及肺血管入肺。

（三）太阳丛

太阳丛又称腹腔丛，位于腹腔动脉和肠系膜上动脉根部周围。由交感神经的内脏大神经、内脏小神经和迷走神经的腹腔支组成。丛内有腹腔神经节。内脏大神经和内脏小神经在此处换神经元。节后纤维与穿行腹腔神经节的迷走神经分支共同攀附在血管周围，随腹腔动脉、肠系膜上动脉、肠系膜下动脉分支而分支，分别支配腹腔的相应脏器。

（四）腹主动脉丛

腹主动脉丛是腹腔丛在腹主动脉表面向下的延续部分，并接受第 1 至第 2 腰交感神经的分支。此丛分出肠系膜下丛，沿同名动脉分支至结肠左曲以下和直肠上段的部分结肠。腹主动脉丛的一部分纤维下行入盆腔，参加腹下丛的组成，另一部分纤维沿髂动脉成为同名的神经丛。

（五）腹下丛

腹下丛可分为上腹下丛和下腹下丛。上腹下丛位于约第 5 腰椎前面，两髂总动脉之间，是腹主动脉丛向下的延续。从两侧接受下位腰交感节发出的腰内脏神经，在肠系膜下神经节内换神经元。

下腹下丛又称盆丛，由上腹下丛延续至直肠两侧，并接受骶交感干的节后纤维和来自第 2 至第 4 骶神经的副交感节前纤维。此丛伴随髂内动脉的分支组成直肠丛、膀胱丛、前列腺丛、子宫阴道丛等，分布于盆腔各脏器。

第六节　椎管及其内容物

一、椎管

（一）椎管构成

椎管由各椎骨的椎孔连接而成。上端起自枕骨大孔，下端终于骶管裂孔。其前壁为后纵韧带及椎体和椎间盘后面，后壁为椎弓板及黄韧带。椎管在不同的高度，内腔形态也不同。在颈部和腰部，横断面近似三角形；而在胸部近似圆形。其内腔容积在颈椎下部和腰椎两段较宽，而颈中部和胸部较窄。因此，颈中部和胸部的椎骨结核或肿瘤容易压迫脊髓或神经根，造成截瘫等并发症。

（二）椎管内径测量

椎管内径的大小可选用测量矢状径、横径、对角径等指标，来反映椎管内径是否正常或是否有椎管狭窄。但由于椎管各段大小不同，因此各段椎管测定的径线不同，判断是否有管腔狭窄的标准不同。现重点叙述颈椎椎管。

颈椎椎管呈三角形，第 1 颈椎、第 2 颈椎为高位颈椎，结构特殊，第 3 颈椎至第 7 颈椎为下位颈椎，结构相似，各段测量方法如下：

1. 第 1 颈椎

横径自椎弓内面中点至对侧椎弓内面中点，矢状径自齿突尖部后侧至寰椎后弓连接处内面。

2. 第 2 颈椎

横径为两侧椎弓内侧中点。矢状径自椎体后侧中点至椎弓连接处前缘中点。

3. 第 3 颈椎至第 7 颈椎

横径为两侧椎弓内侧中点，矢状径自椎体后侧中点至椎弓连接内侧中点。

可以看出，颈椎管矢状径以第 2 颈椎最大，第 4 颈椎最小，第 6 颈椎、第 7 颈椎易出现增生而变小，因此矢状径的大小对判断椎管是否狭窄具有重要意义。在临床实践中，可以用 X 线平片，也可用 CT 来测定椎管矢状径大小。一般认为，颈椎矢状径小于 10 mm，或第 1 颈椎、第 2 颈椎横径小于 16 ~ 17 mm，第 3 颈椎至第 7 颈椎横径小于 17 ~ 19 mm，应定为椎管狭窄。对于各段脊柱椎管的狭窄处，颈椎以第 7 颈椎处最多，胸椎以第 4 胸椎和第 10 胸椎处最多，腰椎以第 4 腰椎处最多。

二、脊髓组成

发出支配下肢的神经。脊髓腰膨大以下逐渐变细，称脊髓圆锥，与鞍区感觉和会阴诸肌有关，再向下是无神经组织的终丝。

脊髓表面有 5 条纵行的沟或裂。前面正中较深的沟称前正中裂，后面正中较浅的沟称后正中沟。二者将脊髓分为左右对称的两部分。前正中裂两侧有两条浅沟，为前外侧沟，是脊神经前根穿出部位，后正中沟两侧有两条浅沟，为后外侧沟，是脊神经后根穿入脊髓部位。在颈髓和胸髓上部，后正中沟与后外侧沟之间，有一条较浅的后中间沟，是薄束和楔束之间的分界标志（图 1-22）。

脊髓两侧连有 31 对脊神经，每对脊神经所连的一段脊髓，称为一个脊髓节，每一节段有两对神经根（一对前根和一对后根），因此脊髓可相应分为 31 个节段，即颈髓 8 个节段，胸髓 12 个节段，腰髓 5 个节段，骶髓 5 个节段和尾髓 1 个节段。

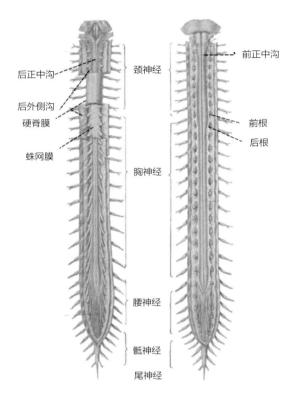

后正中沟
颈神经
前正中沟

后外侧沟
硬脊膜
前根
后根

蛛网膜

胸神经

腰神经

骶神经
尾神经

图1-22　脊髓及其被膜

　　由于自胚胎第 4 个月起，脊髓增长的速度比脊柱迟缓，因此成人脊髓和脊柱的长度不等，脊柱长度与脊髓节段并不完全对应。熟悉脊髓节段与椎骨对应关系，对确定脊髓和脊柱病变的位置和范围有重要意义。一般推算方法为：上颈髓节（C1 ～ C4）与同序数椎骨相对应；下颈髓节（C5 ～ C8）和上胸髓节（T1 ～ T4）比同序数椎骨高 1 个椎体；中胸髓节（T5 ～ T8）

比同序数椎骨高 2 个椎体；下胸部髓节（T9 ~ T12）比同序数椎骨高 3 个椎体；腰髓节（L1 ~ L5）平对第 10 至第 12 胸椎，骶、尾髓节平对第 1 腰椎。

三、脊髓的内部结构

脊髓由灰质和白质构成。脊髓中央的纵行小管称中央管，中央管周围是灰质；灰质的周围是白质（图 1-23）。

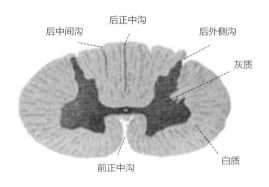

图 1-23　脊髓内部结构

（一）灰质

灰质是由神经元、神经胶质细胞体和毛细血管组成的致密结构。灰质在横断面上呈蝶形。全长则呈蝶形柱状。每侧灰质向前扩大部分称前角（柱）。其内含运动神经元，发出的轴突自脊髓的前外侧沟突出，组成脊神经前根，构成脊神经。

躯体运动纤维直接支配骨骼肌运动。前角运动神经元主要有两种类型，即 X 运动神经元，在颈、腰膨大处最发达，可使骨骼肌保持紧张和产生运动；R 运动神经元，能平稳地执行正常的反射活动和随意运动。

脊髓前角运动神经元在分布上分内、外侧群，内侧群见于脊髓全长，支配躯干肌和颈肌；外侧群在颈、腰膨大处最发达，支配四肢肌。从前角最内侧向外，这些细胞群依次支配脊柱、躯干、肩或腰、上臂或大腿、前臂或小腿的肌肉，而后外侧群支配手或足肌。

灰质的后部狭长，称后角（柱），其神经元直接接受后根传入髓的各种感觉纤维形成突触，其轴突有的进入白质，组成上行纤维束入脑，有的在脊髓不同节段间起联络作用。

在胸髓和上 3 个腰髓的前后角之间还有向外侧突出的侧角。内含交感神经元的胞体，是交感神经的低级中枢，其轴突随前根突出，构成交感神经的节前纤维。在第 2 骶髓至第 4 骶髓段，虽无侧角，但在前角的基底部含有副交感神经元，称骶副交感神经核或脊髓副交感神经中枢，其发出轴突，随前根出椎管，至盆神经的副交感神经节，其节后纤维可参与排尿、排便及性功能。

灰质中间部为横行的灰质联合，位于脊髓中央管前后的部分分别称为灰质前联合和灰质后联合，前后角之间的灰质部分为中间带。

（二）白质

白质位于灰质的周围，每侧白质均可借脊髓表面的沟裂分为 3 个索：后正中沟和后外侧沟之间称后索；前、后外侧沟之间称外索；前正中裂与前外侧沟之间为前索。各索由许多纤维束组成。纤维束可分为长的上行纤维束、下行纤维束和短的固有束。上行纤维束将不同的感觉信息上传到脑。下行纤维束从脑的不同部位将神经冲动下传到脊髓。固有束起止均在脊髓，完成脊髓节段内和节段间的反射活动。

四、脊髓周围被膜

（一）脊髓的被膜

脊髓的被膜由外向内依次为硬脊膜、蛛网膜和软脊膜，与脑的3层被膜相延续（图1-24）。

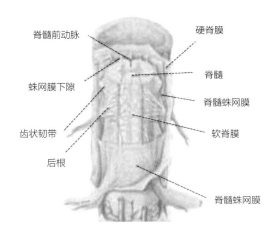

脊髓前动脉
硬脊膜
蛛网膜下隙
脊髓
脊髓蛛网膜
软脊膜
齿状韧带
后根
脊髓蛛网膜

图1-24　脊髓的被膜

硬脊膜为银白色的致密结缔组织，上端附于枕骨大孔边缘，下端在第2骶椎水平变细，包裹终丝而最终附于尾骨，两侧在椎间孔处与脊神经外膜相延续。

蛛网膜为被包在软脊膜和硬脊膜之间的薄而半透明的膜，缺乏神经和血管。

软脊膜紧贴在脊髓表面，很薄，富含神经和血管。

（二）脊髓被膜形成的腔隙

1. 硬膜外隙

硬膜外隙是硬脊膜与椎管内面之间的空隙。腔内充满脂肪组织和椎内静脉丛，呈负压状态。由于脊神经根也经过硬脊膜外隙，故可将麻醉药注入该腔进行硬膜外阻滞。硬膜外隙总容积约70 mL，胸部较为狭窄，腰部稍微宽广。

2. 硬脊膜下隙

硬脊膜下隙是硬脊膜与蛛网膜之间的潜在狭窄腔隙，内含少量浆液。

3. 蛛网膜下隙

蛛网膜下隙在脊髓蛛网膜与软脊膜之间，并与颅内脑室系统和脑蛛网膜下隙相通，内充满脑脊液，在第 2 腰椎至第 2 骶椎水平的蛛网膜下隙扩大，称为终池。其内仅有终丝和马尾神经，腰椎穿刺可在此进行。临床上多在第 3 腰椎、第 4 腰椎或第 4 腰椎、第 5 腰椎棘突间刺入终池。

五、脊髓的功能

脊髓具有传导和反射两种基本功能。

（一）传导功能

脊髓内有大量纤维束，经上行纤维束将感觉信息传至脑，同时又经下行纤维束将由脑发出的有意识或无意识的兴奋冲动，通过脊髓传至效应器。因此脊髓成为脑与脊髓低级中枢和周围神经联系的重要通信。

（二）反射功能

脊髓作为一个低级中枢，有许多反射中枢位于脊髓灰质内。通过固有束和前、后根完成一些反射活动。最简单的脊髓反射弧只包括一个传入神经元和一个传出神经元，组成单突触反射。如肱二头肌反射、肱三头肌反射、膝腱反射等；局限于一个或相邻一个脊髓节内的脊髓反射称节段内反射，如膝腱反射；大多数是由两个以上神经元组成的脊髓反射，称多突触反射，如发汗反射、勃起反射、排尿反射、排便反射等。

六、椎内血液供应

椎内血液供应包括椎内静脉丛和脊髓的血液供应。

（一）椎内静脉丛

椎内静脉丛在椎管内，广泛分布于椎管的骨膜和硬脊膜之间。

（二）脊髓的血液供应

（1）脊髓的前动脉发自椎动脉，左右汇合成一支。沿脊髓前正中裂下行，前动脉沿途发出分支穿入脊髓。营养前角、侧角、中央灰质、后角基底部及脊髓前索和外侧索等处（图1-25）。

（2）脊髓后动脉发自椎动脉，沿脊髓后外侧沟下降，沿途向脊髓发出分支营养后角和后索（图1-25）。

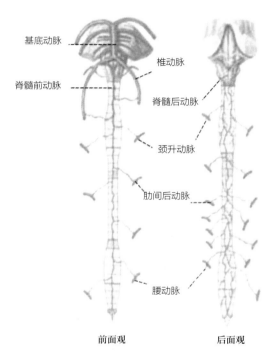

基底动脉

脊髓前动脉

椎动脉

脊髓后动脉

颈升动脉

肋间后动脉

腰动脉

前面观　　　　　　　后面观

图1-25　脊髓的血液供应

（3）根动脉分别自颈升动脉、肋间后动脉和腰动脉发出。自椎间孔入椎管，与脊髓前、后动脉吻合，以使脊髓前、后动脉在下降中不断得到加强。根动脉一般有 6 ~ 8 支，其管径大小不一。脊髓某些不同来源的血液供应移行区在临床上容易发生缺血障碍。例如脊髓胸上段主要来自肋间后动脉的分支供应，当数支肋间后动脉受操纵或被结扎时，脊髓前动脉分支就不足以供应该部的需求，所以上胸部脊髓便得不到充分的血液供应。特别是在第4胸节，脊髓最容易受损伤而发生脊髓软化和截瘫。与此相似，第1腰节也是上、下两根动脉的移行区，同样易于受损。

（4）脊髓的静脉在脊髓表面形成软膜静脉丛和许多纵行静脉干，最后集中于脊髓前、后静脉，再经前、后根静脉注入硬膜外隙内静脉丛，而后者又与椎管外面的椎外静脉丛相交通。脊髓的软膜静脉丛、纵行静脉干向上与颅内静脉相通。因此，胸、腹、盆腔内的感染或肿瘤可经此途径累及颅内。

第七节　脊柱及其周围结构

一、骨性标志

在临床工作中，脊诊或整脊时，必须正确判断病变所在位置，所以必须掌握脊椎与其他结构之间的表面解剖关系，分述如下：

第1颈椎横突：乳突下一横指。

第2颈椎横突：约下颌水平。

第6颈椎横突：环状软骨平面。

第 7 颈椎棘突：低头时，隆起于颈项交界处正中的突出骨突。

第 3 胸椎棘突：肩胛冈水平。

第 7 胸椎棘突：肩胛骨下角水平。

第 9 胸椎椎体：胸骨体与剑突交接处水平。

第 11 胸椎棘突：沿第 12 肋向背正中线触摸，终点处即是。

第 2 腰椎棘突：第 10 肋骨最低点平面。

第 4 腰椎棘突：两侧髂嵴最高点连线与脊柱相交处。

在尾骨底的后外侧，可触及两个隆起，即骶管裂孔的侧壁。

尾骨尖位于脊柱的最下端，于肛门的后上方可触及。因此尾骨骨折向前移位时，可通过肛诊复位。

二、神经和血管的体表投影

经胸锁关节向上画一直线至耳垂，在甲状软骨上缘平面以下一段为颈总动脉的行路，其上段则代表颈外动脉行路。

自髂后上棘至坐骨结节作连线，在其上、中 1/3 交界处至股骨大转子尖再引一线，为梨状肌下缘。在线内、中 1/3 交界处为坐骨神经穿出处。

自坐骨结节与股骨大转子之间至股骨内外侧髁之中点作连线，该线上 2/3 为坐骨神经的体表投影。坐骨神经痛时，常在此投影线上出现压痛。

第二章
脊柱生物力学和临床应用

第一节　脊柱生物力学介绍

一、生物力学的定义

　　生物力学是研究生物有机体的结构、功能、发生和发展规律的科学。力学是研究物体机械运动过程中力与力的作用规律的科学。生物力学则是研究生物体或生物材料的力学问题及其应用的科学。生物力学的研究有助于更深刻地了解生物器官的功能。并进一步从功能的变化推测其生理或病理含义，从而设法进行预防和治疗。

二、力与应变

物体由于受外力作用、温度变化等外部因素的影响或者内在的缺陷而变形时，在其内部任一截面的两方即出现相互作用力，单位面积上的这种作用力称为应力。与截面垂直的应力称为正应力（或法向应力），例如使物体拉长的张应力及使物体缩短的压应力；与截面平行的应力称为切应力（剪应力），如剪切和扭转时的应力。

物体在力的作用下，其形状和大小所发生的相对改变，称为应变（又称为相对变形）。物体上某处的微小线段在变形后其长度的改变量与线段原长的比值，称为线应变；物体上两相对垂直的微小线段在变形后所夹角度的改变值，称为剪应变（或角应变）；变形后物体内任一单位体积的改变量与原单位体积的比值称为体积应变。

三、脊柱的功能单位

脊柱的功能单位又称为脊柱的运动节段，它包括相邻的两个脊椎及其之间的连接结构（图 2-1）。一个运动节段可分为前部和后部两部分，前部包括两个相邻的椎体、其间的椎间盘、前纵韧带和后纵韧带，后部包括相应的椎弓、关节突关节、横突、棘突及其间的韧带。运动节段能够显示出与整个脊柱相似的力学特性，各个节段的运动综合起来便构成了脊柱三维空间和六个自由

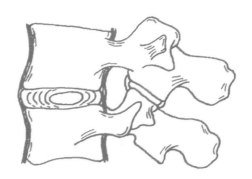

图 2-1　脊柱功能单位

度活动（图 2-2）。了解了脊柱功能单位的力学行为，就可以对部分乃至整个脊柱的力学特性进行描述和分析。

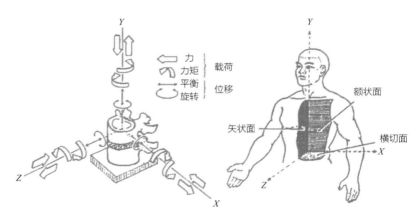

图 2-2　脊柱三维空间和六个自由度活动

四、脊椎的力学特性

　　由于人的体重既产生垂直方向的压应力，又产生水平方向的拉应力。与此相适应，椎体内松质骨的骨小梁也是按照力线的方向排列的，从椎体的冠状面上观察，骨小梁当呈 90° 的纵横交叉排列。垂直方向的骨小梁连接到椎体的上面和下面，可有效地传递重力，水平方向的骨小梁连接到椎体的两侧，有利于防止因负荷而产生的变形。如果从椎体的矢状面上看，骨小梁呈交叉的弧形走向，一种从椎体的上面走向上关节突和棘突，另一种从椎体的下面走向下关节突和棘突（图 2-3）。骨小梁的交错排列，加强了椎体的阻抗，但在椎体的前部存在一个阻抗能力薄弱的三角形区域，它是骨折的好发部位。这种骨折有时在 X 线片上也难于清楚显示，在这种情况下，患者常被误诊为"腰肌劳损"。

随着年龄的增加，椎体的抗压强度逐渐下降，并且垂直方向

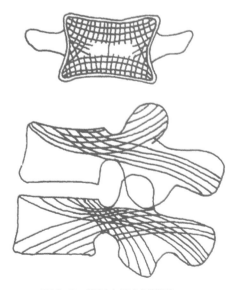

图 2-3　椎骨内骨小梁排列

与水平方向的抗压强度比值逐渐加大。在年轻人的椎体松质骨内，纵横两种方向的骨小梁分布比较均匀，随着年龄增长，横向骨小梁首先减少，而纵向骨小梁则大多保留。此时的骨重建过程一般处于负平衡状态，即骨吸收速度大于骨形成的速度，使得因各种原因造成的微小骨损伤难以得到及时修复，随着这一病理进程的发展，松质骨的横向骨小梁进行性减少，纵向骨小梁也逐渐由宽变窄，椎体上、下面的软骨终板及椎体周围的密质骨逐渐变薄，因此在受到外力撞击时很容易发生骨折。

五、椎间盘的生物力学

椎间盘好像一个密闭的弹簧垫，包括周围的纤维环、中央的髓核和位于上下两面的软骨终板。纤维环由分层的纤维软骨构成，处于同一层内的胶原纤维平行排列，相邻两层间的纤维呈交叉排列，纤维的走行方向与椎体的上、下平面约成30°。因此相邻层的纤维呈120°左右的夹角（图2-4），这种结构特点使它可承受强大的弯曲和扭曲，并形成了位移极小的稳定连接结构。纤维环的外层纤维直接与椎体相连接，而内层纤维借软骨终板固定于椎骨的上、下面上。髓核呈透明凝胶状，被封闭在纤

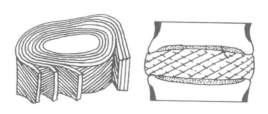

图2-4 椎间盘纤维环的构造

维环与软骨终板形成的腔隙中，其内产生的压力，符合帕斯卡定律所描述的特点，能够均匀地分布到椎体的上、下面及周围纤维环上（图2-5）。正常情况下，由于体重、肌肉的收缩及纤维环的限制作用等，髓核内就已有静水压产生的预应力，纤维环和脊柱的纵向韧带也有一定的张应力，在负重状态下，应力会进一步升高。

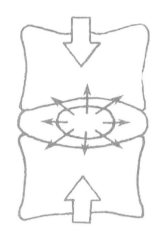

图2-5　椎间盘内压力分布

　　椎间盘由黏弹性材料构成，具有蠕变、松弛、滞后等黏弹性性质。在生理载荷范围之内，随着时间的延长，脊柱的蠕变变形逐渐增加，载荷松弛不断衰减。在反复作用力下，椎间盘能够吸收震荡能量。椎间盘的滞后性与人的年龄有关，年轻人的椎间盘滞后性较好。

　　椎间盘退变过程中，髓核的水结合力逐渐下降，弹性功能逐渐减退，逐步丧失能量贮存、传递和扩散应力的能力，对抗冲击与吸收震荡的能力减弱。同时由于髓核脱水，容积减少，椎间隙变窄，相应脊柱节段的活动减小，关节突关节的活动被动增加，并造成关节囊及周围软组织的损伤，其结果将使椎体间出现不稳定。椎间盘的退变一般以髓核的退变最快，它所导致的继发性改变也最多，因此髓核的退变成为脊柱功能失衡的首发部位，继发损伤性炎性反应也从该处开始并扩展，形成一系列以慢性腰痛为主要特点的临床疼痛综合征。

在脊柱负重或运动时，椎间盘所承受的力有压缩力、屈曲力和剪切力，例如当脊柱屈伸或侧屈时，将产生张应力和压应力，当脊柱旋转而使椎间盘承受扭转载荷时则在椎间盘的水平面和竖直面上产生剪切应力，应力的大小与到旋转轴的距离成正比。椎间盘受到压应力时，纤维环可向外轻微膨出，横径相应增大。

椎间盘的承载能力自上而下逐渐增加。脊柱是一个等强度的结构，椎间盘一直处于由重力、肌肉张力及肌肉运动产生的压力之下。在脊柱承载负荷时，椎间盘的应力分布以髓核所承受的压应力最大，但纤维环还要受到外围的张力，椎间盘严重退化时，纤维环的负荷将明显增大。

六、椎弓及关节突关节的力学特性

脊柱对重量的支持和传递实际上是通过 3 个柱来实现的，即 1 个由椎体和椎间盘形成的前柱和 2 个由上、下关节突形成的后柱（图 2-6）。椎弓根在前柱和后柱之间载荷的动态平衡中起着杠杆作用。

关节突关节具有引导和限制运动节段的运动方向的作用，上、下关节突关节面的方位与脊柱各节段的运动性质和运动范围

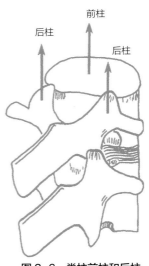

图 2-6　脊柱前柱和后柱

相适应。大体上说，关节突的关节面在颈部脊椎近水平位，在胸部脊椎近冠状位，在腰部脊椎近矢状位，因此上部脊椎可以进行较大范围的旋转运动。由于颈部脊椎的关节突近于水平位，在腰部和胸部则近于垂直位，因此在受到斜行或横行方向的暴力冲击时，颈椎容易发生脱位，但很少发生骨折，而胸椎和腰椎则容易发生骨折，而不易发生椎骨的单纯脱位，即在椎骨彼此发生分离之前，一侧的关节突往往首先被折断，出现骨折和脱位的复合损伤（图2-7）。

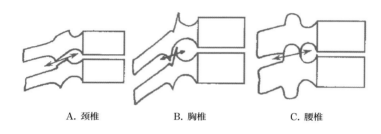

A. 颈椎   B. 胸椎   C. 腰椎

图2-7 关节突、关节面方位与脊柱损伤的关系

　　上、下关节突两侧方位对称，关节面的形状相互适应、面积较大时，有利于脊柱的稳定。反之，如果两侧关节突不对称，关节面的形状不相适应、面积较小时，则关节突关节不稳定，容易损伤。

　　关节突关节还在一定程度上承受压缩、拉伸、剪切、扭转等不同类型的载荷。当关节突被切除后，运动节段所承受的极限压缩载荷明显降低。但关节突关节的承载情况因脊柱的运动状态而不同，当脊柱处于后伸位时，其压缩载荷增大，而在前屈位时则减小。

当腰椎受到剪切载荷时，关节突关节大约承受总载荷的1/3，其余2/3则由椎间盘来承受。但由于椎间盘在受载后发生蠕变和松弛，所以在受载较长时间后，实际上几乎所有的剪切载荷均由关节突关节承受，而附着于椎弓后方的肌肉收缩使上、下关节突相互靠拢，又在关节面上产生了较大的作用力。也有人认为关节突关节仅承受向后的剪切力，而在承受向前的剪切载荷时不起主要作用。

在第3颈椎至第7颈椎椎体上面的两侧各有一唇状突起，称为钩突。它与上位椎体下面两侧的凹陷构成关节，称为钩椎关节。钩椎关节可限制椎体间的侧向移动，从而增加脊柱的稳定性，并可防止椎间盘向侧方脱出。但钩椎关节作为椎间孔的前内侧壁，与颈神经根、脊髓及椎动脉等相毗邻，在发生骨质增生等病变时，易刺激和压迫颈神经根和椎动脉而出现头痛、头昏、耳鸣、颈部僵直，及肩胛部、前胸、前臂疼痛等复杂的临床症状。

七、韧带的力学特性

脊柱的前部和后部均有坚强的韧带，这些韧带作为肌肉的后备，可补充肌肉收缩力的不足，对于维持肌肉的静力位置，控制和防止脊柱的过度运动，调节身体重心，加强脊柱的稳定性均有重要意义。韧带的本体感觉由传入神经传导到中枢神经系统后，可反射性地引起相应的肌肉收缩，从而维持脊柱的稳定，避免脊柱损伤。

弓间韧带连于相邻椎骨的椎弓之间，它由弹性纤维构成，在新鲜时呈黄色，故又称黄韧带。黄韧带的厚薄和宽窄在脊柱各段有所不同，颈部薄而宽，胸部厚而窄，腰部最厚。脊柱的运动状态不同，黄韧带的厚度也随之发生变化，例如在脊柱向后伸展时，由于椎板之间的距离缩小，黄韧带处于放松状态而增厚；反之，当脊柱向前屈曲时，椎板之间的距离加大，黄韧带处于拉紧状态而变薄。黄韧带的主要功能是拉紧上位椎骨的椎板并使之固定，当脊柱屈曲时，防止脊柱向前滑移，并限制脊柱的过度前屈，维持脊柱正常的弯曲度和人体的直立姿势。由于黄韧带与脊柱活动中心之间有一定的距离，因此可产生对椎间盘的预应力，有利于使脊柱保持稳定。由于黄韧带的良好弹性，使它在脊柱大幅度运动时，不致发生折叠而进入椎管。在有慢性连续性损伤时，黄韧带会发生肥厚，正常弹性和柔韧性出现不同程度的损失，并可向椎管内突出，压迫椎管内容物。黄韧带肥厚多见于第4腰椎与第5腰椎之间，因此常压迫马尾和神经根而出现类似腰椎间盘脱出的临床症状。

第二节　脊柱曲度及其运动力学

一、脊柱的生理性弯曲

（一）脊柱生理性弯曲的形成

正常脊柱在冠状面上没有弯曲，但在矢状面上观察到脊柱有 4 个生理性弯曲，分别称为颈曲、胸曲、腰曲和骶曲，其中颈曲和腰曲凸向前，胸曲和骶曲凸向后。人类脊柱的生理性弯曲是适应直立功能的结果。在四足动物，由于躯干的重量是压向腹侧的，其脊柱弯曲呈"拱形"，架在前、后肢上。类人猿的脊柱弯曲与人相似，但其腰部的前凸不如人的明显。在人的胚胎期，脊柱只有一个凸向后的弯曲，出生后婴儿开始抬头时，形成了颈段脊柱的前凸，幼儿开始坐和站立时，髋关节伸直，髂腰肌将脊柱向后牵拉，形成了腰段脊柱的前凸。因此胸段及骶尾段的脊柱后凸是脊柱保留下来的原有曲度，而颈段和腰段脊柱的前凸是由于人体直立姿势影响而产生的。从正面看，脊柱是直的、对称的，个别人有轻度的向右侧凸，可能由主动脉的位置或右手活动较多所致。从侧面看，脊柱有 4 个生理弯曲，即颈曲、腰曲向前，胸曲、骶曲向后（图 2-8）。可以把脊柱看成是一根能调节的弹性曲杆，其矢状面的生理曲度有利于维持椎间关节的强度及稳定性，同时又增加了脊柱的柔顺性和吸收冲击的能力，从而减轻走路、

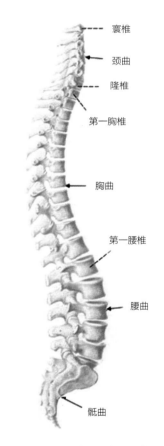

寰椎

颈曲

隆椎

第一胸椎

胸曲

第一腰椎

腰曲

骶曲

图 2-8　脊柱的四个生理弯曲

跳跃时从下方传来的震动，缓和脑和脊髓受到的冲击。

（二）影响脊柱生理性弯曲的因素

1. 人体的姿势

人体正确的姿势可以保证人体正常的重心，维持正常的重心是保持脊柱生理曲度的基础。当人体站立时，脊柱生理曲度正常者，其重心线沿乳突向下经髋关节的中心轴，第2骶椎，膝和踝的前面，落在负重足上。次重力线通过了颈、胸、腰三个弯曲的交界处，即使各部曲度有所改变，重力线的位置也不会发生改变。根据生物力学特点，坐下时采取略后靠，微伸展的姿势，这样能减小椎间盘的压力。所以保持正确的姿势，可以维持脊柱的正常生理曲度，进而增加脊柱抵抗纵向压缩载荷的能力。

当生理曲度不正常时，躯干的重力传导将失去平衡。例如腰段脊柱的前凸消失时，重心前移，椎体的载荷增加，所以会导致椎间盘向后偏移，纤维环后部受到应力加剧，甚至会引起椎间盘向后膨出或突出，关节突关节面的分离、错位，降低脊柱的稳定性。同时腰背部肌肉会代偿性增粗，而出现腰背痛。健康脊柱的生理弯曲程度反映稳定性与运动性的平衡，曲度太小，脊柱是强直的；曲度太大脊柱通常是超运动的及不稳定的。然而，胸椎弯曲度的增加通常是由骨质疏松等骨的改变引起，反映骨的退变。骨盆的旋转决定脊柱弯曲的程度（图2-9）。骨盆向前旋转，使腰的生理曲度增加，同时为保持躯体在重力上的平衡，其他部位的曲度也增加。骨盆的向后旋转使腰的曲度减少，同时胸的曲度和颈椎的曲度也在缩小。

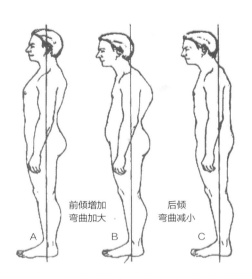

前倾增加
弯曲加大

后倾
弯曲减小

A

B

C

A. 正常脊柱弯曲　B. 骨盆前倾增加与曲度增大　C. 由骨盆后倾导致的曲度变小

图2-9　骨盆与脊柱弯曲的关系

2. 椎间盘

脊柱的立体形状，主要决定于椎间盘。在颈部和腰部，椎间盘前厚后薄，而胸部的椎间盘则相反，是前薄后厚，因此维持了脊柱的颈部和腰部凸向前、胸部凸向后的生理性弯曲。老年人椎间盘发生退变，椎间隙变窄，胸曲显著变大，从而形成驼背。

3. 椎体的形状

颈椎椎体的前部较高而后部略低；胸椎及第1腰椎椎体的后缘略高于前缘；第4腰椎、第5腰椎椎体的前缘则较后缘略高。骶骨前面的曲度常因人而异，女性的曲度较大并且多位于骶骨下部。

4. 肌肉

作用于脊柱并与维持身体姿势有关的肌肉，对维持脊柱生理弯曲具有重要意义，如果在功能上相互拮抗的肌肉收缩力量不平衡，就会导致脊柱生理性弯曲的改变。在成年人，由于椎骨、椎间盘、韧带等都比较坚强，支持力较好，即使有些肌肉瘫痪，并不一定引起脊柱的严重畸形，但在幼年儿童，脊柱骨骼有机成分相对比例较高，椎间盘比较柔软，韧带弹性较大，具有更大的可塑性，因此在有些肌肉瘫痪时，容易引发畸形，而且继发的生长紊乱也比较严重。因患病而长期卧床的青少年，由于椎骨发育较快，如果相应的肌肉未能配合脊柱的迅速生长，将导致韧带的牵引力增加，也可引起脊柱曲度的改变。因此在临床整脊治疗过程中，我们要利用肌肉之间相互拮抗的机制，对患椎附近的肌肉做到充分的松解，削弱紧张的肌肉而强壮松弛的肌肉，让相互拮抗的肌肉重新恢复拮抗，恢复原有的生理曲度。

5. 骨盆的前倾角度

正常情况下，由于腹肌、背肌及作用于髋关节的肌肉平衡收缩，将骨盆前倾角维持在 30°左右，如果骨盆的前倾角增大，将使腰曲的前凸增大，甚至导致病理性凹背。在先天性髋关节脱位患者，由于骨盆前倾，可使腰段脊柱的前凸增大。脊椎滑脱症也可引起同样的畸形，腰段脊柱前凸，胸段脊柱呈代偿性后凸，患者腰部凹陷，骶骨向前倾斜，臀部明显后凸。若骨盆的额状位不正，可导致脊柱诸肌失衡和不稳，形成脊柱侧凸，是脊柱的不稳定状态，在脊柱侧凸未被完全代偿情况下，会导致脊柱侧凸畸形加重，久之会引起椎间盘应力改变，出现向侧方膨出或突出。因此临床整脊治疗过程中，必须先整髋、整骶，保证骨盆在额状位和矢状位的倾斜角度，使脊柱达到新的平衡状态。

6. 人体的负荷

人体的垂直负荷可使脊柱的曲度增大，在日间因负重使椎间盘受压，韧带松弛，使脊柱曲度增大，到晚间休息后，软骨和韧带的弹力恢复，脊柱可略微伸直，因此人的身高在下午可比清晨略低。

7. 病理因素

在脊柱的胚胎发育过程中，如果一个或相邻的几个椎体形成缺陷，或者椎体的前部分发育不全而后部继续生长，可导致先天性脊柱后凸畸形。在幼年儿童，椎体损伤使血液供应障碍或阻断，可导致椎体的初级骨化中心缺血性坏死，发生椎体骨软骨病，在患处呈现局限性驼背和肌紧张增强。在青少年，胸下段脊柱的椎体与椎间盘之间的软骨终板损伤，可使髓核向椎体内突出形成施摩尔结节，随后椎体骺板继发改变，引起相应椎体的"楔形变"，形成椎体骺板骨软骨病，发生脊柱后凹畸形，形成典型的青年性驼背。在损伤性脊柱炎，由于椎体萎缩也可引起脊柱后凸。椎体因结核病变遭到破坏时，可发生塌陷及变形，引起驼背，佝偻病患者脊柱后凸。脊髓肿瘤可使脊柱曲度变小。椎体前部的压缩性骨折使脊柱后凸加大。老年人因骨质疏松也可导致脊柱后凸加大。

第三节 脊柱的内外平衡和动静力平衡

　　人体脊柱的作用是保持人体呈直立状态，将头及躯干的载荷传递到骨盆，提供在三维空间的生理活动和保护脊髓，因此必须要维持脊柱的内外平衡和动静力平衡。

一、 脊柱的静态观

　　对于静态的脊柱，从侧面观察，所有脊柱的曲线，都必须与一条铅垂线相交切，这条铅垂线经过外耳道、第 1 胸椎和第 12 胸椎椎体、髋关节中心的稍后方，在膝关节中心的前方下行，并在外踝的稍前方穿过跟骰关节，保持着人体的重力平衡。从人体的前方或后方观察脊柱时，存在着相似的一条重力铅垂线，穿过各椎体的中央部分，直到骶骨尖，并位于双侧髋关节和踝关节的中间，胸椎曲线在矢状面上变化很小，因此主要的变化发生在下腰部（腰椎前凸）和颈椎前凸曲线上（图 2-10）。人体在活动中产生的任何一部分脊椎曲度的改变，必须由另外两个相邻脊椎的曲线成比例地、对称地增加或减少其曲度，以便进行代偿性的改变，从而保持人体的重力平衡，这有着重要的临床意义。例如，当一个人腹部脂肪明显增加后，腹部向前膨隆，腰椎曲度明显加大，腰骶角也随之加大。腰段侧面观，腰曲加大向前凸，随之而来的是背曲，亦向后凸呈圆形背，向上引起颈曲也增大并向前凸。因此在治疗腰曲加大的腰骶椎不稳时，除了用整脊术矫正

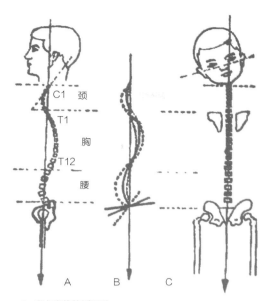

A. 直立姿势的侧面观
B. 骶角的改变影响其上部生理曲线的改变
C. 头部稍斜向一侧时正面观察重心铅垂线

图2-10　生理曲线与重心铅垂线的关系

过大的腰骶角外，还要注意矫正向后凸的胸椎，病程长者还需要检查其颈曲是否有改变。若颈曲加大时，应一起治疗才能收到理想的效果。同理我们在临床治疗颈椎病时若仅对颈椎部分进行整脊矫正，而忽视对胸椎和腰椎的整脊矫正治疗，那么就等于忽视了脊椎各曲线之间的相互依存关系，其临床疗效亦不会理想。又例如，由于骨盆错位而引起月经不调者，其下肢一侧变短，从正面可见，随着骨盆底自水平位的倾斜就出现曲线位移变化。如果一条腿短缩则同侧骨盆下垂，而脊柱随着骨盆的倾斜而斜移向对侧。重心垂线的移动也会影响这一部分脊柱的曲线。但当骨盆错位矫正使双下肢等长后，脊柱又可以恢复到原来与地面垂直的状态。

二、脊柱动态观

（一）颈椎的运动力学

由于颈椎椎间盘相对较厚，且无肋骨支撑，因此颈椎是脊柱活动最大的部分，根据功能、解剖特点，颈椎分为上颈椎（枕－寰－枢复合体），下颈椎（C5～T1），中颈椎（C2～C5）三部分。枕－寰－枢复合体是人体最复杂的关节，其解剖结构和运动性能都较独特，包括枕寰关节和寰枢关节。两大关节参与屈伸活动的范围基本相同，角度分别为13°和10°，两者结合使该复合体的总伸屈度约为23°，其运动轴是以齿突为中心。侧屈活动发生在枕寰关节，角度约8°，寰枢关节无侧屈活动，其运动轴位于齿突上方；旋转运动只发生于寰枢关节，枕寰关节解剖特点决定其没有旋转特点。C1～C2节段的旋转运动范围相当大，占整个颈椎旋转度的40%～50%，其上部颈椎管相对较大，虽旋转轴靠近脊髓，但一般不会损伤脊髓，其余50%～60%由下颈段提供。通常最初的45°发生在寰枢关节，然后是下颈椎参与旋转。C1～C2间的广泛旋转可引起头晕、恶心、耳鸣、视物模糊等症状，主要原因是旋转时，位于其间的椎动脉受到挤压或扭曲，在临床整脊时尤应注意角度和幅度。上颈椎在各个运动方向上有明显的共轭现象，旋转运动伴有上下方向的移动，侧屈运动伴有一定程度的旋转运动。这与寰枢关节的双凸型关节面和齿突方向有关。

中段颈椎的侧屈运动范围基本相同，下段颈椎侧屈运动范围则从上到下逐渐减小，侧屈运动的运动轴位于下位颈椎椎体中部。屈伸运动和旋转运动以C4～C5和C5～C6节段范围最大，向下逐渐减小，其运动轴位于下位椎体的前部，但C5～C6和C6～C7在半屈－中立－半伸范围内的活动度明显大于C3～C4和C4～C5，这一活动范围恰好在日常生活中使用最多，这或许是C5～C6与C6～C7退行性改变发生最早、最重的原因。

在中、下部颈椎，各种运动形式存在着共轭现象，尤其是侧屈运动伴随旋转运动，即侧屈时棘突转向凸侧，如做头向左的侧屈活动时（或脊柱侧弯时），棘突必然转向右侧。椎间孔的大小也会发生变化（图2-11），这种共轭现象对了解颈椎小关节错位或脱位有重要意义。当外伤暴力导致关节超越正常活动范围

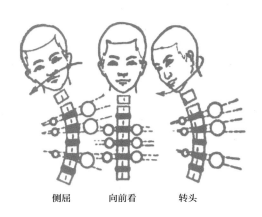

侧屈　　　向前看　　　转头

图2-11　头部侧屈和椎间孔变化

时，将使一侧小关节突过分移向尾侧，另一侧的关节突过分移向头侧，并导致单侧小关节错位或脱位。整脊颈椎手法复位可治疗此现象。不同节段颈椎侧屈时所伴随的旋转角度不同，在 C2 每侧屈 3°，伴有 2° 旋转，在 C7 每侧屈 7.5°，伴 1° 旋转；从 C2～C7，伴随侧屈的旋转度从上到下逐渐降低，这可能与小关节面倾斜度从上而下逐渐增加有关。

（二）腰椎的运动力学

1. 腰椎的运动

腰椎的屈伸运动范围一般是自上而下逐渐增大，腰骶关节（L5～S1）的运动范围最大，且前屈运动范围大于后伸运动范围。但在活体上，由于腰背部肌肉和韧带对下腰段脊柱的保护，实际上最大屈伸运动范围是 L4～L5 节段，其运动轴位于椎间盘的前部。腰椎各节段侧屈幅度基本相等，但腰骶关节相对小些，左侧屈时运动轴位于椎间盘右侧，右侧屈时则位于椎间盘左侧。当椎间盘退变时，其运动轴则比较离散，腰椎各段的旋转运动也很相近，但腰骶关节例外，其旋转运动轴位于后部髓核和纤维环区域。旋转运动的位移形式与椎间盘退变无明显关系。

腰椎有数种共轭运动现象，最明显的是侧屈和屈伸活动之间的共轭现象。在侧屈和旋转的共轭运动时，棘突转向凹侧，这与颈椎棘突移向是相反的。

2. 腰椎运动力学

由于腰椎是脊柱的主要承载部位，而且是疼痛的好发区，因此对这一区域的承载方式有较多的研究。几乎所有的身体活动都会增加腰椎的载荷，从慢步行走时的轻度增加直至强体力活动时的大量增加。这些载荷由两部分结构予以分担，一是韧带、椎间盘及椎骨，它们是被动承载装置，将所受载荷向邻近部位传导，并通过变形而贮存能量。二是肌肉，它具有主动平衡载荷的作用，通过肌肉的收缩，在保持身体平衡的同时，也给脊柱施加了一定程度的载荷。

身体姿势的变动对腰椎载荷影响很大，这与身体重心线与腰椎间的距离（力臂）远近有关。不同姿势时，腰椎平面以上的体重并无变化，如其力线与腰椎间的垂直距离因姿势改变而改变，则施加在腰椎的弯矩也改变，腰椎载荷亦随之改变。

如果把人体的弯腰拾物动作看成是脊柱进行的匀速运动，则在这一运动过程中任一时间点上脊柱的合力为零。然而每一阶段作用在脊柱上的各分力的大小和方向却都在发生变化。人体前屈运动的最初 50° ～ 60° 出现在腰段脊柱，躯体重心前移使脊柱承受弯矩，前屈的速度和范围是受肌肉控制的，胸长肌、髂肋肌、多裂肌等可加强脊柱前屈，而骶棘肌是控制前屈运动的最主要拮抗肌。进一步的屈曲是由骨盆前倾完成的，髋后部肌肉有效地控制这一运动。大量的研究结果显示，当脊柱完全屈曲时，原来十分活跃的肌电活动几乎完全静止下来，提示此时机体对前屈弯矩的抵抗主要由韧带、椎间盘、被动拉伸的肌肉及上下交锁的小关节提供。有人将这一现象称为"前屈－放松现象"，其意义在于失去肌肉收缩控制的巨大前屈载荷，很容易造成脊柱各结构的损伤。

躯干由完全屈曲到直立位时，运动顺序恰好相反，先是骨盆后倾，然后伸展脊柱。由直立位进一步后伸时，背肌收缩产生起始动力，然后在躯体重力弯矩作用下加大后伸角度，而腹肌则产生活动来控制和调节这一运动。在极度或强调伸展躯干时，又需要伸肌的活动。仰卧时脊柱上的载荷最小，这时体重所产生的载荷消失，但肌肉仍可能产生一些载荷。当伸膝仰卧时，腰肌的紧张牵拉可对腰椎施加一定的压缩载荷，垫高下肢维持髋、膝关节屈曲位，腰肌松弛，载荷减轻。施加牵引可进一步减轻载荷，与下肢伸直腰肌紧张的情况下进行牵引相比，屈膝、屈髋位时牵引力能更均匀有效地分布于整个腰椎。

腰椎在矢状面上的生理性前凸对减轻腰椎载荷有重要意义，前凸的腰椎与躯干重力线间的距离缩短，有效地减小了脊柱的屈弯矩。骨盆后倾可使腰前凸减小，腰椎平直，从而加大前屈力矩，使腰椎承载加大。脊柱融合或内部固定手术（如严重破坏腰椎的生理前凸）造成平背畸形，则可导致患者术后腰椎负载加大，出现腰背痛症状。

坐位时正常使用背部支撑器具可有效减小腰部载荷，因为身体上部的部分重量可靠背分担。腰部靠垫会加大腰椎前凸，进一步减小腰椎载荷，在胸部加用靠垫则取得相反的效果。提物和携物是外界对脊柱施加载荷的最常见方式。除脊柱的屈曲或旋转程度（身体姿势）影响脊柱载荷以外，物体的重心与脊柱活动中心的位置关系对腰椎载荷也有很大影响，两者距离靠近，可有效减小腰椎的弯矩。

总之从人体的动态平衡上来讲，腰椎前凸是主要曲线，它影响着上方的两条曲线，由此也决定了骶骨基底的倾斜角度。因为颈椎曲线的重心与其下面的胸椎后凸曲线、腰椎前凸曲线及骶骨后凸曲线平衡在一条重心铅垂线上。

第三章
脊柱相关疾病的病因和病理

    脊柱相关疾病的病因有多种，病因作用于人体的过程也十分复杂。从病因作用于人体的时间看，有先天的因素，也有后天因素。从病因的来源来看，有外在的因素，也有内在因素。从外因的分类来看，有物理因素、化学因素、生物因素和其他因素。外因是变化的条件，内因是变化的根据，外因通过内因而起作用。从脊柱疾病发病的原因来看，常分为基础病因和诱发病因。

一、基础病因

（一）退行性变

1. 椎间盘退变

椎间盘由髓核、纤维环和椎体上、下软骨板三者构成，使上下两节椎体紧密连接。20岁后纤维环开始变性，逐渐出现裂纹；髓核多在前者变性的基础上，于24岁左右出现变性；软骨板退变使椎间隙逐渐变窄，椎体周围组织相对松弛，在诱因作用下使椎体发生滑脱或错位，使神经、血管等受到刺激而致病。

2. 韧带椎间盘间隙的出现与血肿形成

退变后硬化的髓核产生移位，突向韧带下方，使局部压力增高，并引起韧带连同骨膜与椎体周边皮质骨间的分离，再加上椎体间关节的松动移位，加速韧带与骨膜的撕裂，形成韧带椎间盘间隙，并再次产生血肿，直接刺激窦椎神经而出现症状。

3. 椎体边缘骨刺的形成

韧带下方血肿形成后，随着血肿机化、钙盐沉淀，最后形成向椎管、椎间孔、颈椎横突孔的骨刺，直接压迫神经根、椎动脉、交感神经、脊髓而致病。

4. 椎体其他部位的退变

椎间盘退变、椎间关节失稳及异常活动导致椎体小关节骨退变增生，形成损伤性关节炎。椎间盘及小关节的退变使黄韧带松弛，渐而增生、肥厚，并向椎管内突入，当钙化或骨化可刺激神经根或脊髓。前纵韧带和后纵韧带退变后期形成钙化或骨化，则可起到局部制动的作用，增加颈椎的稳定性。

（二）慢性劳损

连接脊柱的软组织包括韧带、关节囊、筋膜、椎间盘及肌肉，当慢性劳损造成局部软组织松弛（萎缩、撕裂）或硬化（纤维化、钙化），使椎间关节运动范围失控，在一定诱因下可发生椎间关节错位，关节滑膜嵌顿而发病。劳损的产生与起因有以下几种。

1. 不当的工作姿势

姿势是由许多因素决定的，包括：遗传、疾病造成的结构异常，工作与休闲习惯，模仿父母与同伴，损伤后的代偿，情感与心理因素及重力等。具体表现在长期面对电脑工作的办公室人员、流水作业线上的技工、牙科医生，因长时间低头造成颈后部肌肉韧带劳损。要用左侧肩和腮夹琴演奏的小提琴演奏家，不懂换肩抬或挑重物的农民，都容易引起颈椎病及脊柱侧弯。

姿势性腰痛主要由工作、学习、日常生活中的不良姿势所引起，因此要预防姿势性腰痛，首先要在坐、卧、行、立方面改善姿势。当坐椅过矮或坐软沙发时，腰部曲度变为后凸，易引起腰肌劳损。而坐椅过高，足跟离地，易使大腿受力过大（图 3-1 和图 3-2）。坐椅的靠背与椅面成一夹角，当坐在椅上，腰骶部与这一夹角之间形成一个三角形的空隙，即腰骶部是悬空的，因此司机或长期久坐者，易患腰骶部关节损伤，还有不正确的搬重物

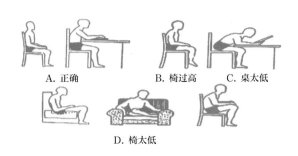

A. 正确　　　　B. 椅过高　　C. 桌太低

D. 椅太低

图 3-1　椅与坐姿

姿势都易造成腰痛（图3-3）。

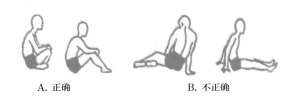

A. 正确　　　　　　B. 不正确

图 3-2　坐姿

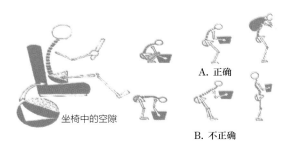

A. 正确

坐椅中的空隙

B. 不正确

图 3-3　坐姿与搬重物

2. 不适当的体育锻炼

正常的体育锻炼有益健康，若没有充分做好热身运动即投入剧烈跑跳容易扭伤。运动要注意对称锻炼，单侧长期持重的运动，如保龄球等，会因右肩肌肉发达引起脊柱侧弯。"呼啦圈"若长期单一方向旋转，易致腰椎侧摆和骨盆移位。仰卧起坐，如果腹肌不够力，以为用双手包颈后使劲往前压会有助于收腹，其结果会引起颈前屈过度而造成颈椎病。

3. 不良姿势

不良姿势包括坐、站、睡等，如习惯单侧睡觉、高枕侧卧者，长期看电视者，喜枕在椅扶手上午睡者，趴睡者，睡软床者等，都易引起脊柱周围肌肉劳损甚至脊柱变形。正确的睡姿见图3-4。床与脊柱的健康关系见图3-5。

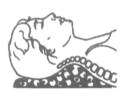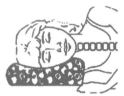

A. 仰卧：将颈部填满　　　　B. 侧卧：按平时睡眠习惯枕用

图3-4　正确的睡姿

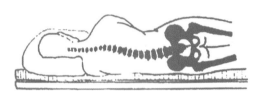

A. 硬床，稍引起脊柱侧弯

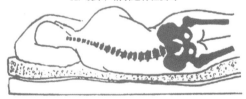

B. 软床，多引起脊柱侧弯

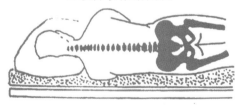

C. 木板中加厚垫，不引起脊柱侧弯

图3-5　床与脊柱的健康关系

4. 旧伤未愈再受新伤

原有的劳损尚未完全治愈，又再次损伤该部位；或原有的椎体骨折或半脱位还未临床治愈又重新受伤；或曾受伤的部位经常感受风寒湿，如颈椎病者治疗后仍长时间伏案工作，空调送风口正对着颈背部（图 3-6），这种慢性损伤尤其难治愈。

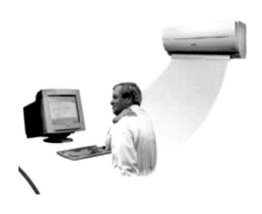

图 3-6　空调位置对脊柱的影响

（三）咽喉部炎症

咽喉部和颈椎周围软组织有密切联系，咽喉部的细菌和病毒可以沿淋巴管扩散到颈椎的枕环、关节周围、肌肉、韧带、关节囊等，导致肌肉痉挛、收缩，甚至是颈项韧带玻璃样变、颈项韧带松弛，导致颈椎失稳而引发骨质增生。因咽炎引起的颈椎病以青年居多，儿童中绝大多数 C1 ~ C2 错位与此密切相关，是颈椎病低龄化的主要原因之一。

（四）脊柱先天畸形

脊柱的畸形与脊柱相关疾病有密切的关系。

1. 颈椎常见的畸形

（1）先天性椎体融合其中以 C2 ~ C3 和 C3 ~ C4 多见。因两节椎体融合，其下一节椎体由于负荷增加使退变明显加剧，甚至出现损伤性关节炎。

（2）齿状突发育不良或颅底凹陷症，前者易致上颈段不稳甚至脱位，而后者则可影响椎动脉供血，甚至导致延髓受压、颅内压增高。

（3）颈椎后纵韧带骨化是造成椎管狭窄的原因之一。

（4）棘突畸形是影响颈椎外在结构稳定性的因素之一。

（5）颈肋于 C7 横突肥大，此解剖异常与颈椎病发生与发展无直接关系，但颈肋可产生锁骨下动脉或臂丛受压症状，与颈椎病相似，必须注意鉴别。

2. 胸腰椎常见的畸形

（1）脊柱裂，因椎弓根和附件发育缺陷所致，影响脊柱的稳定性。如先天性骶椎裂。

（2）椎体形态变异，蝴蝶椎是椎体中心部分发育生长变细或缺如，形如蝴蝶两翼而得名。蝴蝶椎与半椎体及楔形椎可引起脊椎侧突、后突和前突。

二、外力

（一）交通意外

高速行驶的汽车急刹车、汽车相撞除引起脊椎骨折外，挥鞭样损伤可造成颈部软组织损伤及颈、胸、腰后关节紊乱。

（二）运动性损伤

单双杠失手，跳伞技术不正确，体操、举重姿势不当，跳水或跳马时折腰，武术运动的摆腿跌叉、旋风腿等，都有可能损伤脊柱及骨盆。

（三）生活与工作中的损伤

搬抬重物、推摩托车、扛自行车、搬电冰箱、高处坠物、下楼梯跌仆等极易造成损伤。

（四）游乐性损伤

不熟悉驾车者玩碰碰车、卡丁车，开玩笑时被他人用力拧住颈部，多人同时玩弹跳床等都可以引起脊柱损伤。

（五）医源性损伤

非适应证的手法，不得要领的推拿整脊，过度牵引，大幅度、大力度的治疗手法等，易致脊柱损伤。

三、平衡失调

引起脊柱相关疾病的常见原因有平衡失调和内脏病变反射。平衡失调是解释脊柱病变和指导临床手法治疗的一种学说。内脏病变反射是指导诊断和治疗，将内科疾病与躯体疾病区分开来的一种学说。

（一）左右失衡

脊柱无论是从外部还是从内部来看，都是一个平衡的系统。从后前位来看，无论是颈椎、胸椎还是腰椎，左右都是对称的。暴力的冲击、肌肉张力不对称升高或其他因素导致脊柱左右失去平衡，将刺激走行椎间孔内的神经根和走行于关节突周围的感觉神经，引起一个平面或多个平面的神经刺激征、神经痛、感觉或运动的麻痹。脊柱左右失衡是临床最常见的一种原因。

颈椎左右失衡导致颈肩部一侧肌肉张力高，一侧低，张力高的一侧肌肉容易出现劳损现象；张力升高的肌肉刺激走行在肌肉或肌肉附近的神经、血管，就会出现臂丛神经刺激征，或出现椎基底动脉供血不足的现象。

胸椎左右失衡，使得附着在胸椎上的两肋骨发生旋转，左右不对称的肋骨容易导致肋间神经受到刺激，从而出现肋间神经刺激征。

腰椎左右失衡，使得一侧的肌张力升高，张力升高侧的肌肉就容易出现劳损；张力升高的肌肉刺激走行在其深面的腰神经支，就会引起腰骶部和股部的疼痛不适；张力升高的肌肉刺激走行在其深面的腰神经根，就会引起坐骨神经痛。

（二）前后失衡

从侧位来看，颈椎向前弯曲，胸椎向后弯曲，腰椎向前弯曲，颈胸结合部，胸腰结合部，腰骶结合部都平滑地过渡。当躯干后侧肌肉张力过高或肌肉力量缺乏，骨折、脱位及其他原因导致脊柱前后失衡，将导致脊柱失稳、肌肉劳损，出现肌痛、神经痛等一系列临床症状。

颈椎前突加大，可导致颈前刺激症状的出现；时间过长，颈后肌群张力反应性增高，导致颈肩部疼痛和头痛头晕等一系列症状。颈椎生理弧度消失甚至反屈，由于头部重心前移，颈后部肌肉受到牵张作用加大，同前屈一样，同样导致颈肩部不适、颈肩痛、头痛、头昏等。

胸椎后曲加大，导致胸椎棘上、棘间韧带张力加大，出现棘上和棘间韧带的劳损，导致背痛。

腰椎滑脱还可因腹部脂肪过多，导致腰椎前屈加大，使得腰骶部肌张力反射性升高，出现腰椎失稳、腰痛和腰骶部疼痛。腰椎生理弧度消失或反屈，引起骶棘肌、腰部棘上和棘间韧带受到的牵张作用加大，导致腰骶部肌肉和韧带容易劳损。

（三）内外失衡

脊柱的内平衡系统由前、中、后三柱的关节、关节囊和椎间盘等组成，外平衡由相关的韧带、肌肉和筋膜等组成。椎管内的动脉和静脉，硬脊膜外的脂肪组织和硬脊膜下的脑脊液，都是平衡系统不可缺少的一部分。无论是脊柱内平衡的一部分失衡，外平衡的一部分失衡，还是内外平衡的失调，都将引起脊柱病变的发生。

当椎管内静脉升高时，将引起脑脊液压力的升高，导致神经根鞘薄弱处突出，直接或间接刺激神经干、脊髓或脑组织，引起坐骨神经痛、头痛和头昏等。当硬脊膜外脂肪组织的位置移动，将压迫走行其中的小动脉和静脉，引起局部环境的改变，导致坐骨神经痛。移动的脂肪组织也可直接刺激坐骨神经，导致坐骨神经痛。

当椎管内循环障碍时，脊髓的血液供应亦将发生障碍，导致脊髓代谢紊乱，产生多发性硬化、急性脊髓炎、脊髓空洞等病变。

四、内脏病变反射

内脏病变反射又称内脏病变投射。脊柱及其周围组织的疼痛及其他表现不一定是脊柱本身病变的反应，而是内脏病变通过神经投射关系，再反映到体表的，如纵隔的病变发展到一定程度，就会引起背部出现疼痛不适。一般每个内脏组织都有它固定的投射区域，与脊柱关系不大，但临床这些症状常混淆脊柱本身的症状，导致诊断的错误。

五、精神状态

人的精神状态不仅与发病有关，还与疾病的康复密切相关。一般而言，轻微疾病与人的精神状态关系不大，严重疾病与人的精神状态关系比较大。精神状态直接影响疾病的康复，如脊髓损伤患者，由于病情重康复时间长，患者的精神状态与治疗密切相关，精神崩溃患者，整日怨天怨地，不积极进行功能锻炼，不能发挥主观能动性，即使是不重的损伤也不易康复；精神状态良好的患者，在接受治疗的同时，积极进行功能锻炼和调理，可使疾病较快恢复。

　　精神状态可直接导致疾病的发生。如长期处于精神紧张状态，背部肌肉就一直紧张，导致背痛的发生。又如长期精神紧张，颈肩部肌肉就不能放松，在左右侧肌肉张力不等的状态下，高张力侧肌肉的收缩，就会导致头痛、头昏的发生。长期紧张，腰背部肌肉张力升高，导致椎间盘内压持续增高，纤维环退变加快，引起腰椎间盘突出症的发生。

第二篇

CHAPTER 2

脊诊诊法与整脊术

脊诊诊法介绍

中国整脊术的相关理论

整脊术

间接整脊术介绍

第四章
脊诊诊法介绍

第一节　中医学对脊诊诊法的认识

　　在我国古代医籍中有如下记载：人体脏腑发生疾病时，在体表的相关部位会出现一些病理反应，如按压某些特定部位，出现明显压痛时，可反映所对应脏腑的功能变化，即"有诸内，必形诸外"。如《灵枢·九针十二原》云："五脏有疾也，应出十二原，而十二原各有所出，明知其原，睹其应，而知五脏之害矣。"《灵枢·背腧》云："欲得而验之，按其处，应在中而痛解，乃其腧也。"说明脏腑有病变，按压体表某部位反应点，病痛也随之缓解。充分说明人体是一个有机的整体，局部病变可以影响全身，同样脏腑、气血等病变亦可以从五官、四肢、身体等部位反映出来。故《丹溪心法》云："欲知其内者，当以观其外乎，诊于外者，斯以知其内，盖有诸内者形诸于外。"所以通过望诊、触诊、影像资料等来诊查人体脊柱的异常变化，就可以了解疾病的原因、性质及其内在的联系，从而为临床的治疗提供理论依据。

中医学认为人体是一个有机的整体，具有自身的统一性和完整性，同时也注意人体与自然界的和谐关系。中医学理论强调"天人合一"的思想。把人体自身的内环境与自然界相统一，形成了中医学中的整体观念，在诊治过程中具有重要的指导意义。

人体由多个脏器和组织器官构成，各组织器官都有各自不同的生理功能，但这些不同的生理功能又都是整体功能活动的组成部分，从而决定人体是一个统一的整体。人体各组织部分在结构上是不可分割的，在生理功能上是相互联系、相互制约的，在病理上是相互影响的，同样，诊断时也要从整体观念出发，只有这样才能诊断准确。

脊诊诊法认为人体脊柱是一个有机的整体，每节脊椎的功能变化都会影响到其所对应脏腑的功能。因此，在人体脊柱两侧出现异常变化时，必须对其生理、病理机制进行全面分析，首先要着眼于整体，任何局部的病变都可引起整体的生理、病理反应，整体的功能失调也可以反映于局部。因此我们在临床应用中应从中医学的整体观念出发，充分运用辨证论治的思维方法来诊查疾病。

总之，脊诊诊法是中医诊察疾病的重要方法之一，同耳诊、舌诊、手诊一样，均可以客观地诊断疾病，反映病情变化。对中医诊断方法是一种补充、丰富和完善。

一、藏象理论是脊诊诊法的理论基础

藏指人体内脏，象即外表征象，藏象即言内脏有病可征象于外，所谓"脏居于内，形见于外"，即言内在的脏腑病理可以反映于外，因此通过外在的器官变化征象便能预知内脏的病理状况。这就是藏象学说的精髓。藏象学说突出了人体内外相应，上下互通，腹背呼应的整体观点。既然人是一个统一的整体，是互相联系的，因此疾病的存在就不是孤立的，任何一个器官有病，其他器官也就必然受到波及而有所表露，这就是说疾病的先兆是有其客观基础的。

藏象理论代表着中医局部与整体的关系，藏象理论是中医整体统一观的核心。任何微小的隐蔽在深部的疾病亦难免不露出迹象，因为人体是一个统一的整体，内在的疾病必然通过各种渠道外露。因此脊诊是有其基础的，并不是盲目的。《素问·脉要精微论》亦从物理的角度谈到它，不过在认识上还比较原始，文中谈到"头者精明之府，头倾视深，精神将夺矣。背者胸中之府，背曲肩随，府将坏矣。腰者肾之府，转摇不能，肾将惫矣。膝者筋之府，屈伸不能，行则偻府，筋将惫亦。骨者髓之府，不能久立，行则振掉，骨将惫亦"。背部属阳，为胸中之府，前面有心肺居处，腰中有肾，腰者肾之府也，主腰脚。其经贯肾，腰背前还有其他脏腑，如脾、肾、肝、胆、膀胱、三焦、女子胞等，因为腰背与脏腑经络有密切联系，所以腰背部的病变可以影响经络，经络和脏腑的病变也可以循经传到背脊，因而说"五脏之系，咸附于背"。综上所述，笔者分别指出了颈椎、胸椎、腰椎及整个脊柱在形态上的改变对脏腑功能变化等产生的影响，可是因为历史的局限性，古人未能从理论和实践上进一步加以探索。

二、经络系统是脊诊诊法的物质基础

经络是运行气血，联络脏腑与肢节，沟通表里上下及内外通路的组织，是藏象学说的物质基础，也是脊诊的主要基础理论之一。

由于经络内联五脏六腑，外散于"十二皮部"，因此脏腑包含的全身信息，便可通过经络的"内属外络"反映于外。十二经脉中，每一经脉都分别络属一脏一腑，从而加强了脏腑表里之间的联系。经络又在五官九窍之间聚集组成宗脉和筋肉，构成"目系""耳系""鼻系""宗筋"等，加强了五官九窍的联系，因此人体任何一个器官的疾病皆可通过经络的传导而反映出来。

由于经络有高度的感应传导性能，纵横交错的网络结构使经络和体内密切联系，因此体内疾病皆可以经络为桥梁表现出来，而且能最灵敏最早地反映体内的病理状况。《素问·藏气法时论》云"肝病者两肋下痛，引少腹。肺病者喘咳逆气，肩背痛"。由于经络能规律地反映疾病的状况，因此根据经络反映的病症有助于对疾病的定性，定位预测。故《灵枢·卫气》云："能别阴阳十二经者，知病之所生。"

由于经络对病症的反映主要表现在循经路线及腧穴两方面，因此通过循经路线和腧穴的异常，便可了解疾病的先兆表现。《灵枢·邪客》云："肺心有邪，其气留于两肘。肝有邪，其气留于两腋；脾有邪，其气留于两髀；肾有邪，其气留于两腘。"其肘、腋、髀、腘皆属于四肢八溪之处，皆分布有重要腧穴，故疾病容易从这些部位的腧穴反映出来。这些穴位出现压痛、疼痛、结节、皮疹、色泽改变等，皆可预测本经的异常。如足太阳膀胱经的委中可预测腰背疾病。脊柱为督脉"从肾贯脊"之所，又为一身阳气的统率，那么人体部位阳气的变化均应与督脉的阳气变化相关，亦即督脉阳气的通达与充盈是人类生命延续的根本保证。故《庄子·养生主》文中谈到"缘督以为经，可以保身，可以全生，可以养生，可以尽年"。中医理论和实践证明，人体病邪的产生均与督脉气血的强弱变化有关，要判断督脉气血的通畅与否，医者临床主要需检查脊柱棘突位置是否正常，即查其是否有向左向右的偏歪或向前向后的凹凸现象。若有这一改变，说明此处的脊椎关节发生了位移或错缝，从形态上显示出督脉气血在此处受到阻碍。而且在一失常的棘突附近，大多有压痛、叩击痛，或筋聚（即阳性反应点）的出现，从"不通则痛"的理论出发，则可得出督脉气血在此运行受阻。若脊椎的棘突位置正常，其棘突附近部位亦多无压痛、叩击痛等异常反应，则说明督脉的气血运行正常。

本固则外邪无处可入，内邪无从而生。《素问·骨空论》提出了从督脉治病的大法"督脉有病，治在骨上"，有的学者认为此处的"骨上"即是指脊柱。笔者认为更准确地讲是指脊柱附近的阳性反应点。通过脊诊整脊术治疗，使阳性反应点消失，以便达到调整督脉气血的功能。道家亦认为养生之人，功候渐深，丹田中的元气就会充实旁溢。督脉必有骤开之日，此时周身如醉，神情如痴，通体舒畅，愉快莫可言喻。从而说明了督脉通畅，气血调和，阳气充盈，筋骨舒展，人体的病邪就会随之消失。

综上所述，任何病邪的产生都是由于直接或间接的因素导致脊柱某一椎体或某一部分节段如颈椎、腰椎或胸椎等偏离了正常的位置，从而使督脉气血不得通畅，"不通则痛"，也相应地致使某些脏腑、经脉气血的正常运行发生障碍，最终产生各种各样的疾病。

三、全息医学理论是脊诊诊法的核心理论之一

全息医学以中医理论的整体观念和辨证论治为基础，运用全息元与整体之间的相互关系来预防、诊断和治疗疾病。全息医学基础原理的内涵主要表现在对全息元概念的确立（图 4-1）。在临床诊疗中，凡是在人体活动中占有重要位置的全息元，其上的整体信息就越多，越清楚，越完整。其临床诊疗价值就越大，反之就越小。如人的眼、头、耳、舌、手、足，均在人体活动中占有重要位置，其上面所包含的整体各部分的信息就比较多，反应也比较完整清晰。脊柱作为人体的桥梁，有"牵一发而动全身的特点"，又是人体神经系统的重要通道，人体所有的脏腑或组织都直接或间接地受脊柱神经系统的影响和支配调节。从长度来讲脊柱在人体骨骼系统中最长，从结构来讲其在人体骨骼系统中最复杂，所含信息最多且最完整，因此比眼、头、耳、手都重要。中医学理论明确提出脏腑病变均可通过分布在脊柱两侧的腧穴

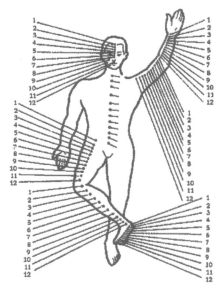

1. 头 2. 颈 3. 上肢 4. 肺心 5. 肝 6. 胃
7. 十二指肠 8. 肾 9. 腰 10. 下腹 11. 腿 12. 足

图 4-1　人体全息图

（华佗夹脊穴、背俞穴）的特异性改变而进行诊断和治疗。《黄帝内经》详细论述了阴阳学说、脏腑理论和经络学说，阐明了人体脏腑之间、脏腑与体表之间、人体局部与整体之间、人体与外环境之间的关系，说明人体生理和病理，疾病的诊断和治疗都与全息理论相关。

四、内脏 - 体表反射原理是脊诊诊法的核心理论之二

内脏的传入冲动与皮肤的传入冲动集合在一起，传递到感觉传导通路某处的同一神经元，这种情况可发生在脊髓、丘脑或

皮质内的神经元。这里首先涉及脊髓丘脑束，由此引起的冲动上达于脑，可产生两种情况：① 当病变内脏传来的神经冲动过多时，提高了躯体感觉接受区神经元的兴奋性，因而对来自躯体的轻微刺激也产生强烈的反应，从而引起相应的皮肤感觉过敏。② 内脏传入的冲动直接激发脊髓躯体感觉接受区的神经元，因而大脑皮质把来自患病内脏的感觉错认为相应皮肤的感觉（图4-2）。

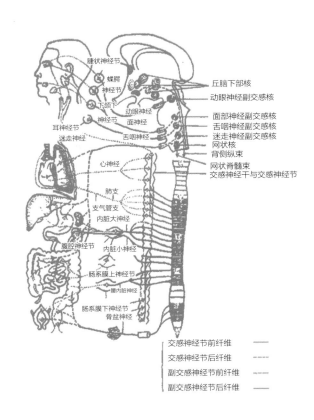

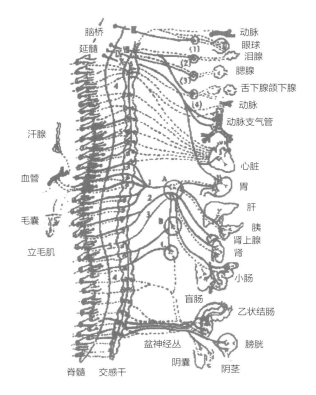

脑桥
延髓
汗腺
血管
毛囊
立毛肌
脊髓　交感干

动脉
眼球
泪腺
腮腺
舌下腺颌下腺
动脉
动脉支气管
心脏
胃
肝
胰
肾上腺
肾
小肠
盲肠
乙状结肠
盆神经丛
阴囊
膀胱
阴茎

图4-2　内脏与体表的关系

　　因此当某些内脏发生病变时，常在体表的一定区域产生疼痛，这种疼痛有时可发生在与患病内脏相邻的体表，有时也发生在与内脏相隔较远的体表，包括肌肉、筋膜、骨骼。常在体表的一定部位出现触觉、痛觉及皮肤过敏带。

第二节　脊诊诊法临床介绍

一、脊诊的定义

脊即脊柱，诊即诊断、判断。顾名思义脊诊即医者对患者脊柱异常反应或脊柱两侧的"阳性反应点"进行触摸，结合脊柱两旁皮肤、肌肉等的细微变化及影像学的判读，来进行诊查辨病的方法。

二、阳性反应点及临床意义

人体脊柱由于退变、外伤、劳损等使椎体小关节产生位移或错位，使脊柱的力学平衡破坏，刺激脊柱神经系统，进而影响脏腑及循环系统，出现新陈代谢紊乱，导致在位移或错位的椎体附近或肌肉产生压痛点、损伤、僵硬、痉挛、肿胀、关节障碍等，统称为阳性反应点。其中以压痛点的临床意义最大。有学者提出在椎体附近找到压痛点，就找到了需矫正的椎体。临床实践证明，这些压痛点构成了一个立体的致痛区域；其二是疼痛引起肌痉挛和肌挛缩，通过对应补偿调节与系列补偿调节若不能保持人体的动力性平衡，日久则一侧腰痛可继发对侧腰痛或腹痛，除了形成继发性疼痛外，还会引起内脏功能失调。所以脊柱诊疗技术特别强调临床治疗颈肩腰腿时不能"顾其一点，不及其余"，要着眼于整体治疗，应视发病部位的先后，机体上下部位症状的轻重，首先确定原发部位的治疗，然后逐步解除继发部位的症状。

三、阳性反应点与人体健康的关系

　　颈椎或上段胸椎的阳性反应点会诱发或反射性引起头面、颈肩、前胸、肩背、肘关节、腕关节、手、颈丛神经、臂丛神经等部位的疾病。部分患者会出现眼、耳、口腔牙龈、咽喉、气管、肺、心脏、胃等器官及内分泌系统系列脊源性疾病。下胸段及腰椎、骨盆上的阳性反应点可引起腰背部、臀部、膝关节部、踝关节部、坐骨神经、臀上皮神经的疾病。部分患者出现肝、胆、大肠、小肠、脾、胃等器官及生殖泌尿系统疾病。

　　经多年临床发现及上百万例的临床实践证明，人体脊柱阳性反应点越少，说明机体脏腑功能越佳，免疫力强，较少生病。反之则说明机体脏腑功能较差，多处于亚健康状态或病理状态，需要定期调理脊柱才可以达到防患于未然。临床观察脊诊诊查对颈椎、胸椎、腰椎等脊源性疾病有超前诊断性，特别是对青少年脊柱侧弯的早期诊断有积极意义。在诊断和治疗脊源性疾病时可以结合脊椎与脏器的对应关系图，来达到早期诊断的目的，非医务人员也可以进行短期的脊诊诊法培训练习，找到阳性反应点，采用最简单的方法（如点按）达到治疗或保健的效果。也可根据患者主诉等提供的信息，在脊柱的疼痛反应点上给予一定的外力刺激，使阳性反应点疼痛减弱或消失，从而达到治疗或保健的目的。此法简便易学，易于推广，对脊柱预防、保健有积极的意义。

四、脊诊诊法的练习要领和技巧

由于脊诊的诊查过程完全依赖医者的触觉、手感来完成，因此要求医者要有一定的临床实践和手力功底方可诊查。

● 初学者应用示指、中指、拇指指腹按压触摸颗粒状物品（绿豆）等，以增加指腹的敏感度。力度要求达到"重而不滞，轻而不浮"。笔者临床发现许多阳性反应点（实点）多在脊柱的深层，呈颗粒状形态，约绿豆粒或米粒大小，有的甚至更小。没有一定手力功底或临床实践经验的医者对诊查"实点"确实比较困难。因此，笔者认为要学好整脊术，非常重要的一点就是脊诊练习，因为找到病灶点才能整脊治疗，如果连病灶点都找不到，就更不用谈施治了。《医宗金鉴·正骨心法》所讲"手摸心会，手随心转，法从手出"就是对治疗前脊诊重要性的最有力说明。不懂脊诊的医生只会机械地、单一地、反复地在患者身上以部位选法（如腰椎病选侧扳法），而不能做到以点选法，达不到点症相应的效果，更谈不上中医学讲的"整体观念，辨证施治"的原则。

● 根据患者提供的资料来提高脊诊的准确性。如患者诉说自己病，医者应根据患者提供的主诉结合脊诊相关理论，在 T8 椎体寻找阳性反应点，仔细触诊阳性反应点的形态、大小、性质、深浅、部位等。由于在临床实践中获得的认识比较深刻，因此经过反复练习，可使脊诊诊断能力提高，在临床中遇到其他患者的 T8 有类似的阳性反应点出现，就可以很自信地做出胃部不适的诊断。随着研究的深入和临床经验的积累总结，脊诊诊法会进一步提高，不但要找到椎旁阳性反应点，还要会鉴别诊断，在同一椎体左右不同的阳性反应点，其临床诊断也不同。还以 T8 为例，笔者发现其左侧出现阳性反应点时，临床多诊断为浅表性胃炎，反应胃部疾病较轻。而 T8 右侧出现阳性反应点多诊断为溃疡类疾病，病情较重。阳性反应点压痛越明显说明疾病正在发作期，临床症状比较明显，反之阳性反应点压痛轻或无压痛说明疾病为潜伏期，临床症状不典型，但询问既往史会有胃部不舒服的病史。

● 通过影像资料确定患椎位置，医者在患椎寻找阳性反应点，以熟悉阳性反应点的感性认识，通过反复练习相信大家都能很快掌握脊诊。临床中影像资料所表现出来的患椎应加以仔细鉴别诊断，有的影像资料所表现的病灶其实多无意义，可能是机体退变的结果或长期劳损及不良姿势造成机体病理性平衡的形成，一旦机体为了适应自身平衡需要而建立的病理性平衡遭到破坏，就会有临床症状出现或病情加重反应。临床中经常讲治疗脊柱病的基本原则是调整脊柱的力学平衡，无论是静力平衡还是动力平衡，都是以脊柱达到平衡状态为原则。但是脊柱达到平衡状态必须是脊柱各关节组织恢复到解剖状态吗？哪位专家能通过治疗使脊柱退变消失而恢复到年轻状态呢？因此笔者认为脊柱退变是不可逆的，脊柱的平衡状态是相对而言的，是机体通过不平衡来调整不平衡最终达到相对的平衡状态。笔者强调影像资料所表现的病灶必须和临床紧密结合才有临床意义，因为每个人的机体状态不同，进行代偿的能力不同，代偿能力强临床症状轻，反之临床症状重。这就出现了临床中使患者和医生不解的现象，如影像资料很严重，临床表现却很轻，甚至症状和体征不典型，有的患者影像资料表现得非常轻，临床症状却非常严重，症状和体征非常典型。原因很简单，就是机体代偿能力的问题。和内科疾病一样，机体强壮免疫力强，病情反应则轻，而且恢复快。反之体质弱，免疫力差，同一疾病，病情反应则重，恢复较慢。中医治病强调三因治宜，即因人、因病、因证。那么临床中整脊治疗脊柱疾病是否也需要三因治宜呢？是否也需要辨证施治呢？治疗讲辨证，那么判读影像资料是否也需要讲辨证呢？回答是肯定的。那么影像资料如何辨证呢？回答很简单，就是结合临床就可以了。

● 医者用手指指腹细心触摸脊柱两侧，力量先轻后重、由浅入深、自上而下、两侧对比，认真细致触诊。操作过程中应做到手到心到、轻巧、准确、无痛，精神高度集中。对于脊诊诊查出来的阳性反应点，初学者应该做记录。记录方法如下：颈椎诊查左右各有几个阳性反应点，其中实点和虚点各有几个，阳性反应点的分布是否有规律，阳性反应点是以颈椎上段为主还是以颈椎下段为主等。具体到上下段有几个阳性反应点，最后可以用连线的方法将阳性反应点相互连线看看是否有力学特征。用此方法查找出胸椎、腰椎、骶椎的阳性反应点，最后将全脊柱所出现的阳性反应点系统地加以分析判断，辨证分析出患者现有的主症和哪个阳性反应点关系最密切，即通过调整此阳性反应点能达到立竿见影的效果。真正做到点－症相应方可确定出治疗的部位和治疗思路。最终达到通过整脊治疗使阳性反应点数量减少并消失，达到临床治愈的效果。如果在整脊治疗过程中阳性反应点越治越多，则说明疗效欠佳或病情不稳定。其根本原因是对阳性反应点之间的因果关系判断不准确，导致治疗思路和治疗部位与患者实际病情不符合。

● 对脊柱两侧的异常隆起应仔细鉴别诊断，《医宗金鉴·正骨心法》云："脊筋隆起，骨缝必错，当先按揉其筋令其柔软，再按其骨徐徐合缝。"《仙授理筋续断秘方》云："凡认损处，须揣摸骨头平整，不平整处则可见异常。"充分说明了脊椎两侧异常隆起在触诊中的重要性。临床发现脊柱两侧的异常隆起比较容易触摸，因为多在浅层，而笔者结合多年临床实践发现，治疗浅层的阳性反应点不会达到立竿见影之效。究其原因，浅层的病灶点只是现象而并非疾病的本质表现，人常说透过现象看本质，那么脊柱两侧异常隆起的阳性反应点的本质是什么呢？笔者认为《医宗金鉴·正骨心法》中"脊筋隆起，骨缝必错"已经给了明确的答案。分析如下：脊筋隆起说明隆起的是筋而非骨，是现象而非本质，骨缝必错说明了脊筋隆起的本质之所在。那么临床脊诊练习中触摸到脊筋隆起（如筋结、条索状物等）能说明就找到了疾病的病根吗？笔者在临床中带教进修学员，有些学员由于手指上触诊能力差，敏感度低，对阳性反应点缺乏鉴别诊断能力，只触诊到"脊筋隆起"（即"虚点"）所反映的现象，而对虚点所引起的"骨错缝"（即"实点"）却触诊不出来。因为临床发现，"实点"体积小，多在深层，呈颗粒状，如果没有一定的临床触诊能力，是触诊不出"实点"的。那么笔者认为，临床中找不到"实点"即脊源性疾病的病根，还谈何治疗呢？现在有的整脊推拿师不重视手上的诊断能力训练和总结，一味依赖影像诊断来指导临床治疗，导致有些疾病疗效不佳。因此临床医生应该深有体会，影像检查必须结合患者临床检查方可做出合理的诊断与治疗。脱离临床的诊断和治疗都是片面性的，不科学的。"手法"起源于中国，更应该用中医的理论武装它，对古人"手摸心会"等理论观点的精辟论述应该充分理解，并将其应用于临床实践，指导自己的临床整脊治疗。有的医生不重视触诊的重要性，临床治疗中一味采用惯性思维模式，即采用部位选法，如腰椎病采用侧搬法，胸椎病采用按压法或膝顶法等，没有辨证施治的思想。只要是腰椎病均用侧搬法治疗，治疗 10 日或 15 日，难道天天都侧搬吗？今日疗效好也搬，明日疗效差也搬，如何能总结出治疗脊源性疾病的治疗思路呢？搬的目的是什么呢？想解决哪些问题呢？在腰椎上有哪些阳性体征呢？所以笔者认为要想治疗手法针对性强，就要做到"随点选法，法点相应"。这样才能达到最佳的效果。

● 脊诊中发现阳性反应点时应注意：

阳性反应点的质地软硬度，位置的深浅，及距离脊柱中线的远近来判断是虚点还是实点。

阳性反应点的解剖层面及位置是在皮肤、浅筋膜、深筋膜、肌层、关节突、棘突还是横突。

阳性反应点的按压反应是喜按（虚点）还是拒按（实点）。

阳性反应点的上下、左右及虚点和实点的辨证关系。

五、脊诊诊法的临床研究总结

通过临床反复总结观察及结合神经系统在脊柱逢四则变的原

理，我们发现：

C1～C4：颈丛神经系统。主要由 C1～C4 脊神经组成，主要影响心脑血管、内分泌系统、循环系统及头面部和五官。常见症状有头痛、头晕、耳鸣、听力下降、失眠、多梦、记忆力减退、视力异常、目涩、目干、目痛、牙痛、口腔溃疡、三叉神经痛、胸闷、憋气、全身无力、性功能减退、痛经、月经不调、窦性心律、焦虑不安、抑郁等及自主神经功能紊乱的症状。主要原因是颈椎压迫神经和长时间脑供血不足，其病痛对大脑产生持续性的不良刺激，影响神经功能、血液循环、内分泌系统产生诸多病理反应。

C5～T1：臂丛神经系统。主要由 C5～T1 脊神经组成，主要影响颈项部、肩背部、前胸、上肢等。常见症状主要有颈肩背部酸痛、一侧或双侧上肢疼痛、麻木、无力、功能障碍、肌肉萎缩、颈部活动受限等。

T2～T5：呼吸神经系统。主要影响咽喉、肺、前胸、后背部。常见症状有咽炎、咽痛、声音嘶哑、胸闷、胸痛、乳房胀痛、气喘、慢性气管炎、心前区疼痛、肩胛骨疼痛、上肢疼痛等。

T6～T8：心血管系统，消化系统。主要影响心脏、脾胃、胰腺的功能，常见症状有胸闷、心前区疼痛、胸痛、心慌、心悸、气短、胃脘痛、腹胀、食欲不振、血糖异常、消瘦等。

T9～T12：主要影响肝胆系统及消化系统。主要表现为肝区痛、腹胀、胆囊炎、肠炎、胆结石、大便异常、血压异常、脂肪肝等。

L1～L4：腰丛神经系统。主要影响肾脏、生殖系统、泌尿系统、腰及下肢。常见症状有阳痿、早泄、前列腺炎、附件炎、子宫肌瘤、腰痛、腰冷痛、腰部无力感、下肢疼痛、麻木、无力、发凉感等。

L5～S：骶丛神经系统。主要影响腰骶部、骨盆、下肢运动系统、泌尿系统。常见症状有前列腺炎、附件炎、子宫肌瘤、尿频、尿急、尿痛、膝关节疼痛、踝关节疼痛、足跟痛、坐骨神经痛、下肢循环障碍、下肢无力等。

骶髂关节右侧移位：副交感神经紧张。如肝、胆、胃肠功能失调，消瘦、腹泻和生殖系统疾病等。

骶髂关节左侧移位：交感神经紧张。心肺功能低下，肥胖、便秘、机体免疫力低下等疾病。

骶髂关节双侧移位：肠胃功能低下、偏食、便秘或腹泻交替出现、性功能减退，并有左右单侧移位的症状。

大量临床实践证明，通过对脊椎的推拿整脊治疗，许多疾病奇迹般地获得治愈和好转，从而使医学上对许多疾病的认识产生了一个飞跃。所以临床医生不能单一地从器官病理角度来认识，而应与脊椎力学、神经学、解剖学、中医阴阳学说、脏腑学说、经络学说、全息学说相联系。因为脊椎关节移位、失稳、退变、劳损是脊源性疾病的主要病理改变，所以临床先治疗脊椎周围软组织病变，恢复脊椎周围软组织的力学平衡，再矫正脊椎关节的位移失稳，恢复或重建脊柱动力性和静力性力学平衡，是我们治疗、预防脊源性疾病的主要任务之一。

六、脊椎与脏腑的对应关系及临床表现

脊椎与脏腑的对应关系见图4-3。

C1：主要影响头部，常可出现头晕、头痛、头胀，失眠，多梦等脑供血不足表现。

C2：主要影响眼部，常可出现视物模糊，目涩，眼睑肿胀，视力下降等表现。女性患者还可出现痛经，男性患者出现性功能下降等。因中医学认为肝开窍于目和肝肾同源，故可出

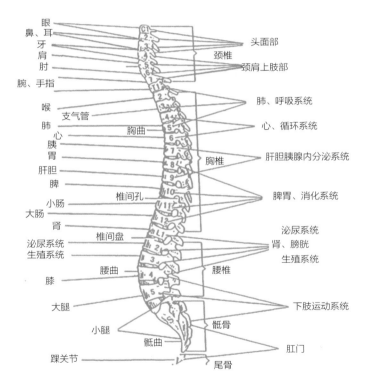

图4-3　脊柱与脏腑对应关系

现上述表现。

C3：主要影响耳部，常可出现耳鸣，耳聋，耳痛，听力下降等表现。

C4：主要影响口腔部，常可出现牙痛，口腔溃疡，牙龈炎等表现。

C5：主要影响颈部，常可出现颈部酸痛，僵硬等表现。

C6：主要影响上肢部，常可出现上肢酸痛，麻木，"网球肘"，腱鞘炎等表现。

C7：主要影响肩背部，常可出现肩周炎，颈肩部酸痛，咽部不适等表现。

T1：主要影响胸背部，常可出现肩痛、慢性咽炎等表现。

T2：主要表现为慢性咽炎、咽喉痛、声音嘶哑。

T3：主要表现为气管炎、哮喘。

T4：主要表现为心律不齐、乳腺增生。

T5：主要表现为胸痛、咳嗽、气喘。

T6：主要导致颈源性心脏病，出现心慌、胸闷、颈源性血压异常。

T7：主要表现为糖尿病、胰腺炎、自主神经功能紊乱。

T8：主要导致浅表性胃炎、胃十二指肠溃疡、胃脘痛、糖尿病。

T9：主要表现为高血压、脂肪肝、胆囊炎、胆结石。

T10：主要表现为胃肠蠕动功能差。

T11：主要表现为厌食、腹胀。

T12：主要表现为便秘、腹泻。

L1：主要表现为腰痛、性功能障碍。

L2：主要表现为尿频、尿急、小便混浊。

L3：主要表现为前列腺炎、附件炎、月经不调、性功能障碍、子宫肌瘤、痛经。

L4：主要表现为腰骶部疼痛、下肢痛、膝关节痛、踝关节痛、前列腺炎、痛经。

L5：主要表现为腰骶部疼痛、髋关节痛、下肢痛、足跟痛。

七、常见病症与脊柱的对应关系

颈性眩晕多在 C1、C2 及 T9、L2 有阳性反应点。

颈源性头痛多在 C1、C2、C3 椎旁有阳性反应点。

颈性视力异常多在 C2 及 T9 有阳性反应点。

颈性耳鸣耳聋多在 C3、L1 有阳性反应点。

神经根型颈椎痛多在 C5、C6 及 T4 有阳性反应点。

牙痛多在 C4 椎旁有明显压痛点及异常反应，部分患者在 T8、L2 椎旁亦有阳性反应点出现。

颈源性血压异常多在 C2、C3、C5 及 T9、L1 有阳性反应点。

颈源性心脏病多在 C2、C3 及 T6、T7 有阳性反应点。

心律不齐多在 C3 ~ C5 右侧有压痛，在 T6 ~ T7 有阳性反应点。

脊源性咽炎支气管炎多在 T1、T2 有阳性反应点。

自主神经功能紊乱症多在 C2、C3 及 T6、T7、T9 有阳性反应点。

哮喘病多在 T4 ~ T5 右侧有阳性反应点。

肋间神经痛和肝功能异常多在 T7 ~ T10 的左侧有阳性反应点。糖尿病多在 T7 ~ T10 右侧有阳性反应点，在 L2 也有阳性反应点。

脊源性胆囊炎、胆结石症多在 T8、T9、T10 有压痛，常在 T9 右侧出现明显的阳性反应点。

脊源性胃脘痛、慢性胃炎多在 T8、T9 有阳性反应点，其中在 T8 左侧压痛往往提示为慢性浅表性胃炎；右侧往往提示为胃十二指肠溃疡。

脊源性大便异常多在 T11、T12 有压痛，其中在 T12 左侧压痛常为便秘，右侧压痛常为大便不成形。

痛经多在 C2、C3 及 L3、L4 椎旁有阳性反应点，部分患者在 T9 也可出现阳性反应点。

慢性前列腺炎多在 C2、C3 及 L4、L5 有阳性反应点。

八、脊诊诊法在临床中的重要性

（一）诊查人体脊柱的健康状况

随着社会的发展，人们生活节奏的加快，长期伏案工作和超负荷脑力劳动使脊柱病变发病逐渐呈年轻化、普遍化和职业化的发展特点，特别是颈椎病、腰椎病、脊柱侧弯等脊柱相关疾病越来越受到医学界的重视。脊诊及时、准确、快速、无副作用等特点可为广大患者所接受，提高人们的生存质量，尤其在偏远地区能帮助解决老百姓看病难、看病贵的社会问题，为构建和谐社会贡献力量，同时推动了中医特色的发展，为中医事业的持续性发展增添了活力。

（二）诊查人体脏腑的健康状况

脊柱是人体的支柱，有保护神经的作用。人体的一切活动都由与脊柱有密切连带关系的神经系统来指挥。如果脊柱状况不良就会影响经络通行，经络不通则气血瘀滞，阴阳失去平衡，必然波及神经系统和内脏器官，出现功能障碍，最终会影响人体健康，导致病变的发生。因此，脊柱发生异常，尤其是退变和劳损较严重的患者，在外因的诱发作用下，经脉气血瘀阻不畅，不能奉养脏腑，正不能胜邪，机体免疫力降低，导致脏腑功能失调而出现疼痛。如果病邪长时间留积而不去，症状可越加严重。所以人体脊柱对于脏腑病情的演变和发展非常关键。在治疗方面也起到重要的作用。

（三）为整脊辨证治疗奠定基础

通过诊查人体脊柱的阳性反应点，辨证、分析、判断其之间的因果关系，切忌哪痛就治哪，要有辨证的思想。要灵活应用中医八纲辨证，要用中医的理论思想指导临床整脊治疗，这样整脊治疗才不会盲目，才会上升到理论的高度。现在有些西医脊柱矫正医生主要根据影像来诊断和治疗。临床观察到影像检查和临床症状不成正比，因此单纯依靠影像检查和通过影像上的病情变化来做出判断和治疗是有片面性的。按摩八法把摸法放在首位，如古人讲的"手摸心会"，以及《丹溪心法》云"欲知其内者，当以观其外乎，诊于外者，斯以知其内"，都强调了治疗前触诊的重要性。其实西医也很重视体表压痛点在临床的诊病依据，如墨菲征阳性诊断胆囊炎、麦氏点压痛诊断阑尾炎，还有海德带等都充分说明体表压痛点在临床诊断中的重要性。如颈椎病患者其椎体左右两侧共有几个阳性反应点？其中左右各几个？其性质是虚点还是实点？右边上面的点和左侧下面的点的对应关系是什么？通常颈椎右边的上段 C2、C3 有反应点，其左边颈椎的下段 C5、C6 必有代偿性反应点。同时因 C2、C3 在脊诊中属于肝肾的全息区，因此在胸椎和腰椎的肝肾全息区必有反应点。故整脊治疗时对颈椎、胸椎、腰椎兼治，方可事半功倍，充分体现中医的整体观念和辨证施治。

脊诊诊法既然是医者用手在患者脊柱两侧寻找阳性反应点，那么也应属于手法的范畴，广义的手法就包括检查手法及治疗手法，而狭义的手法仅指治疗手法。清代《医宗金鉴·正骨心法要旨》中提到摸、接、端、提、按、摩、推、拿，其中将摸法放在首位，就强调了摸法及治疗前仔细检查的重要性。同时又提到了"以手摸之，自知其情"，并记载了筋歪、筋断、筋翻、筋转的各种病理变化，说明古人对检查的重视，并积累了丰富的诊断经验。目前在 X 线、CT、MRI 广泛普及的情况下，可以清楚地看到骨骼的形态，但对许多软组织病变仍难以察觉，单纯依靠影像检查施治往往带有一定的盲目性。因此，综上所述，我们临床中必须做到筋骨并重，同时多年临床观察总结"阳性反应点"：由内环境引起的病变，如椎体错位、小关节紊乱、退变；也有脊柱周围软组织损伤；感受风寒、劳损等外环境所引起的病变，其中主要包括椎体位置异常、皮肤异常、软组织结节、条索状物、触痛、痉挛、僵硬。阳性反应点的出现是寻找患椎的最佳捷径，同时临床证明，阳性反应点越靠近椎体及压痛点越明显，其临床意义就越大。

九、脊诊的鉴别诊断

● 由于患者的发病时间短，呈急性发作之势，虽然病情较重，但尚没反射到对应的椎体而出现阳性反应点，所以在诊断时易出现漏诊和误诊。

● 对于体质强壮而病情较轻的患者，脊诊时虽然查出椎旁有明显的阳性反应点，但因病情尚处于潜伏期，故患者没有明显的不适感。因此提示临床医生只要发现明显的阳性反应点，且位置准确，其病必然发生。产生以上两种情况的根本原因只有一个，即发病时间短。

● 患者体位姿势不正，正好矫正改变了阳性反应点的存在。

● 病程太久，患者肌肉隆起、僵硬、强直导致阳性反应点不明显。

● 病程较短，阳性反应点表现极微细小，不容易诊查。

● 患者体格强壮，肌肉发达，阳性反应点深在肌肉之下者。

● 诊查环境对医者干扰较大，没有对患者进行认真细致诊查。

十、脊诊检查的禁忌证

危险的信号有罕见的疼痛，整脊治疗师的首要任务就是确定患者是否患有恶性病变，整脊治疗是这些病变的禁忌证，临床中要把这些患者和绝大多数适合接受整脊治疗的患者区分开来。那么询问病史以排除恶性病变就显得十分重要。主要表现在以下几个方面：

● 疼痛是否在夜间加重，而且无论任何姿势都无法减轻（肿瘤和感染，严重的炎性反应也经常在夜间加重）。

● 是否有剧痛或绞痛（排除肿瘤和感染）。

● 是否有近期严重创伤后出现的局部剧痛（排除骨折）。

● 以前是否患有肿瘤或其他严重的疾病。

● 是否发热。

● 体重是否近来减轻，有无明显消瘦（常和肿瘤有关）。

● 大小便是否正常（提示脊髓压迫所致）。

● 是否有无法解释的、严重的下肢无力感（常提示脊髓压迫或严重的神经根压迫）。

如果临床中患者肯定以上任何问题，就需要医生来评估。另外有下列情况者不宜进行脊诊检查及整脊治疗：

● 被检查者有严重的心脑血管、肝、肾和造血系统等危及生命的原发性疾病及精神病、皮肤病、肿瘤及各种传染病。

● 脊柱局部有损伤，伴有出血倾向者。

● 脊柱畸形，先天发育不全者。

● 脊柱有明显外伤，累及脊椎骨折及脊髓严重损伤者。

● 妊娠 3 个月以上者。

● 年龄小于 3 岁，大于 75 岁以上者。

十一、近代脊诊的发展

近年来由于脊源性疾病越来越受到医学界和临床整脊推拿医生的高度重视，从不同角度介绍治疗脊源性疾病的书籍也非常的多见，其中也包括一些由国外翻译过来的关于治疗脊柱病的书籍，大大丰富了整脊术的理论基础知识和提高了临床治疗技术。特别是部分院校开设了治疗脊柱病专业的学科，培养专业人才，促进了整脊术的发展，同时也带动了脊诊诊法的发展。

据医学统计，人类目前约有 70% 的脊柱都有病变，其病变结果引起一系列的临床症状，除颈肩腰腿痛之外，还涉及内科、外科、妇科、神经科及内分泌科等近百种疾病。早在 1984 年举办的由全国 14 个省市参加的脊柱相关疾病研讨会上指出：已有 54 种疾病与脊柱的力学平衡失调有关，涉及神经、循环、消化、呼吸、泌尿、生殖、内分泌等系统。在 1929 年，Sanmpson 报告了 30 例颈性心前区痛的病例。随着医学不断地发展，高科技设备的临床运用，使得医学界对脊柱与疾病的认识越来越深入，人们逐渐认识到脊柱的重要性。随着脊源性疾病的职业化、普遍化、年轻化、复杂化，人们越来越认识到脊柱预防保健的重要性，特别是近年临床发现幼儿和青少年脊柱侧弯高发，虽无明显临床症状，但对孩子的健康十分不利，因此早期诊断治疗就显得十分重要。由于脊诊无需设备，实用性强，诊断迅速准确，全靠医者的手触诊脊柱做出诊断，因此易于临床推广，符合我国卫生事业的发展需要。

十二、脊诊诊法被忽视的根源

（一）中医思维方法的因素

中医思维方法的特点是宏观的、整体的和封闭的，观察疾病的方法长期处于黑箱循环式，并且是直观的、综合的。辨证正是这种思维方法的产物，辨证的过程从诊断疾病到处理疾病的整个思维方法都是综合的、封闭的。从哲学的角度来说是艺术的和统一的。因此长期以来客观上限制了微观且深入的个体分析方法，导致了中医重证轻病的发展道路。

（二）西医的长期垄断地位

中医历代皆以辨证为前提，以辨证为核心。所谓西医重病，中医重证的曲解沿袭至今，中医广泛存在着重证轻病，甚至以辨证代替了辨病。近百年来，辨证取得了一定程度的进展，但中医辨病却发展缓慢，历经几千年不衰的中医药学竟然没有完整的病名，这是十分令人忧虑的现状，如腰椎间盘突出症属西医的病名，中医没有十分明确的病名，归属于"痹证"和"肾虚"。但引起"痹证"和"肾虚"的因素太多了，从而又导致了多以辨证代替辨病的现状，更有甚者看病只提证，辨病只字不提，使患者不知道自己到底患的是什么病，影响了中医学的发展。笔者在临床曾经看到一位老中医，以中医的证候为患者解释，结果导致患者听不懂。所以临床上提出了西医诊断、中医治疗的诊疗思路。

（三）有病无证现象

由于局部变化经常不能及时反映于整体，有时只是部分地表现出来，因此导致内外不一致，常出现无证可依的情况，这是极为不利的现象。所谓无证，并非真正的无证，而是疾病隐匿潜在，无证可辨。临床上局部变化与功能失常的改变常不一致，如腰椎间盘突出症 CT 或 MRI 显示椎间盘局部发生了病理改变，但在神经根未出现明显障碍之前，可无症状出现，这些都取决于人体代偿功能的个体差异。有的疾病在一定阶段内（尤其是机体已经适应的情况下）相对稳定，进展较缓慢，无明显的症状表现出来，此时通过 CT 或 MRI 来确定诊疗方案，表面上比较科学，但已经远远脱离临床实践。

第三节　脊诊诊法的临床应用

一、脊诊望诊法

在温度、光线适宜的情况下，充分暴露整个脊柱，令患者全身放松保持自然姿势。首先观察脊柱两侧皮肤颜色有无异常改变，当脊柱椎体相应区域的皮肤出现色素沉着斑点时，与其相平行的椎体及所对应的脏腑功能就会出现异常改变。有的患者症状明显，有的不典型，还有的患者症状十分隐匿，因为任何疾病的发展都是由轻到重，由量变到质变，所以脊诊诊法有超前诊断的特点。其次，观察脊柱的中线是否有偏离，生理曲度是否正常，两侧肩胛骨是否对称，脊柱两侧有无异常隆起、凹陷、畸形等，两侧腰眼是否在一条水平线上，腰眼大小、深浅是否相等，与骶骨下角是否呈等腰三角形，双下肢是否等长，骨盆是否有移位等。临床发现，凡两侧腰眼不在一条水平线上，脊柱多有侧弯或骨盆移位、寰枢椎两侧间隙不等宽等表现。患者多易超前发生膝关节退变，因为骨盆力学平衡的失调必然导致双膝关节力学平衡的破坏，使双膝关节两侧受力不等，临床发现很多关节疼痛难愈的患者，其关节两侧的关节间隙不等宽。此时，只在关节局部给予传统的针灸、推拿、理疗、药物等治疗，短期疗效比较显著，但远期效果不佳，原因很简单，就是"治标没有治本"。如果对骨盆和腰椎进行相应治疗，则疗效将十分显著，而且远期疗效佳。这也体现了中医学整体观念及辨证施治的指导原则。同时笔者在临床深有体会，即脊柱的两端——骨盆与寰枢椎关节存在互动原理，所以矫正骨盆时必须矫正寰枢关节异常，反之，矫正寰枢关节也应该调整骨盆的异常，对指导临床治疗很有意义。

（一）望体型诊断法

体型是指身体各部位发育的外观表现，包括骨骼、肌肉的生长，脂肪分布的状态等。临床上成年人的体型分为 3 种：

1. 无力型

无力型又称瘦长型，表现为体高肌瘦，颈部细长，胸廓扁平，肋角小，临床常见于虚弱体态。此型体态的患者易患脊柱侧弯症、圆背及第 3 腰椎横突综合征。

2. 超力型

超力型又称矮胖型，表现为体格粗壮，颈部粗短，躯干短，胸廓宽阔，肋角大，属于强壮体态。此型体态的患者易患横突肥大症、腰骶间韧带损伤及下腰段椎管狭窄症等。

3. 正力型

正力型又称匀称型，身体各部分结构匀称适中，一般正常人多为此型。

（二）望背部肌肉诊断法

● 背部肌肉厚而有弹性，多精力充沛，体质强壮；反之背部肌肉厚而无弹性，则精力欠佳，疲倦乏力。

● 背部肌肉薄软而无弹性者，多为气血亏虚，体弱多病。

● 背部肌肉强直缺乏弹性，多为气血瘀滞、经脉不畅，常见于腰背部酸痛沉重发僵的患者。

● 背部肌肉较硬而瘦弱者多为消化系统功能较差。

● 背部肌肉触诊寒凉多见于脾胃阳虚、经络运行不畅、体内风寒较甚的患者。

● 背部肌肉发僵、发硬、发凉多见于风湿病或强直性脊柱炎的患者。

（三）望背俞穴的诊断法

俞穴因其分布于背部，故又称背腧穴，为脏腑之气输注于背部的穴位。背俞穴位于腰背部足太阳膀胱经，多依脏腑位置而上下排列，并分别冠以相应的脏腑之名，因此对脏腑病变的诊断有重要的临床意义。

背俞穴上出现点状或片状红晕，充血并有光泽，相应脏腑病变多属实证，热证或急性病；出现苍白或暗灰色，灰暗无光多属虚症，寒症或慢性病；若边缘有红色光晕，则为慢性病急性发作；瘀斑为气滞血瘀或热毒较盛；丘疹为湿热凝滞；脱屑或皮肤片状干黄，多属阴虚内燥；皮肤凹陷则属正气虚损，精血亏耗。具体如下：

● 胃俞出现点片状苍白或灰暗，并伴有皮肤凹陷者可判断为慢性胃炎，胃及十二指肠溃疡；若边缘有红晕提示近期内可能急性发作。

● 心俞出现皮肤瘀点，隆起或苍白边有红晕者可判断有冠心病、心绞痛等。

● 肺俞出现红晕或红点有光泽，或伴有丘疹瘀斑者可判断有急性肺部炎症；若伴有脱屑、皮肤干黄增多提示肺结核活动期。

● 肝俞出现点状苍白，晦暗无光，瘀斑或皮肤片状干黄、脱屑、皮肤增厚者，多提示患有肝大或恶性病变。

● 大肠俞出现点片状红晕，伴有光泽或有丘疹者多提示结肠功能差，如便秘或腹泻。

● 脾俞出现片状苍白，皮肤凹陷无光者多提示患有消化不良、脾虚寒证。

● 胆俞出现点片状红晕，伴有瘀斑、丘疹或皮肤隆起者多提示患有胆囊炎、胆石症。

● 肾俞出现点状苍白或晦暗、黧黑、皮肤塌陷者多提示患有遗精、阳痿或妇科病。

在 C6 ～ T2 附近及水平线上可以看到不同颜色的色素斑点，临床脊诊检查显示在 C6 ～ T2 椎旁都有不同程度的阳性反应点，患者诉说有不同程度的慢性咽炎病史或咽部不适感（图 4-4）。

以下为几位患者阳性反应点的图示：

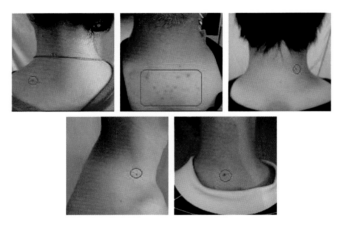

图 4-4　C6 ～ T2 椎旁斑点

病例 1：男，43 岁。L1 椎旁有一黑色斑点，患者主诉长期小便混浊，尿频、尿急。脊诊诊查 L1 椎旁有阳性反应点，采用"零角度"整脊术治疗 3 次，椎旁阳性反应点消失，患者小便正常（图 4-5）。

病例 2：男，45 岁。T9 左侧有一黑色色素沉着点，脊诊检查 T9 左侧压痛明显，患者查体时有肝脏脂类代谢功能紊乱，轻度脂肪肝。脊诊理论中 T9 代表肝脏，符合脊诊诊断理论（图 4-6）。

病例 3：女，37 岁。C4 左侧附近有一黑色斑点，脊诊诊察 C4 左侧压痛明显，患者主诉经常有口腔溃疡史或牙痛病史，符合脊诊理论。经"三小整脊"技术治疗后疼痛明显缓解（图 4-7）。

病例 4：男，45 岁。T6 左侧附近有一黑色斑点，脊诊诊察

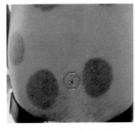

图 4-5　L1 椎旁斑点

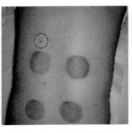

图 4-6　T9 左侧斑点

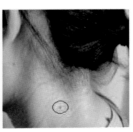

图 4-7　C4 左侧斑点

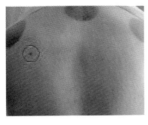

图 4-8　T6 左侧斑点

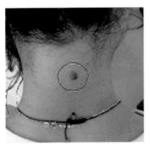

图 4-9　C4 椎旁黑痣

左侧 T6 椎旁有压痛点，主诉有时胸闷、憋气、心前区痛等症状。心电图检查提示心肌缺血。符合脊诊诊断理论（图 4-8）。

病例 5：女，36 岁，C4 椎体旁有一明显黑痣，以颈部酸痛来就诊，采用脊诊诊查 C4 椎旁有阳性反应点，询问患者有牙痛病史十年余，符合脊诊诊断。经整脊治疗一次后，当晚牙痛缓解，七次治疗后疼痛消失，随访 3 个月无复发（图 4-9）。

（四）望姿势诊断法

正常人体的姿势差异很大，这与个人的身体、习惯及职业等有着密切关联。健康成人躯干端正，肢体动作灵活适度。站立位后面观，两肩平，胸廓对称，两肩胛下角在同一水平线，骨盆平整无倾斜，脊柱正直，全部棘突成一直线并垂直与两髂后上棘之间的连线。站立侧面观，耳、肩、髋关节和踝关节的中心应在一条直线上，站立位时其持重线与地平面垂直。

临床中不同的损伤或疾病都有各自不同的病理性姿势，因此望诊法在临床上有一定的诊断意义。

1. 疼痛

疼痛是临床上的主要症状，可迫使患者采取一定的保护性姿势。例如，腰椎间盘突出症的患者，常下腰段侧弯，双手叉腰，以缓解坐骨神经疼痛；颈椎病患者，头多向健侧偏斜。

2. 代偿性改变

身体某部位发生病变，产生功能障碍，可以引起其他相关部位的代偿性改变。例如，胸椎侧凸时，可引起下腰段侧弯。临床上一些患者姿势的改变可因肌肉、筋膜挛缩而致，若患者大腿外展、外旋位，且下蹲功能障碍，可见于臀大肌挛缩等；若患者髋关节不能伸直，出现屈曲，行走时腰不能伸直，可见于髂腰肌挛缩等。

3. 关节脱位

临床上最典型的是肩关节脱位，除方肩畸形外，还可见患者身体前倾，并用健侧手拖患者前臂。

4. 神经损伤

无论是中枢神经还是周围神经损伤，均可见到不同的姿势改变。如 C7 脊髓节段损伤，可见患者仰卧，上臂外展，肘关节屈曲，前臂置于前胸上，手指微屈；臂丛神经损伤，多属产伤引起，可见上臂内收、内旋障碍。

5. 发育异常

发育异常亦可造成人体多种不同的病理姿势。如椎软骨发育不良，可出现脊柱侧弯或后凸。

6. 创伤骨折

不同部位的骨折可出现不同的姿势形态。例如，锁骨骨折可见患肩低落，头向患侧倾斜，以健侧手拖患侧肘部；股骨颈骨折可见患肢短缩并呈典型的外旋位。

（五）望步态诊断法

步态是患者在行走时的姿势、步伐、足印的形态等。通过步态检查，不仅说明其下肢是否正常，也反映全身运动是否协调，所以步态与运动系统、神经系统及血管系统等密切相关。

1. 步行方向

步行方向是指左右足印之间中点的连线，观察此线是否与检查者指定的方向一致，有无偏斜。有前庭系统疾病、小脑共济失调时，此线偏斜或不成直线。应分别检查前进、后退、闭眼、睁眼时的步行方向。

2. 步行宽度

步行宽度即足印的足跟内侧缘至步行方向的距离。髋关节后脱位、膝关节内翻等病变时，此距离变大；在膝外翻、偏瘫等病变时，距离变小。

3. 步行角度

步行角度即足印与步行方向之间所成的角度，正常人约为 15°。角度过大，称外八字脚，可见于膝外翻、股骨头骨骺滑脱等；角度过小，称内八字脚，可见于膝内翻、髋关节后脱位、平足症、偏瘫步态、剪式步态等。

（六）临床中常见的异常步态

1. 疼痛性跛行

疼痛性跛行为一种保护性跛行，当患肢着地时，即产生疼痛，为了减轻疼痛，迅速更换健足起步。患肢迈步较小，健肢迈步大，步态急促不稳（患肢跨步相长，着地相短）。

2. 髋关节伸直位强直步态

一侧髋关节强直于伸直位时，步行时患者需转动骨盆使患肢向前迈步；若双侧强直时，还需依靠膝关节、踝关节迈小步行走。

3. 髋关节屈曲位强直步态

髋关节小于 20° ~ 25° 时，步态前俯后仰，腰椎前凸代偿；大于 45° ~ 90° 时，跛行更加明显，此时无法代偿。

4. 膝关节强直步态

膝关节强直于伸直位，步行时患侧骨盆升高或患肢向外绕弧形前进；强直在屈曲位，小于 30°，则以马蹄足代偿，大于 30°，行走时呈短缩跛行。

5. 短肢性步态

一侧下肢短缩超过 3 ~ 4 cm，骨盆及躯干倾斜代偿不全，患肢常以足尖着地或屈曲健侧膝关节行走。

6. 臀大肌瘫痪步态

步行时，以手扶持患侧臀部挺腰并使上身稍后倾，由于臀大肌瘫痪、髋关节后伸无力所致。

7. 股四头肌瘫痪步态

行走时患者用手压在患肢膝上并向后推压，以稳定膝关节，这是由于股四头肌瘫痪、伸膝无力，不能支持体重所致。

8. 摇摆步态

臀中肌无力时，不能固定骨盆及提起、外展和旋转大腿。因此，当患肢负重时，躯干向对侧倾斜，呈摇摆步态。由于股骨头坏死、股骨头骨骺滑脱、股骨颈骨折、粗隆间骨折、髋关节脱位等病变引起大粗隆上移，使臀中肌的作用支点或杠杆臂发生改变，从而导致臀中肌肌力相对不足，同样可呈此种步态。若为双侧无力，行走时则骨盆左右交替起伏，躯干交替向左右倾斜摇摆如鸭行，常称"鸭步"。

9. 尖足步态

常可见于腓总神经损伤、下肢畸形、外伤、关节损伤等，由于踝部肌肉、肌腱松弛，足尖下垂，形成尖足畸形，患肢相对延长，健肢相对短缩。行走时，为避免足尖擦地，骨盆向健侧倾斜，使患肢抬高，但跨步小，形似跨门槛状，故又称跨阈步态。

10. 跟足步态

由于胫神经麻痹、跟腱断裂、小腿跖屈肌肌群瘫痪等，使足不能跖屈，足弓增高，在行走时只能以足跟着地，步态不稳。

11. 醉汉步态

醉汉步态又称横行步态、运动性共济失调步态、小脑性共济失调步态。患者行走时，重心不稳，左右摇摆，步态紊乱不准确，形如醉汉。这是由小脑疾病使四肢肌张力降低或前庭系统疾病使躯干运动失调所致。

12. 偏瘫步态

偏瘫步态又称弧形步态，由于患侧髋关节处于外旋位，膝僵直，足内收跖屈，各趾跖屈，所以患者行走时首先靠躯干抬高患侧骨盆，提起患肢，而后以髋关节为中心，直腿，足趾擦地，向外前划半个圆圈跨前一步。

通过望诊患者的病理姿势、步态来初步判断患者的病情变化对临床诊断十分重要。由于脊源性疾病同神经系统疾病和脑血管疾病的临床表现十分相似，因此临床接诊中必须详细询问病史，仔细检查患者的临床体征，做到现代检查设备诊断和传统的物理检查诊断相结合。笔者在10多年的临床中遇到过近20多例转移瘤导致的腰痛、髋关节及下肢疼痛的患者。在CT或MRI检查中发现腰椎间盘突出症、椎管狭窄症等病变存在，但仔细观察步态结合手法检查临床体征发现，影像检查同临床症状体征不吻合，特别是髋关节疼痛的患者应与股骨头坏死、转移瘤等仔细鉴别，防止误诊漏诊。中医学"四诊"中，将望诊放在首位，就说明医生接诊患者的第一步就是望诊，所谓"望而知之，谓知神"，充分说明了望诊的重要性，同时也是医生在患者心中树立信心的重要环节。

二、脊诊诊查法

（一）指诊法

医者采用拇指、示指、中指触诊脊柱棘突两侧查找阳性反应点，进行诊查辨病。常分为拇指诊查法、双指诊查法和三指诊查法。

1. 拇指诊查法

对于体型较肥胖的患者，采用单手拇指侧位指腹，沿棘突一侧自上而下缓慢移动触诊，也可自下而上对比触摸，该法对初学而无示指、中指二指功力者较适宜，同时比示指、中指二指触诊法更具有灵敏性。对于深层的实点，由于体积小，不易触诊，因此针对性较差（图4-10）。

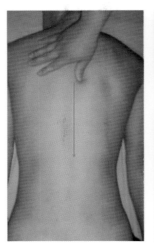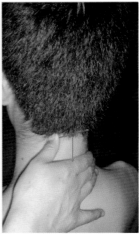

图4-10　拇指诊查法

2. 双指诊查法

医者用右手示指、中指指腹平等触摸脊柱棘突两侧，自上而下缓慢移动，查找阳性反应点（图 4-11）。

3. 三指诊查法

中指放于棘突中线，示指、无名指分别放在棘突旁两侧，自上而下反复滑动触诊，寻找阳性反应点（图 4-12）。

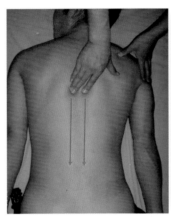

图 4-11　双指诊查法　　　图 4-12　三指诊查法

（二）各段椎体诊查法

1. 颈椎诊查法

患者取坐位，低头，检查者两手拇指或右手拇、示指置棘突的两旁，自 C7 向 C1 颈椎作上下滑动、按压、触摸，以查找椎旁阳性反应点（图 4-13）。因 C3 ~ C5 棘突呈分叉状，棘突的分叉突向侧下或后下方，且长短不一，检查者需注意，不要误以

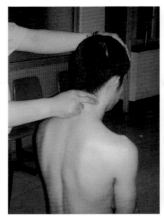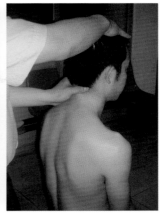

图 4-13　颈椎诊查法

为是颈椎错位。如何避免这一误差呢？就是通过对横突进行触摸来准确对位。横突位于椎弓的侧方，除骶尾椎外，各椎体两旁均有一个左右对称的横突。触诊时，自第5颈椎开始，两拇指分置两侧横突的后外方，通过比较两侧是否对称来进行诊断。若左右两侧的横突高低不均，且有阳性反应点出现，则说明此处有脊柱关节失稳表现。在近枕孔处，可触及第1颈椎横突，头面部疾病多在此处有阳性反应点出现。

2. 胸椎、腰椎诊查法

棘突在胸椎向后下方倾斜度比较大，在腰椎几乎呈水平位，检查时一般取俯卧位，患者完全暴露腰背部。触诊可采取自上而下的方法进行，即从T1查到T12，腰椎则从L1查到L5。可采取单手拇指直接触推棘突法，右手示指、中指分置棘突两旁，指腹平等触压脊柱棘突两侧，自上而下缓慢移动，查找阳性反应点。初学者应反复多次触摸，以便比较和发现棘突是否增粗、前凹、后凸、偏离中线或患者感到压痛等，如果有，则说明脊柱移位失稳。

3. 骶椎诊查法

一般取俯卧位，暴露椎体部位。医者用示指、中指分置于骶中嵴（相当于骶骨的棘突部）的两旁，自上而下反复滑动触诊，寻找阳性反应点，看看是否有增粗、偏离中线、患者感到压痛等，如果有，说明骶椎错位。另一方法还可检查骶髂关节，即两拇指对称地分置于两侧骶髂关节的髂骨后内侧，缓慢下压并上下滑动。若有骶髂关节两侧的不对称现象，或骶椎的前凹或后凸时，也可说明骶椎错位。尾椎从体表部很难触摸定位，主要通过病史和自觉症状，以及一些特殊检查，如肛门指诊、影像学检查等，来确定是否有尾椎错位。

（三）脊柱触诊的练习要领

● 用手指指腹细心触摸脊柱两侧，力量由轻到重，由浅入深，自上而下，两侧对比细致触诊，做到手到、心到、法到、轻巧无痛、精神高度集中。

● 初学者应该经常练习脊诊诊法，以提高手指的敏感度、准确性及对阳性反应点的鉴别能力。即《医宗金鉴·正骨心法要旨》云"必须素知其体相"才能达到"以手扪之，自悉其情"的境界。

● 对脊柱两侧的异常隆起应仔细鉴别，《医宗金鉴》云："脊筋隆起，骨缝必错。"《仙授理筋续断秘方》云："凡认损处，是须揣摩骨头平正，不平正处则可见异常。"

● 查找脊柱的阳性反应点和反射痛点，两者不可只顾其一，要掌握阳性反应点的质地软硬度，是虚点还是实点、阳性反应点的解剖层面及位置（皮肤、肌肉、筋膜、关节突、棘突、横突）。

● 阳性反应点的按压反应：喜按（虚点）、拒按（实点）、有无放射感等。

（四）脊椎阳性反应点的临床辨证要点

笔者在临床中发现，凡是离脊柱中线近、质地硬、体积小、压痛敏感，多在深层，疼痛拒按的点多为骨性结构，笔者称之为实点，宜采取整脊治疗。在《脊柱手疗法大全》一书中苟亚博教授讲道：在错位的脊柱附近常会找到触痛点，手指压上去在肌肉的深层会产生一种刺痛，其直径不会超过 1 cm，笔者对临床中"找到了触痛点就等于找到了应该矫正的椎体"的观点深有体会，但笔者经过临床深入研究发现此点可分为两种：① 实点，离脊柱中线近、质地硬、体积小、压痛敏感，多在深层，疼痛拒按的阳性反应点经整脊矫正椎体后，疼痛会立刻减弱或消失。真正达到了"骨正筋柔"的效果，所以笔者称此类阳性反应点为实点。若采用肌肉理筋治疗，往往会无效甚至加重病情。临床中笔者反对不对椎旁阳性反应点进行辨证就开始治疗的观点；反对触摸到哪就治哪的那种"头痛治头，脚痛治脚"的单一治疗思想，提倡中医的整体辨证治疗思想。② 虚点，离脊柱中线远，质地较软、体积偏大、压痛多不敏感、多在浅层，喜按，多为软组织所引起。虚点是实点的代偿反应点，临床发现一个实点可引起多个虚点，虚点和实点均为由脊柱异常变化引起的躯体系列反射痛点，故临床中宜整肌理筋治疗。然而笔者临床实践中对虚点采用整脊矫正后，患者的脊柱代偿性平衡会遭到进一步的破坏而加重病情，因此希望引起同行的重视。

脊柱移位时，其棘突旁多有压痛、条索状硬结、痉挛等。棘突间、棘突上及两旁的肌肉和韧带上亦可发现这些异常现象。在触诊按压时，注意观察患者表情及疼痛反应，这样有助于诊断。

此法简单易行可靠，可使疾病得到早期诊断、早期治疗和早期预防，优于 X 线及其他辅助检查。因此应作为我们临床中积极推广的一项绿色诊疗技术。

（五）国外矫形按摩师对软组织触诊的认识

矫形按摩的特点是按摩师在触诊或实施按摩时必须做到轻柔，即使需要向深部施加压力。按摩师必须向患者传递这样的信息，使患者无论在生理上还是在心理上都是安全的，同时患者在接受按摩师治疗时应该是非常放松的。

● 按摩师通过触诊软组织的 3 个特征来了解其健康状态：

健康的软组织含水丰富，不应有肿胀和沼泽感。

纤维质健康的组织有弹性，由于其含有纤维。如果纤维太少则组织萎缩；如果纤维过多则提示粘连或瘢痕。

温度发热提示炎症感染。

● 基于软组织触诊的 3 个特征，可用 4 种软组织感觉来鉴别病情是急性还是慢性，这些感觉对实施按摩很有帮助。

正常软组织感觉有弹性，质地均匀，放松，有流动性但水分不是过多。

慢性病软组织触感为纤维性、软骨感、干（水分减少）黏滞、硬、紧等表现。

急性病软组织触感水分过多（水肿），温热或发烫。

萎缩因为软组织缺乏张力（纤维含量少）触感为糨糊状，虚弱无力。

● 通过触诊评估损伤的严重程度。

对软组织施加压力使其有张力，正常情况下，该组织不会感到疼痛，或仅感到压力。

急性期软组织还没有紧张感时即感到疼痛。

亚急性期软组织开始紧张时感到疼痛。

慢性期软组织过度紧张时感到疼痛（如软组织有张力以后进一步施加压力）。

三、影像资料诊病法

（一）各年龄段发病特点

青少年及青年（15 ~ 25 岁）患者多表现为颈肩部酸痛，并多伴有眼部不适感、记忆力减退、睡眠质量欠佳、情绪不稳定等临床表现。常以活动颈部出现弹响声来缓解不适感，发病率呈上升趋势及低龄化走向等。笔者在临床中还遇到过 5 ~ 6 岁的幼儿患者，并且临床症状也十分典型。

40 岁以上的患者多表现为脑供血不足，临床表现为头晕、头痛、恶心、乏力、肩背上肢疼痛麻木等。男性可出现性功能减退、情绪低落等；女性可出现痛经、月经周期紊乱等。且随着年龄的增长临床表现也越来越典型。

中老年患者多出现肩背痛、上肢神经疼痛、麻木、无力等临床表现，也可伴有脑供血不足、耳鸣、听力下降等。

医者通过解读患者的影像资料来辨病诊病。以下为颈椎曲度变直或反弓的X线片的临床表现（图4-14）。

（二）典型病例的X线临床表现

（1）寰枢关节侧移半脱位：X线片表现为间隙不等宽，临床表现主要为脑供

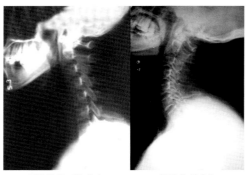

颈椎曲度下段后弓　　　　颈椎曲度过大

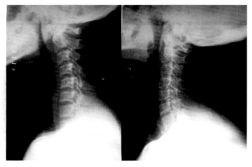

颈椎曲度后弓　　　　颈椎曲度上段后弓

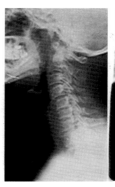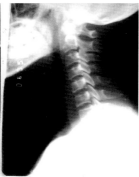

颈椎曲度后弓伴　　　　颈椎曲度消失变直
椎体水平移位

图4-14　颈椎曲度改变

血不足，出现头晕、头痛、失眠、多梦。脊诊诊查寰枢关节压痛及两侧不对称。临床发现部分男性患者还会出现性功能障碍、情绪低落等表现。女性患者常可出现痛经、月经经期异常、胸闷、心慌等内分泌紊乱症状（图4-15）。

（2）C5、C6、C7前缘出现骨质增生较为严重者多出现咽部异物感（有的资料称为食管型颈椎病），个别患者可伴有肩背痛、上肢神经疼痛、麻木、无力等临床表现。典型病历：患者，男，65岁。主诉吞咽有异物感伴有颈部酸痛，左侧示指、中指麻木，CT检查食管正常（图4-16）。

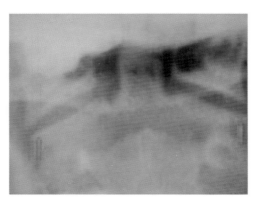

图4-15　寰枢关节侧移半脱位

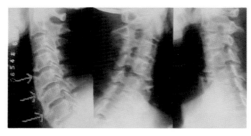

图4-16　C5、C6、C7前缘骨质增生

（3）椎体滑脱及椎间隙变窄的患者，经 MRI 证实均有椎间盘或椎管狭窄的病变（图 4-17）。

（4）临床 X 线片示 C3 椎间孔变小的患者，结合脊诊诊查 C3 椎旁有阳性反应点出现，临床表现多为耳部症状：如耳鸣、听力下降等。如果仅 X 线片有椎间孔变小表现，脊诊诊查无明显阳性反应点出现，多无临床表现或临床表现不典型（图 4-18）。

C4 椎间孔变小，临床多表现为口腔疾病。如口腔溃疡、牙龈肿痛、口舌生疮等。典型病例：患者，女，48 岁。有口腔溃疡、牙龈肿痛等病史十年余，呈间断性发作。脊诊诊查 C4 椎旁压痛，整脊矫正一次后当日疼痛明显缓解，三次后疼痛消失，随访 3 个月无复发（图 4-19）。

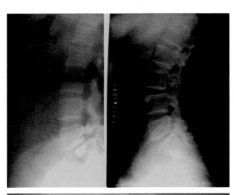
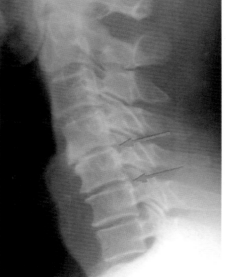

图 4-17　椎体滑脱及椎间隙变窄

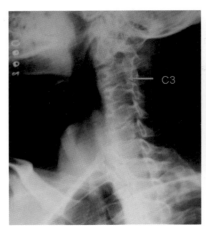

图4-18　C3椎间孔变小

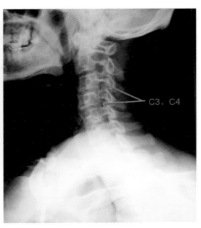

图4-19　C4椎间孔变小

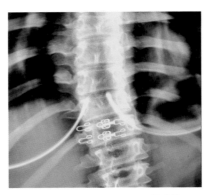

图4-20　T10、T11、T12棘突偏歪

（5）患者，女，21岁。T10、T11、T12棘突明显偏歪，脊诊诊察T10、T11椎旁有阳性反应点，患者主诉长期胃胀，大便无规律，食欲不佳。经整脊矫正治疗一周后阳性反应点消失，大便恢复正常，饮食正常（图4-20）。

（6）X线片示L2和L3、L3和L4、L4和L5椎体多间隙变窄（图4-21），MRI显示变窄的椎间隙均有椎间盘损伤或椎管狭窄表现（图4-22）。脊诊诊查L3、L4、L5椎旁压痛伴双下肢坐骨神经痛，诊断为腰椎间盘突出症或腰椎管狭窄症，经MRI

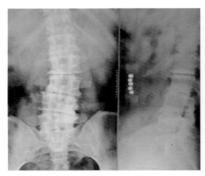

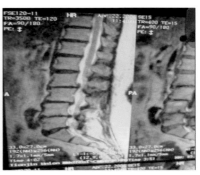

图4-21　椎体多间隙变窄

图4-22　椎管狭窄表现

检查符合诊断。患者经数家三甲医院诊治，在保守治疗无效的情况下，均建议手术治疗。患者不愿选择手术治疗，经老患者介绍来就诊。采用"1+7"治疗模式治疗一个疗程（10日），症状明显缓解，椎旁阳性反应点明显消失，巩固治疗一个月，随访一年未见复发。达到临床治愈。

（7）C5、C6向后滑脱，临床提示椎间盘病变，主诉颈肩及右上肢疼痛、麻木、无力半年余。临床诊断神经根型颈椎病。

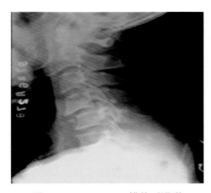

图4-23　C5、C6椎体后滑脱

脊诊检查C5～C7椎旁压痛明显，并向上肢有放射感，臂丛神经牵拉试验阳性，符合脊诊诊断。采用"零角度"整脊术治疗3次，症状缓解，巩固治疗半个月，症状消失。脊诊诊查阳性反应点消失，达到临床治愈（图4-23）。

（8）患者，女，32岁。C2和C3椎体融合，脊诊诊察C2、C3椎旁压痛明显，患者主诉有痛经病史及头部不适多年。根据脊诊理论C2代表眼，因肝开窍于目，推理C2同肝脏有直接的关系，且C3属耳，与肾脏相关。因痛经的病因病机与肝肾密切相关，所以符合脊诊诊断。经治疗两次后压痛点消失，头部轻松，当月无痛经表现（图4-24）。

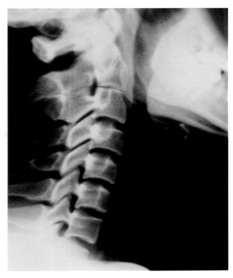

图4-24　C2、C3椎体融合

（9）患者，女，42岁。主诉有子宫肌瘤病史十年余，脊诊检查L3、L4椎旁压痛明显，结合X线片L3、L4椎体骨桥形成，椎间隙变窄，符合脊诊诊断。经整脊治疗椎旁压痛点消失，症状缓解（图4-25）。

（10）患者，男，52岁。C3～C5椎体前缘骨桥形成，临床表现为咽部有异物感。项韧带钙化严重，临床表现多为颈肩部酸痛。患者主诉与临床X线片表现吻合，符合脊诊临床诊断。脊诊诊查C3～C5椎旁阳性反应点压痛明显，采用"零角度"整脊术治疗一周症状缓解，触诊椎旁阳性反应点消失，达到临床治愈（图4-26）。

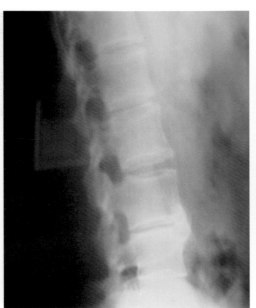
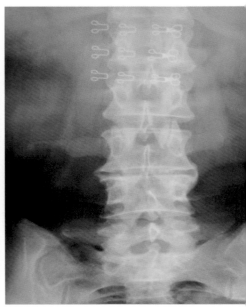

图 4-25　L3、L4 椎体骨桥、椎间隙变窄

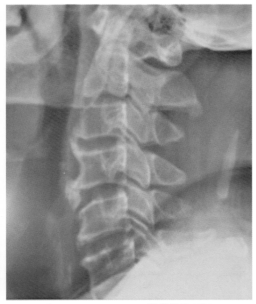

图 4-26　C3 ~ C5 椎体前缘骨桥

（11）患者主诉腰痛伴左侧下肢坐骨神经放射性串疼，加重一周来就诊。查 L4、L5、骶椎压痛明显，胸椎有对应性代偿反应，结合 X 线片检查小关节紊乱，腰椎间隙不同程度改变。脊诊诊断：腰椎间盘突出症。MRI 检查符合临床诊断。采用"零角度"整脊术配合药物治疗半个月余，L4、L5、骶椎压痛点消失，症状缓解消失，达到临床治愈（图 4-27）。

（12）患者，女，37岁。腰痛伴双下肢疼痛无力及有时麻木感 10 年余，呈间断性发作，否认外伤史。X 线片示 L4 和 L5 椎间隙变窄，L5 椎体后滑脱（图 4-28）。MRI 显示腰椎间盘脱出症、椎管狭窄症、腰椎滑脱症（图 4-29）。多家大医院均建议手术治疗，反对手法治

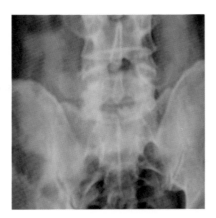
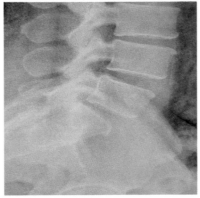
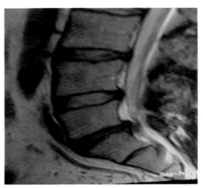

图 4-27　腰椎间盘突出症

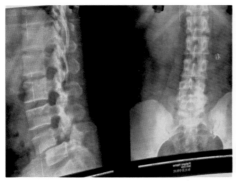
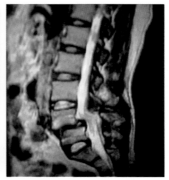

图 4-28 腰椎滑脱　　　　图 4-29 椎间盘脱出、椎管狭窄

疗，认为手法治疗不当可能会导致瘫痪。经朋友介绍来治疗，采用脊诊诊查胸椎、颈椎、腰椎、骶椎均有阳性反应点出现，根据"两点论"的理论，采用"零角度"整脊术定点治疗，结合药物治疗 15 日后症状基本消失，患者十分满意。要求患者注意脊柱保健，定期复诊，随访 3 年病情稳定无复发，达到临床治愈。

（13）患者，男，27 岁。外伤导致腰痛伴双下肢疼痛无力 5 年余，X 线片示 L4 椎体压缩性骨折，经多家大医院保守治疗无效，均建议手术治疗。患者不同意手术治疗，经朋友介绍来治疗，经"零角度"整脊术调整胸椎、腰骶椎、颈椎的阳性反应点，配合药物治疗 15 日，疼痛消失、下肢有力。定期巩固治疗 6 个月，随访 2 年病情稳定（图 4-30）。

（三）全脊柱 X 线诊断系统

全脊柱 X 线片示患者颈椎、胸椎、腰椎、生理曲度消失，全脊柱侧面观呈笔直状（图 4-31）。有的学者提出调曲的观点，但尚存在疑问，例如：是调整颈椎、胸椎、腰椎某一段椎体曲度

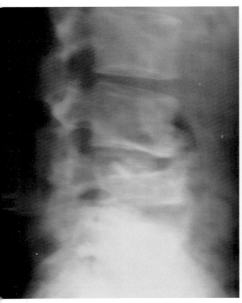
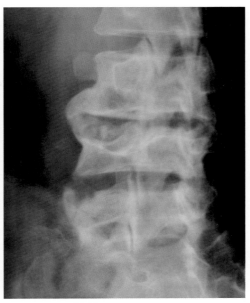
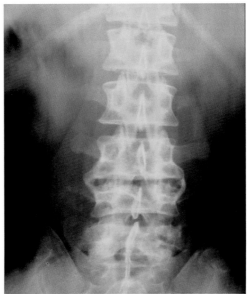

图 4-30　L4 椎体压缩性骨折

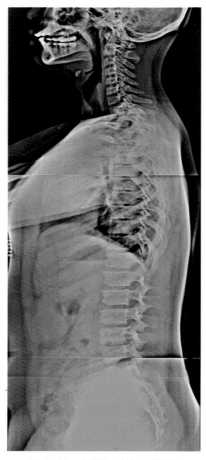

图4-31　全脊柱X线片侧面观

还是调整全脊柱椎体曲度；临床整脊推拿医生是先调整椎旁阳性反应点达到临床治愈，还是一味地调整椎曲达到X线片上曲度正常；临床治疗是以患者的主观感觉为主还是以X线片的表现为主等。笔者结合临床实践认为先解除患者的痛苦即临床表现，通过调整脊椎1~2次后，就可以使症状得到缓解或消失。但椎曲的调整需要患者长期的锻炼、改变不良姿势、定期治疗方可达到。临床发现40岁以下、退变轻的椎曲调整效果显著，中老年患者则应以消除临床症状为主。

以下两张全脊柱影像片（图4-32）显示患者脊柱呈"S"形侧弯，患者均以腰痛伴下肢疼痛来就诊，脊诊检查发现患者脊柱呈"S"形侧弯，要求患者进行全脊柱影像检查，发现腰椎侧弯，其胸椎、颈椎均有不同程度的代偿性侧弯。如果临床诊疗中患者只进行腰部的X线、CT、MRI检

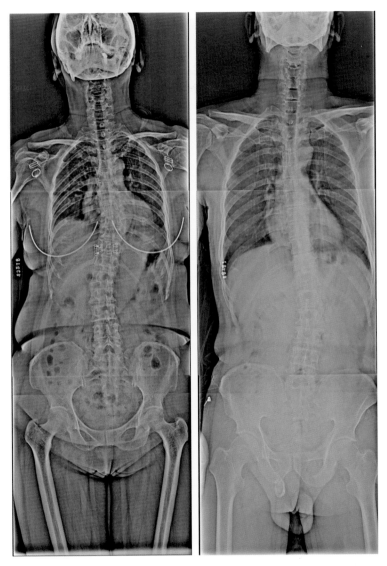

图 4-32　全脊柱 X 线片正面观

查，临床只进行腰部的局部治疗，根本体现不出中医学所讲的"整体观念，辨证施治"的原则。对一些脊柱疑难病或常规治疗无效的患者则疗效不佳，因为在临床整脊治疗时就没有体现出脊柱的整体性及力学的代偿平衡性。笔者在临床中发现有腰椎病的患者，其胸椎或颈椎都会出现不同程度的阳性反应点，而且，症状越重或急性期的患者其胸椎或颈椎的代偿性反应点就越明显。根据中医学讲的"急则治其标，缓则治其本"的思想，对胸椎或颈椎的代偿反应椎体进行治疗，结果临床疗效十分显著，同时也符合现代医学的观点。腰椎间盘突出症的急性期不宜做整脊推拿治疗患处，以免加重神经根的水肿和炎性刺激，使患者出现症状加重表现。而通过治疗胸椎、颈椎的代偿反应椎体，间接地调整了腰椎的力学平衡状态，使患者的临床症状缓解或消失。既达到临床治疗的目的，又做到了不刺激患椎的效果。

有一位 5 岁患儿，以左下肢行走跛行半年来就诊，经大医院检查未见异常，排除下肢神经元损坏，给予补钙等治疗无效，经脊诊诊查患儿 L4、L5、骶椎及左臀大肌、臀中肌、梨状肌、大腿后侧沿坐骨神经线路等肌肉均有压痛和条索状物出现，因此告知患儿父母脊柱病变不能排除。经采用手法理筋配合"零角度"整脊术调整脊柱和骨盆，治疗一周后患儿行走跛行明显缓解，一个月后完全消失。要求父母定期带患儿复诊检查，并注意纠正患儿不良姿势，随访 3 年未见复发（图 4-33）。

临床发现椎体变异的患者有的无相应的临床表现。以下附临床部分解剖变异的 X 线片（图 4-34 ~ 图 4-40）。

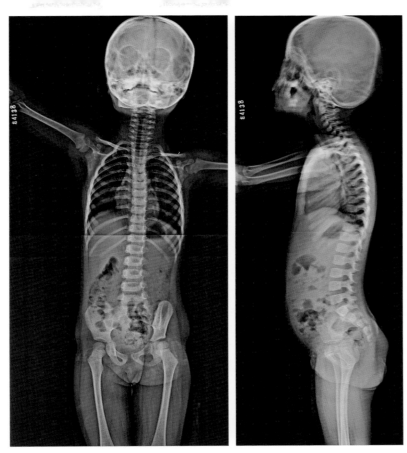

图4-33 小儿脊柱侧弯

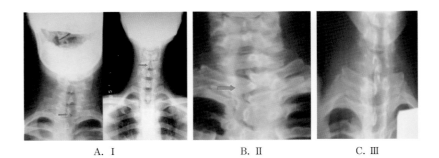

A. Ⅰ   B. Ⅱ   C. Ⅲ

图4-34 脊柱隐裂

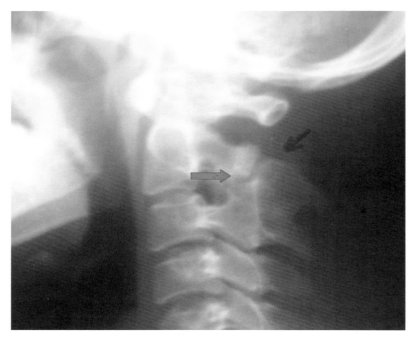

A. Ⅰ

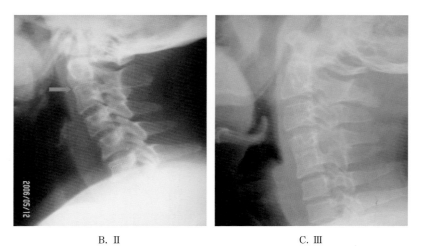

B. Ⅱ

C. Ⅲ

图 4-35　颈椎椎体融合

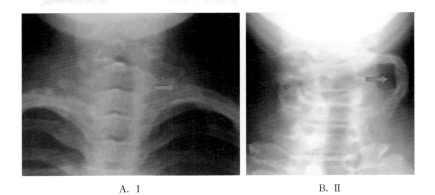

A. I   B. II

图4-36　颈肋

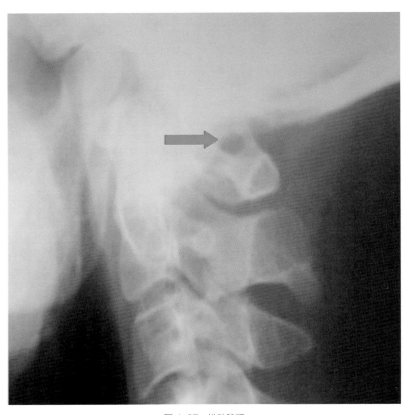

图4-37　椎动脉环

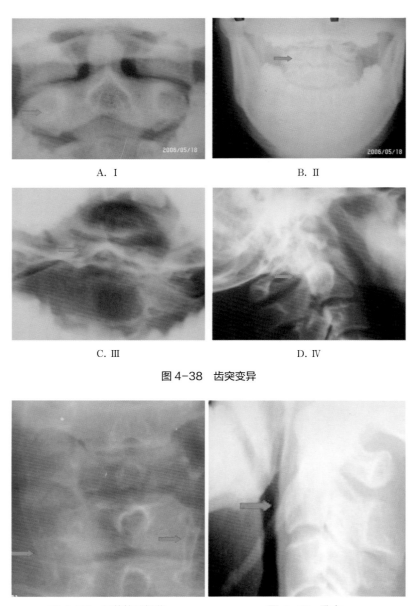

A. Ⅰ

B. Ⅱ

C. Ⅲ

D. Ⅳ

图4-38 齿突变异

图4-39 甲状软骨钙化

图4-40 乳突

四、症状体征诊病法

医者通过患者临床症状体征来判断阳性反应点的部位：

头痛多在 C1 ~ C2 椎旁有阳性反应点出现。

高血压多在 C2、T9、L2 椎旁有阳性反应点出现。

眩晕多在 C1 ~ C2、T9、L2 椎旁有阳性反应点出现。

视力异常多在 C2、T9 椎旁有阳性反应点出现。

耳鸣多在 C3、T9、L2 椎旁有阳性反应点出现。

血压异常多在 C2 ~ C3、T9、L1 椎旁有阳性反应点出现。

咽炎多在 C7 ~ T1 椎旁有阳性反应点出现。

牙痛、口腔溃疡多在 C4 椎旁有阳性反应点出现。

支气管炎多在 T2 ~ T3 椎旁有阳性反应点出现。

慢性咳嗽多在 T3、T5 椎旁有阳性反应点出现。

糖尿病多在 T7 ~ T8、L1 椎旁有阳性反应点出现。

自主神经功能紊乱多在 C2、T6 ~ T7、T9、L2 椎旁有阳性反应点出现。

胆囊炎、脂肪肝多在 T9 椎旁有阳性反应点出现。

慢性胃炎多在 T8 椎旁左侧有阳性反应点出现。

十二指肠溃疡多在 T8 椎旁右侧有阳性反应点出现。

慢性腹泻多在 T11、T12 椎旁右侧有阳性反应点出现。

便秘多在 T11、T12 椎旁左侧有阳性反应点出现。

痛经多在 C2、T9、L1、L2 椎旁有阳性反应点出现。

性功能障碍多在 C2、C3、T7、L2 椎旁有阳性反应点出现。

子宫肌瘤多在 L3 ~ L4 椎旁有阳性反应点出现。

慢性前列腺炎多在 L4 ～ L5 椎旁有阳性反应点出现。

腹胀多在 T9 ～ T10 椎旁有阳性反应点出现。

胃肠蠕动功能差多在 T8、T10 ～ T11 椎旁有阳性反应点出现。

膝关节疼痛多在 L4 椎旁有阳性反应点出现。

髋关节疼痛多在 L5 椎旁有阳性反应点出现。

踝关节多在 S1 ～ S2 椎旁有阳性反应点出现。

"网球肘"、肩周炎、腱鞘炎多在 C6 ～ C7 椎旁有阳性反应点出现。

第四节　脊诊诊法的临床辨证施治

临床中无论治疗颈椎、胸椎、腰椎，脊诊检查都应全部细致了解脊柱的整体健康状况。首先，注意脊柱的弧度是否发生改变。通常脊柱任何一个曲度的增加或减少必须由另外 2 个曲度成正比例地对称增加或减少来代偿，以达到脊柱生物力学的平衡。脊柱弧度的功能就是承受负荷，根据机械力学的原理，阻力越大，承受负荷的能力越大；反之越小。其次，全面诊查脊椎两端椎体移位的情况，如 L5 与 C1、L4 与 C2 等脊柱整体两端的力学代偿关系。四个生理弯曲的两端椎体的位置关系更为重要，因为四个弯曲部位两端是脊椎活动度最大，也是受作用力最大的部位，国内有的学者称为脊柱的活动枢纽。如 C1、C2 与 C5、C6，T1、T2 与 T11、T12，L1、L2 与 L4、L5 的关系在临床诊治中很有指导意义。通常肌肉韧带的损伤都在关节起始部,同样椎体的损伤移位或错位也应该在脊柱的两端或四个弧度的交接部位,因为这些部位容易发生劳损。损伤的原因和自身的解剖位置及脊柱本身的力学特点有关。最后,全面触诊脊柱所出现的典型压痛点为进一步定位诊断做好准备。充分体现中医的整体观念和辨证施治原则。

如果在临床诊疗过程中,只着重局部,不重视整体,那疗效也不会显著。有的短期疗效佳,远期疗效不佳。以颈椎病为例,在整脊治疗时,如果仅对颈椎进行整脊理筋,而忽视了对胸椎和腰椎的理筋与整脊治疗,那么,就等于忽视了脊椎各曲线之间的相互依存关系。同时,也体现不出整脊的整体治疗观念,其临床疗效亦不会太理想,同样,在整脊治疗腰椎间盘突出症时,若忽视了对骨盆、胸椎、颈椎的治疗,也不会获得满意的疗效。

通过整体的诊查,判断出人体脊柱主要患椎后,结合患者的临床表现,进一步判断患椎的具体病理位置,通过判断,与局部触诊检查结果相符合,说明该椎体是患椎,是主要矛盾。而且脊柱为适应其病理位置的改变,其邻近的椎体就会发生反方向的移位,同时以患椎为中心向两端传导,随着传导距离的增加,脊柱代偿的反作用力越小,最终以骨盆、寰枢椎、肩胛骨的位置改变作为代偿的最终结果。有的学者提出代偿椎无炎性反应,可以自由活动,无神经压迫,对于这一观点,学者们存有怀疑。人体脊柱疾病主要由内因和外因所致,是对整个脊柱而言,而不是单一某个椎体,由于各种诱因使某一椎体错位,进而影响到相邻对应的椎体,使其产生位置的改变,人体为了保持躯体平衡,脊柱必将进行与错位脊柱反方向的移位来代偿脊柱失去的平衡。从力学角度来看，脊柱是以"不平衡"来调节"不平衡"以达到一种新的病理平衡状态。因此我们认为既然代偿的结果是以其他椎体的移位来维持平衡，那么，其移位就意味着椎体小关节的失稳、错位，进而产生临床症状。如L4/L5腰椎间盘突出症，其代偿椎主要反应在骨盆，向上依次为L3、L1、T12、T8、T1、C2，特别是严重的腰向前屈曲的患者，T4、T8、T12压痛反应尤为突出。此时单纯的治疗腰椎，不顾其余椎体，则疗效不佳，甚则无效。我们在临床治疗该病例时，采用整体诊查法，发现患者T4、T8、T12，特别是T8拒按压痛特别明显。根据找到了压痛点就找到了患椎的位置，以及压痛点越显著临床意义就越大的指导思想，可得T8为主要病变。有的学者提出治好了患椎，代偿椎不治自愈的观点，我们在此认为不太准确。相反，治好了代偿椎，患椎的病理位置能得到极大的改善，脊柱的力学平衡得到了进一步的调整，若二者兼治效果更佳。临床观察病情在急性期时以治代偿椎为主，治标，在慢性期时以治患椎为主，治本或标本兼治，以体现出中医治病急则治其标，缓则治其本的指导思想，同时也体现出中医整体观念及辨证施治的原则。如果头痛治头、脚痛治脚，就会导致只顾局部不顾整体，体现不出手法治疗时的整体观念及辨证施治，那么疗效也就不会太理想。同时也说明了对脊柱疾病的诊断与治疗还停留在感性认识阶段或初级阶段。临床经常发现有些推拿整脊医生，在治疗颈椎病时只知道放松颈肩部肌肉，对胸椎上段不做任何治疗，或治疗腰椎间盘突出症时不注重胸腰段及腰骶部的治疗，说明该医生还没有把推拿治疗与整脊治疗区分开。还是用传统推拿的手段去解除问题，既费时、费力，疗效还差。如果能用整脊手法对脊柱做出有效整体治疗，则省时、省力，而且还会收到立竿见影之功效。

中医学的特点是"整体观念，辨证施治"，运用于临床具体可表现为上病下治、下病上治、左病右治、右病左治、背病腹治、内病外治等理论。同样在脊柱辨证施治上我们也应该认识到这一点，国外学者彼得·李顿提出了兄弟椎的观点（图4-41），

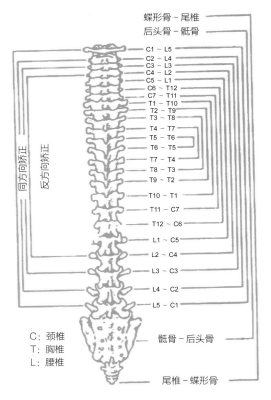

图4-41　兄弟椎

目的主要是要告诉大家，在脊柱的两端存在着互动关系。如治疗第 1 颈椎时，也可在第 5 腰椎同时做整脊矫正治疗，其效果十分显著，优于单一部位治疗的效果。国外学者认为这种矫正法会产生一种催化作用，称为"勒维提兄弟系统"。笔者几年前在临床治疗中也深有体会，有的患者由于颈椎和腰椎都有病变，故临床治疗时上下同步治疗，患者感到疗效很好，比单一治疗一个部位的患者好得快。由此笔者体会到中医和西医在整脊治疗脊柱病时，有的观点是一致的，都体现出了整体观念的治疗思路。

第五节　脊诊诊法的诊查技巧

中医学理论上有"以痛为腧"的观点，意思是说，凡体表出现了平时不存在的压痛点或阳性反应点时，则可把此压痛点或阳性反应点作为对疾病有诊断和治疗价值的腧穴。对人体脊柱而言，内脏或体表四肢关节有病变时，在人体的脊柱所对应的椎体附近也会出现类似的压痛点或阳性反应点。表面看来这些压痛点或阳性反应点的分布是无规律可循的，但经过临床仔细分析观察后发现，这些压痛点或阳性反应点还是有一定规律可循的。

一、根据中医辨证查找压痛点或阳性反应点

临床中笔者发现，通过脊诊查到的阳性反应点之间有一定的规律可循，中医学的八纲辨证可以在脊柱辨证上灵活运用并

指导临床。如脏腑表里关系，不仅说明它们在生理上的相互联系，而且也决定了它们在病理上的相互影响，脏病及腑，腑病及脏，脏腑同病。因而在治疗上也相应地有脏病治腑，腑病治脏，脏腑同治等方法。所以掌握这种理论，对指导临床实践有着重要的意义。

（一）心与小肠

心与小肠通过经脉的相互络属构成表里关系。在病理上，如心火过亢，下移于小肠，可引起尿少、尿赤、排尿灼热等小肠实热的病症。反之，如果小肠有热，循经脉上熏于心，也可引起心火亢盛，出现心烦、面红、舌赤糜烂等病症。

（二）肺与大肠

肺与大肠亦通过经脉的络属而构成表里关系。在生理上，肺与大肠是相互协助的，肺气肃降，则大肠之气亦随之而降，传导功能正常；大肠传导通畅，有助于肺气的清肃通降。在病理上，如肺气肃降失职，影响大肠的传导，可致大便困难；大肠壅滞不畅，也会影响肺的肃降功能，而引起咳喘、胸满等症。

（三）脾与胃脾

与胃同居中焦，以膜相连，经脉互相络属构成表里关系。在生理上，胃主受纳，腐熟水谷，脾主运化，两者互相配合，共同完成饮食的消化、吸收及营养的输送。胃气主降，脾气主升。胃气降，就能将受纳消磨的水谷传至肠中，进一步消化吸收；脾气升，才能将水谷精气上输，借心肺的作用布散全身。胃为阳腑，喜润而恶燥，脾为阴脏，喜燥而恶湿。脾与胃互相联系，纳运协调，升降相因，燥湿既济，维持着人体对饮食的消化吸收功能，起着受纳运化水谷，提取精微，化生气血，滋养全身的作用。

在病理上，脾与胃也互相影响，如脾为湿困，运化失职，清气不升，可致胃的受纳与降浊失司，出现食少、恶心、呕吐、脘腹胀满等症。反之，若饮食失节，食滞胃脘，浊气不降，也会影响脾的升清与运化，而见腹胀、泄泻、怠倦等症。

（四）肝与胆

胆附于肝，经脉互相络属，形成表里关系。胆汁来源于肝。在生理上，肝的疏泄功能正常，保证了胆汁排泄无阻，又有助于肝的疏泄。在病理上，肝病常累及于胆，胆病也会影响到肝，形成肝胆同病。临床上，肝胆疾病有些是不能截然分开的，如肝火旺与胆火盛，都可出现胸胁痛、口苦、急躁易怒等症状，在药物的运用上，泻肝火的药物同样具有泻胆火的功效，而泻胆火的药物，也具有泻肝火的作用，疏肝的药物也有利胆的作用。

（五）肾与膀胱

肾与膀胱的经脉互相络属，构成表里关系。膀胱的排尿功能与肾气的关系极为密切，肾气有助于膀胱气化、司膀胱开阖以约束尿液的作用。肾气充足，固摄有权，不但能使膀胱贮存尿液而不泄，而且能使尿液贮存到一定程度时得以及时排出体外。在病理上，如果肾气不足，气化失职，可使膀胱开阖失常，出现小便不利和失禁、遗尿、尿频等症状。所以有关尿液的贮存与排泄的病变，除膀胱本身外，多与肾脏有关。

根据脏腑表里关系，结合脊柱各节段与脏腑关系对应图，我们发现：肺与大肠相表里，即可演变为 T5 与 T12 的表里关系，在临床治疗便秘时，除调整 T12 以外，同时对 T5 加以调整，疗效十分显著，同时对肺或大肠出现的功能性病变，通过综合调理，比单一治疗疗效显著。心与小肠相表里，即可演变为 T6 与 T11 的表里关系；肾与膀胱相表里，即可演变为 L1 与 L2 的表里关系；肝与胆相表里，即可演变为 T9 与 T8 的表里关系；脾与胃相表里，即可演变为 T10 与 T8 的表里关系。

同时根据中医学中肝开窍于目，肾开窍于耳和二阴的理论，结合脊诊诊法发现：肝开窍于目在 C2，肾开窍于耳在 C3。中医学所讲肝肾同源，即是因肝藏血、肾藏精等，实际上即是精和血之间存在着相互滋生和相互转化的关系。血液的滋生，有赖于肾中精气的气化，肾中精气的充盛，有赖于血液的滋养，即精能生血，血能化精，称之为"精血同源"。在病理上，精与血的病变亦常相互影响，如肾精亏损，可导致肝血不足，反之肝血不足，也可引起肾精亏损。临床发现凡是有上述表现的人，C2、C3 都会有不同程度的阳性反应点出现。通过 C2、C3 椎体的整脊治疗，对由于肝肾功能失调而导致的系列临床表现疗效十分显著。

综上所述，全面学习掌握中医脏腑理论，了解脏腑之间的生理功能及病理变化，才能充分理解脊诊整脊术中的脏腑辨证关系的临床应用，脊椎所对应脏器功能一旦发生功能变化或脊椎位置异常时，就可运用脏腑理论全面进行分析、判断，继而进行行之有效的治疗。如临床上，脊诊查出第 6 胸椎有阳性反应点，其所对应脏器为心脏，脏腑理论认为心与小肠相表里，故第 11 胸椎所对应脏器小肠也会出现阳性反应，根据两者的表里关系进行全面治疗，这样会大大提高整脊术的临床疗效。所以讲脏腑理论在脊诊整脊术中具有重要理论基础和临床意义。

二、根据神经分布查找压痛点或阳性反应点

体表的神经支配主要来自脊神经，脊神经的分布有明显的节段区域。四肢及躯体前部的感觉及运动受神经的前支支配，躯体后部的感觉及运动（如颈、腰、背）属神经的后支支配。当前支患病时，除能在相应的脊神经前支支配区域寻找到压痛点或阳性反应点，同时也可在相对应的脊神经躯体水平节段找到压痛点或阳性反应点。内脏患病时，应看支配内脏的交感神经来自哪一脊髓节段，并在其相对的脊神经支配区域寻找压痛点或阳性反应点。如胃和胆囊受胸椎 T7 ~ T9 交感神经支配，在相应的脊神经后支即在 T7 ~ T9 棘突旁则出现明显压痛或阳性反应点。由于胆囊位于右侧，胃主要位于左侧，在寻找压痛点或阳性点时，以近发病器官一侧明显，故胆囊病变多在脊柱右侧，而胃的压痛点或阳性反应点多在左侧。笔者临床对数十例病例进行观察对比，发现在 T8 的左侧出现阳性反应点时，其胃病发病率较多。而右侧，以溃疡病多见。

三、根据经络寻找压痛点或阳性反应点

从解剖学来观察人体经络和穴位与神经系统的关系会发现，在中医经络的全部穴位中，大约有一半分布在神经干上，另一半分布在神经干附近。虽然经络和神经之间的走向分布无直接的关

系，但从胚胎的发生与全息胚胎诱导来看，两者却存在明显的关系，如心、肝、肺和肾等腧穴的分布密集程度与临床出现的压痛点或阳性反应点是一致的。背部有足太阳膀胱经、督脉等共5条经络，这些经脉上的穴位都有十分重要的作用，故在颈、项、腰、背部通过经络系统来寻找压痛点或阳性反应点是十分有临床意义的。

四、根据解剖位置寻找压痛点或阳性反应点

人体的运动由骨和附在骨上的肌肉、筋膜、韧带协同完成。当大强度运动或长时间运动超过其耐受性时，便可以引起组织损伤。另一方面，随着年龄的增长，各种组织开始退化，极易在外力作用下受到损伤，尤其在神经穿过肌肉、筋膜的部位更为明显。根据以上原理，在易受到损伤的肌肉、筋膜和韧带的起止点、神经穿过组织的交叉点及病变周围组织都会存在明显的压痛点或阳性反应点。这种选点方法对于活动范围较大，做功较多的颈、肩、背、腰、臀等部位较为实用。有些压痛点或阳性反应点特别是位置较深时，需要反复探寻，必要时还需要在特殊姿势下才能定位准确。压痛点就是软组织的病变部位，对有压痛点部位的软组织做病理学和电子显微镜检查可证实软组织存在有无菌性炎症的变化。对有压痛点部位软组织做肌电图检查，可发现紧张性电位的存在。在有些患者的软组织病变部位可扪及索条状阳性物，且有明显压痛。压痛点不仅可反映椎管外软组织病变的存在，并且可反映病变的程度。轻压明显疼痛，表示病变较重。经

有效治疗后，随着疼痛程度的减轻，压痛的程度也减轻，直至重压才感稍痛或不痛，表示软组织病变基本消除。压痛点也可反映椎管外软组织病变的范围，压痛点越多，说明病变范围越广。经治疗后，随着压痛点的减少，患者软组织病变的范围也会减小。因此，对压痛点的检查也可判断治疗效果的好坏。患者症状的减轻常比压痛点反应要早、要快，如果患者症状一减轻而压痛点还存在时就停止治疗，那么由于软组织病变治疗的不彻底，当遇有气候变化、劳累等因素时，容易使症状复发或原已减轻的症状又加重。因此，软组织病变引起的疼痛，应以压痛点的消失或基本消失为治疗终止的指征。

五、根据患者的主诉查找压痛点或阳性反应点

临床中有经验的医生能根据患者的主诉症状很快查找到压痛点或阳性反应点的位置，以下是几个典型病例：

患者诉说头晕、头痛、耳鸣、听力下降、目涩、失眠、多梦、牙痛、口腔溃疡、痛经、记忆力减退、全身乏力等症状常在颈椎的上段有阳性反应点。

患者出现肩痛、背痛、上肢痛、麻木无力、颈部活动功能受限等，常在颈椎下段及胸椎上段出现阳性反应点。

患者出现咽炎、咽痛、胸闷痛、前胸痛、肩背痛常在第 5 胸椎体以上有阳性反应点或压痛点。

患者出现心慌、心悸、胸闷、胃脘痛、腹胀、食欲不振、慢性胃炎、胃溃疡等常在第 8 胸椎体上有阳性反应点或压痛点。

患者出现腹胀、肝区痛、胆囊炎、肠炎、胆结石、便秘、腹泻、脂肪肝、高血压等常在 T8 ~ T12 有阳性反应点或压痛点。

患者出现腰痛、腰酸、阳痿、早泄、痛经、经期紊乱、附件炎、下肢痛等常在 L1 ~ L4 有阳性反应点。

患者出现腰痛、下肢痛、下肢无力、麻木、肌肉萎缩、跟骨痛、下肢循环障碍等常在 L4 及骶椎有阳性反应点或压痛点。

六、根据影像资料查找压痛点或阳性反应点

临床中笔者通过观察影像资料可快速查找到阳性反应点或压痛点，如 T8 棘突偏歪常可在 T8 椎旁有阳性反应点或压痛点。L4 和 L5 椎间盘病变常在 L4 和 L5 椎旁有阳性反应点或压痛点。颈椎曲度变直常在颈椎两端有阳性反应点或压痛点。椎体滑脱或椎间隙变窄、增宽的相应椎旁常有阳性反应点出现。

七、脊诊诊查脊柱的要点

● 脊柱是否侧弯或有畸形等改变。

● 脊柱的生理曲度是否正常。

● 两侧肩胛骨是否等高，双下肢是否等长，骨盆是否有旋转移位。

● 脊柱的某一椎体是否有凹陷或隆起，棘突是否偏歪、压痛。

● 脊柱两侧体表是否有较多的色素沉着点或斑点。

● 脊柱两侧是否有阳性反应点。

第六节　脊柱诊疗中的几点商榷

一、脊柱检查中脊诊诊法的重要性

在现代科技高度发达的今天，许多先进的医疗仪器为我们的诊疗提供了方便。目前在 X 线、CT、MRI 广泛普及的情况下，虽可以清楚地看到骨骼的形态，但对许多软组织仍难以观察，单纯依靠影像检查施治，往往带有一定的盲目性和片面性。临床中笔者经常遇到许多患者因脊柱某部不适，到大医院做影像检查却告知无病。骨骼未见明显异常，患者就以为自己不是脊柱方面的疾病，而转入内科就诊往往导致疗效不佳。来我院就诊，采用脊诊诊查发现患者椎旁有明显的阳性反应点出现，仔细观察影像发现棘突有不同程度的位置改变和椎体小关节紊乱。笔者根据内脏与脊柱椎体对应反射原理，通过对阳性反应点的分析、判断，进而说明患者的临床表现，使患者立刻对医者产生了信任感。为什么会产生这么大的反差呢？原因很简单，就是脊柱间的微小关节位移或错位幅度很小，往往达不到放射学的标准，因此很难在影像学上反映出来。但当脊诊诊查时，可发现椎体旁的压痛和阳性反应点。也充分说明了压痛点在临床诊疗脊柱相关疾病中的重要性，寻找椎旁压痛点或阳性反应点的最佳途径即脊诊。如果单纯在影像上看到棘突偏歪、滑脱、侧弯等表现，而结合脊诊检查椎旁无阳性反应点出现，临床多无症状出现，这是脊柱退变和代偿的结果。临床若盲目的矫正则可导致脊柱代偿平衡破坏，导致临床症状出现或加重。例如，人到中老年时椎间盘都有不同程度的退变，在无诱因作用下一般不会出现临床症状，无临床症状的椎间盘改变不会出现椎旁压痛或阳性反应点，那么此时是不需要治疗的，做好脊柱保健就行，减少诱发因素的出现，对预防腰椎间盘突出症有积极的意义。随着影像检查和临床症状不成正比的观点得到临床医生的普遍认可，也充分说明了要重视临床查体等客观指征的重要性。《医宗金鉴·正骨心法要旨》中提到按摩八法，其中将摸法放在首位，就十分强调治疗前仔细检查的重要性，只有达到"机触于外，巧生于内，手随心转，法从手出"的境界方可达到理想的效果。因此笔者认为在脊柱相关疾病的临床诊疗中应以脊诊诊查为主，辅以影像学检查，两者结合方可做出明确诊断。如果临床中以影像检查为主，不重视脊诊检查，治疗疗效则差强人意。因为在临床中治疗的是一个有生命力的、有全息自动调控能力的人，而不是一个没有生命的脊柱模型。

美式整脊理论认为人体神经系统是高度发达的，它影响着人体其他所有系统，因此脊柱在人类健康和疾病中起重要的作用。神经系统也可以通过对免疫系统的影响来调节人体抵抗力，调节人体的健康状况。美国学者 PaLmer 提出了"影响人体健康的天生能力"，这个概念的基本思想是认为神经系统与内分泌系统相互来维持体内的生理平衡，无论外部环境如何变化，人体始终保持一种稳定的状态或寻找平衡的趋势。通过矫正椎体，能够改善脊柱系统、肌肉系统、骨骼系统，达到调整神经系统的目的，从而使机体器官的功能障碍、组织的病理改变及综合症状得到改善。以上观点说明了一个重要的问题，也是国内有些学者困惑的问题，即整脊术矫正脊柱的目的、出发点和归宿是什么？回答就两个字，即平衡。也没有特别强调一定要把棘突偏歪矫正来作为治疗的目的。国内有的学者强调把矫正棘突偏歪作为整脊的主要对象，这是不科学的观点，因为脊椎平衡的破坏是多种因素导致的，而不仅仅是棘突的问题。有的整脊治疗师一味强调通过 X 线测量来决定整脊的思路和治疗手法。而过分依赖影像检查，其结果往往是好像很讲科学，但其实是最不讲科学的。因为有经验的整脊师大多是通过影像来排除禁忌证，通过"手摸心会"来指导临床治疗的。美式整脊也特别强调 X 线是用来帮助诊断的，但是绝不能把它作为决定性因素来使用。也充分说明 X 线不能作为诊断的唯一依据，必须结合临床医生的触诊检查方可做出科学的诊断。

《脊柱手疗法大全》一书中有这样的论述：脊柱的椎体、椎间板、骶髂关节或小关节错位都会刺激神经系统，进而影响血液的循环产生新陈代谢障碍，导致在上述错位附近的肌肉形成八大痛源（关节障碍、痉挛、僵硬、损伤、劳损、肿胀、紧张、触痛）。上述八大痛源都是寻找患椎的捷径，可使整脊医生很快准确地找到反射疼痛的患椎（错位椎体）。患椎经过几次的矫正后，反射疼痛也就很快地消失。笔者在临床体会到，在错位的脊柱附近常会找到"触痛点"，顾名思义这个点被触摸时就会痛，手指压上去在肌肉的深层会产生一种"刺痛"，直径不会超过 1 cm，找到了"触痛点"就等于找到了应该矫正的椎体。以上的论述笔者认为也充分强调了椎旁压痛点的意义和重要性。所以笔者认为阳性反应点通过治疗消失，也就表明了该患椎已经达到了机体相对平衡的状态，也就达到了临床治疗的目的。

《软组织外科学》一书中有这样的论述：在椎管外软组织损害性疼痛的特定部位，不论头颈、肩背、腰骶、臀髋，还是四肢必有高度敏感的压痛点存在，在其上滑动按压时会立即引出局限性、剧烈的压痛，与主诉局部的疼痛相符合。过去在疼痛诊疗方面的应用上，中医的穴位有悠久的历史。西方医学的"激痛点"或触痛区占有统治地位。特定部位的压痛点在人体某个疼痛部位出现，常不是孤立的一个压痛点，而是由不少具有规律的一群压痛点组成，它们由点成"线"、由线成"面"、由面而成"体"，在人体某个疼痛部位构成一个立体致痛区域，即患者的疼痛病变区。经过长期的临床实践检验，完全证明查找压痛点是检查软组织外科学最为重要的基本功，是必须全面掌握好和需不断努力探索的基本功。该书作者十分重视压痛点的性质、分布部位及传导痛循行规律。这些痛点在影像上是无法表现出来的，但临床治疗的效果却十分理想。只不过该书从软组织的角度出发，而笔者是从脊柱的角度出发论述的。

目前在治疗脊柱相关疾病方面主要有两大思路，第一，以松治痛，有松则不痛、痛则不松的观点。即以软组织为主的治疗思路。第二，骨正筋柔的观点，即通过调整脊柱或人体的骨骼系统达到正骨，进而达到调整人体肌肉（软组织）的目的。临床诊疗以脊柱为核心，所采用的诊治方法都是以脊柱为中心，具有患者痛苦小，甚至无痛苦，治疗省时、省力、安全、高效的特点。

笔者通过多年对患者积累资料的研究及对无数疑难病患者的治疗体会，认为要想把脊诊整脊术学好，首先要学好脊诊诊法，就像老中医一样不用患者开口，手摸脉就全知道了。临床中整脊医生通过脊诊诊查患者脊柱或通过影像资料能准确说出患者的临床表现，特别是用手触摸脊柱就知道有什么病，在接诊的瞬间就给患者留下了信任的感觉，更主要的是发扬了中医的特色。临床整脊医生达到"手摸心会"的境界，方可施治，仅通过影像资料治疗的思路是缺乏科学性和辨证观点的，更脱离了人是有生命力的这一重要基础。

临床治疗主要以消除椎体两侧的阳性反应点为主，以消除患者的临床症状为前提，切不可强搬硬拽，暴力矫正，以免加重病情。因为脊柱退变是不可逆的，任何人通过任何方法都不可能将一个退变的脊柱治疗到年轻状态。中医学的核心指导理论，即因人、因病、因症的观点充分说明了这一点。有的学者提出椎体滑脱能矫正，椎曲能恢复的理论，笔者认为也应辩证地看，退变轻的脊柱通过治疗能达到矫正的目的，退变严重的脊柱治疗则以消除症状为主，不要一味地强调脊柱骨骼系统和影像学的改变。在理论上讲得通的观点在临床上不一定行得通；相反有些观点在目前尚无法解释，但在临床治疗上疗效却十分显著。因此笔者认为任何理论或观点及治疗方法都是以患者的疗效为首选，脱离了临床就没有意义可言，因为"实践是检验真理的唯一标准"。

二、影像学检查的临床意义

随着人们对脊柱影像学研究的不断深入，发现年龄越大脊柱退变越严重，但不一定有相关的临床症状。反之许多年轻的脊柱病患者，影像学未见明显异常，但临床症状却十分的严重，相信凡是在临床工作中的医生应该都会有同感。

现在有些临床医生过分强调影像诊断指导临床治疗，过分强调大力度、大角度、大幅度的治疗方法，结果费时、费力不说，还容易出现医源性损伤。近年由于推拿整脊治疗不当造成医源性损伤及医疗纠纷的情况屡见不鲜。另外，大力度、大角度的推拿整脊手法往往使患者产生恐惧心理，并在治疗时导致疼痛和不适反应，特别是对心脑血管疾病、糖尿病及年龄较大的患者更应谨慎。临床应该牢记，手法的刺激量越大，患者的反应就越大，痛苦就越大，安全系数就越小。有的医者会说推拿整脊治疗不是保健按摩，就需要有一定的刺激量，不出现疼痛是不可能的，但笔者却不这样认为，针灸治疗都讲无痛进针，吃中药都尽量减少大苦药的临床应用，以便于患者服用，那么推拿整脊医生也应该把痛苦减少到最低，把不良反应降到最低，让更多人认可脊诊技术，认可整脊术，才能使其进一步发展推广，才能更好地为患者服务。

三、影像学检查与临床症状不成正比的分析

临床中经常见到有些患者的 CT、MRI 表现十分严重，甚至达到了需要手术的地步。但通过临床检查，体征又不是很严重，通过综合治疗症状很快缓解消失。这种情况临床并不少见，因此过多地依赖影像学检查反而易被其误导。CT、MRI 等先进的仪器尚如此，那依靠 X 线片来诊断脊柱相关疾病的准确性更是大

打折扣。因此最为上策的方法是重视临床客观指征的检查，将影像学检查和临床检查有机地结合起来，影像的变化不是诊断疾病的唯一依据。影像学上出现的"椎间盘突出"征象是否都会引起症状；手术摘除了"髓核"是否必然都能消除症状；椎间盘突出症采用非手术治疗有效的患者，是否都是突出物"回纳"的缘故？下面将一一进行讨论。

对部分正常人群进行影像学检查，也可发现"突出"征象。对 40 岁以上的正常人群进行 CT 或 MRI 检查，发现有 1/4 以上的人存在颈、腰椎间盘"膨出"或"突出"征象，有的甚至"突出"较大，达 10 mm 以上。不过这些人虽有影像学病理变化，临床症状却不典型。

因为影像学有"突出"征象，而把其他疾病误诊为"颈、腰椎间盘突出症"。有的患者有颈、腰、腿痛症状，影像学检查有突出征象，医生又不认真询问病史或进行体检，就贸然按"椎间盘突出症"进行治疗。有的经长期保守治疗无效，有的被动员做了手术，但术后效果不佳，少数只取得了短暂的、轻度的症状缓解。笔者对一些患者进行仔细询问，并认真查体，发现患者的症状根本不全是"颈、腰椎间盘突出"所造成的。而是多种病因（风湿病、肾虚、气血不通、气血虚弱）夹杂在一起导致的综合表现。此时单一的诊治脊柱效果不会太理想，应因人、因病、因症采取个性化治疗，大多当时或短期内就获得明显效果。

影像学显示椎间盘呈多间隙"突出"表现，患者有临床突出症状，然而突出大的并不一定是真正发病部位。通过对大量病例进行临床观察，笔者发现有些患者的 MRI 或 CT 同侧上、下节段两个间隙都有"突出"。那么两个"突出"都是引起症状的病因，还是较大的"突出"是引起症状的病因？大多数医生都认为"大的"突出才是引起患者症状的病因。但这时更需要根据患者的症状、体征来定位，有时突出"小"的反而是引起症状的"主因"。如果这时只匆忙取出"大"的，手术效果必然"差"。做整脊治疗时，必须做到"手摸心会"方可施治。要仔细诊查突出部位椎旁的阳性反应点，"突出"大的椎旁阳性反应点不一定明显，临床中椎旁的深压痛点，即"实点"对定位诊断十分重要。因此临床中不管影像学表现是几节椎间盘突出，只要用"脊诊"仔细诊查就可很快找到病根之所在。

国内有的学者在做椎管内手术时也发现，一些患者多节段有"突出物"，有的上、下两个节段同侧或不同侧都有"突出"，少数上、中、下3个节段都有"突出"。因此，要取得好的疗效，术前需要根据患者症状、体征，再结合影像学检查预先确定位置，千万不要只根据片子来定位，以免出现误差。

有的患者的 MRI（横扫）或 CT 显示突出物在左侧或右侧，但患者的症状却在没发现"突出"的一侧。

影像学检查有颈腰椎间盘突出征象，非手术治疗或手术并没有摘除"髓核"，仍可获得显著效果。

影像学上发现的"椎间盘突出"征象只不过是片子上的一些形态学变化，也可能是引起症状的原因，也可能不是。因此，影像学显示的"颈、腰椎间盘突出"征象并不等于就是有症状的"颈、腰椎间盘突出症"。即使患者有"突出"影像，又有"症状"，也必须通过仔细询问病史和进行全面体检，来鉴别这些症状是否确实由"突出"所造成，千万不要只根据"突出"影像，把别的疾病引起的症状误诊为"椎间盘突出症"。所以要求临床推拿整脊医生，必须提高责任心，抱着对患者高度负责的精神来诊断和治疗颈、腰椎间盘突出症，这样才能更好地为患者服务。

四、投照位置及体位的不同均可影响诊断的准确性

临床中笔者发现患者治疗前后影像检查结果不同，特别是 X 线片，由于首次检查和复查并非同一个放射医生所为，其投照的部位、角度、患者的体位、X 线片的质量等均可影响诊断的准确性。同时由于放射科医生的诊断标准不同，所出的诊断报告也不相同，易造成误诊。由于患者缺乏必要的医学知识，对自己的病情变化均以影像报告单为主，有的治疗前后的报告单并不十分吻合，甚至治疗后报告单上所写病情比治疗前更为严重，这更使患者产生误解，容易导致医患矛盾的发生。但是也不排除有些医生治疗不当导致病情的加重。

另外，有些患者的症状十分明显，而影像检查却未见明显异常，否定了脊柱病的存在。导致患者对医生的不信任及不理解。但是对此类患者用脊诊检查，在其脊柱椎旁确实存在阳性反应点和相应的反射痛点，采用对症治疗后临床症状会很快消失。

五、影像诊断与临床诊断的对比

X 线片、CT、MRI 所表现的都是"模糊值"，人到中老年后，脊柱都有不同程度的退变，形成一种病理性的平衡状态，其临

床症状与影像诊断不一定相吻合。如 C4 错位，在 C4 的反射区内必有疼痛反应，但反过来讲 C4 反射区内的疼痛却不一定是 C4 错位引起的。还有腰椎间盘突出症导致下肢坐骨神经痛，反过来下肢坐骨神经痛并不都是由腰椎间盘突出症引起的。由临床症状诊断患椎有时是不符合逻辑的，原因很简单，由于脊柱退变、劳损等原因，导致脊柱形成新的代偿机制以维护自身的相对平衡状态，因此在其患椎的上方或下方必然形成反方向的力学代偿系统，以维持自身平衡的需要。此时患椎相对稳定，而其上或其下的代偿机制导致在患椎的两端形成阳性反应点，若此时治疗患椎必然导致病理性平衡的破坏，加重临床反应。因此治疗应以代偿椎为主，使脊柱的病理性平衡更加稳定，从而使临床症状逐渐缓解。所以说影像诊断和临床诊断不一定相符合。

六、对弹响声的认识

传统正骨推拿医生多认为推拿时所出现的弹响声是手法成功的标志，但对其产生的机制研究甚少，对影响所产生弹响声的诸要素也知之甚少，因而很难对其临床意义做出公正的评价和科学的判断。目前，对整脊时所出现的弹响声有两种截然不同的看法，一种认为没有什么意义，另一种则认为弹响声是手法成功的标志。因此，有必要对整复时所产生的弹响声进行深入细致的研究，以明确其发生机制及与临床疗效的关系。虽然已经证明整复时所产生的关节弹响声是一种与脊柱密切相关的物理现象，但仅是在近年才开始对这种弹响声的产生机制和临床意义进行研究和质疑。笔者经多年临床观察发现，在整脊时所出现的弹响声并不能完全代表关节复位，临床中有的患者可出现弹响声，有的则没有，而且声音有大有小、有多有少。国外 Santos 在其综述中介绍了掌指关节弹响声的某些特征，即关节弹响声可伴有 X 线片上少见的关节间隙改变，此外，在最短无应期消失之前，掌指关节不会产生第二次弹响声。Meal 和 Scott 证实，当作用于手指的拉力不断增加时，可闻及弹响声。同时可伴有整个掌指关节的抵抗阻力明显下降。另外，利用麦克风他们还发现掌指关节所发出的弹响声与颈部脊柱整复时发生的弹响声相似。生活中，人们在活动脊柱或伸懒腰时，经常会听到脊柱内发出的弹响声，可为一声或数声，但也无任何的不适感，反而感觉轻松。传统医学一般认为这种弹响声来自关节腔，关节腔内压力小于大气压，是负压，腔内负压是关节稳定的因素，而滑液则为灵活因素。在静止时关节稳定因素占优势，灵活因素相对减弱，当关节突然受到牵拉或扭转时，瞬间拉力超过关节腔内中心的负压力，关节腔内周围的气体迅速向中心扩散，形成弹响声。笔者认为，弹响声是关节腔内气体扩散的震动声，气体扩散的结果使关节腔内的压力趋于均衡，使关节灵活性增加，这种变化是关节从静态平衡到动态平衡的转变，使肌肉收缩以完成随意变动的条件。关节响声既可在正常关节出现，亦可在错位的脊柱整脊时发生，因此响声并不代表错位关节复位。所以临床医生在整脊治疗时追求弹响声，将其作为手法复位成功的标志，是没有充分科学依据的。

七、对椎曲的认识

人体脊柱的静态侧面观，所有脊柱的曲线都必须与一条铅垂线相交切，从而保持人体的重力平衡。从前方或后方观察脊柱，存在一条相似的重力铅垂线穿过各椎体的中央部分，直到骶骨尖，并位于双侧髋关节和双侧踝关节的中间。

脊柱为人体的中轴支柱，是躯干的活动中心和力的传递枢纽，能够承受挤压、牵拉、弯曲、旋转应力。由于人体的直立姿势产生了脊柱的生理性弯曲，即颈曲、腰曲凸向前，胸曲、骶曲凸向后，使脊柱的载负和灵活性都相应增加，这样脊柱就成为力学结构上一个极主要的部位。因此对脊柱生物力学进行的分析和研究在脊柱相关疾病的预防、诊断、治疗中具有非常重要的意义。

（一）椎曲理论与整脊术的关系

人体在活动中产生的任何一部分脊椎曲度的改变，必须由另外两个相邻脊椎的曲线成比例地、对称地增加或减少其曲度，以便进行代偿性的改变，从而保持人体的重力平衡，这有着重要的临床意义。笔者并不认同有些学者在临床治疗颈椎病、腰椎间盘突出症等脊柱相关疾病时提出的调曲的观点。笔者根据大量的临床病例证明，40岁以后脊柱所出现的生理曲度变直都是不可逆转的病理现象，是人体脊柱退变的代偿性反应。整脊手法不可能将上述病理现象短期调整到正常解剖位置。因此应以治疗临床症状为主，而不是一味强调调曲，因为椎曲的改变不是短时间形成的，所以也不可能通过短时间的调整椎曲就可以恢复正常。那么临床医生在治疗患者时，是以患者的主诉症状为主还是以 X 线片表现为主呢？疗效是以患者的满意为主还是以 X 线片表现为主呢？这关系到治疗思路的问题，笔者认为应先消除临床症状，再通过日常功能锻炼和注意不良习惯，就能达到标本兼治的效果。那么如何消除临床症状呢？主要就是消除椎旁阳性反应点和相应的反射痛点，也就是笔者提出的整脊治疗"两点论"的观点。这在消除临床症状和解除患者痛苦方面可起到立竿见影之功效，同时加强脊柱保健对预防脊柱疾病和巩固疗效也十分关键。

（二）姿势与椎曲的关系

1. 站立位

正常人在直立位时，身体上部的重心位于脊柱的前方，躯干的重力线一般通过第 4 腰椎中心的腹侧，椎体和椎间盘承受了几乎全部的压力，脊柱各段所受的压力从上而下逐渐增加。脊柱稍向后伸展时，可使骨盆向前的前凸角度增大。

2. 坐位

坐位时，脊柱受到垂直方向的重力作用和它的偏心力矩，还受到由下肢传来的与偏心力矩方向相反的集中力矩。由于坐位时骨盆向后的倾斜度增加，于是脊柱腰曲减小或消失，使重力线向腹侧移动，力矩增大，此时腰部椎间盘的负荷要比直立位时大。在坐位时，如果躯干向前弯曲，则力矩增大。这与长期坐位工作的人即使没有外伤也常发生腰痛的事实相吻合。

3. 仰卧位

仰卧位时的脊柱像一个平放着的弹性曲杆，要受到头部和下肢传来的弯矩和剪力。在床板较硬的情况下，在腰椎以下的部分床板不会产生支持反力。如果床过于松软，在身体下陷后，将有床的反力作用在腰部脊柱，从而造成腰部脊柱有比较大的应力。软床虽然使身体表面的载荷分散，但增加了腰段脊柱的应力，因此脊柱病患者应躺硬板床。

第五章
中国整脊术的相关理论

第一节　神经理论与整脊术的关系

　　脊柱是躯干的中轴和支柱，由全部椎骨、椎间盘、骶骨、尾骨及韧带和关节连接而成。脊柱内有椎孔连成椎管，容纳脊髓，脊神经与其相连，而脊神经主要分布于躯干和四肢。"整脊术"作用于脊柱，通过三种方式来调节神经的功能。

一、改善神经反射功能

（一）反射

　　在中枢神经系统参与下，机体对刺激的规律性应答。

（二）脊髓神经反射的结构基础

反射是神经活动的基本形成，是感觉和运动神经之间最简单的交流方式，反射弧是完成反射活动的结构基础。脊髓反射活动的反射弧包括 5 个主要成分：① 外周感受器，包括机械感受器、本体感受器、化学感受器、疼痛感受器，存在于脊柱周围。② 感觉神经元，即传入神经（后根）。③ 中枢神经元，即脊髓灰质。④ 运动神经元，即传出神经（前根）。⑤ 效应器，即脊神经支配区域。

（三）相关知识

脊髓位于椎管内，上端与延髓相接，下端以脊髓圆锥终于第 1 腰椎下缘水平，在第 5、第 6 颈椎水平有颈膨大，第 12 胸椎水平有腰骶膨大，两处膨大处神经细胞数目多，分别发出到上肢和下肢的神经。

脊髓表面无明显的节段性，但内部结构有节段性，通常把一对脊神经根附着的一段脊髓称为一个脊髓节段。每一节段有两对神经根，即一对前根和一对后根。因此，脊髓共分 31 个节段，包括颈髓 8 个节段，胸髓 12 个节段，腰髓 5 个节段，骶髓 5 个节段和尾髓 1 个节段。由于脊柱与脊髓发育速度不均等，故成人脊髓和脊柱的长度不等，一般脊髓节段高于相应的椎骨。由此看出，每一脊髓节段的脊神经根到各自的椎间孔的距离自上而下愈来愈远，在椎管内自上而下逐渐倾斜，腰骶部的神经根在硬膜囊内近乎垂直下行。

每一脊髓节段发出一对脊神经，故脊神经与脊髓节段相对应，共 31 对。每对脊神经借前、后根与脊髓相连，前根为运动性，后根为感觉性。后根在近椎间孔处有一椭圆形膨大，称脊神经节。前、后根在椎间孔附近合成脊神经，故脊神经都是混合性神经。

脊髓由灰质和白质组成，灰质由神经元胞体和突起、神经胶质和血管组成，是运动和感觉神经纤维聚集处，是反射中枢所在处。白质由许多上、下行纤维束及固有束组成，是上、下行传导通路的中转站，是脊髓与周围神经联系的枢纽。

脊神经在离开椎间孔后，共分为四支：

（1）脊膜支最细，每对脊膜支都接受邻近交感干或交感神经节的分支，合为窦椎神经，然后返回椎管，分布于脊髓被膜、血管、关节突关节、韧带、椎体、椎间盘等处。

（2）交通支连于脊神经和交感干之间的细支。发自脊神经连于交感干的称为白交通支，只存在于 T1 ~ L3 各脊神经前支与相应的交感干神经节之间。发自于交感干连于 31 对脊神经前支之间的称为灰交通支。

（3）后支为混合性，以感觉神经纤维为主，主要分布于枕、颈、背、腰、骶、臀部的皮肤及深层肌肉。

（4）前支粗大，为混合性，分布于躯干前外侧和四肢的肌肉及皮肤。参与组成颈丛、臂丛、腰丛、骶丛等。

二、加快神经兴奋传导功能

脊神经分支多属于有髓鞘神经纤维，脊柱相关疾病严重干扰了脊神经的传递和电位释放，因而产生局部症状及肢体症状。

"零角度"整脊术作用于脊柱及其周围。① 能促进神经细胞动作电位的产生，使神经兴奋性增高。② 能促进兴奋在神经细胞上跳跃式传导，达到促进神经兴奋传导的功能。③ 直接作用于神经，缓解神经的结缔组织粘连。

三、协调神经与肌肉的联系

运动神经和肌肉之间连接的结构称突触。分前膜、间隙、后膜，当神经兴奋冲动传至神经末梢时，在 Ca^{2+} 促进下，释放神经递质——乙酰胆碱，作用于骨骼肌（后膜）上的相应受体，引起肌肉收缩。

"零角度"整脊术作用于局部肌肉组织时，可使神经末梢释放递质由持续性变为节律性，这样肌肉出现收缩与舒张交替进行，可使肌肉得到充分的休息。

第二节　肌肉力学与整脊术的关系

肌肉具有收缩的特性，是运动系统的动力装置，在神经系统支配下肌肉收缩，以关节为枢纽，牵动骨骼肌产生运动。

一、肌肉的功能

● 运动功能。

● 本体刺激感受：肌肉有数种神经感受器，为中枢神经系统提供有关长度、张力、压力、运动及关节和空间体位的感觉信息。

● 保护：若皮肤或关节受到刺激或伤害，肌肉会出现反应性痉挛。

● 泵功能：因为骨骼肌收缩可压迫静脉，使血液流向心脏。

● 痛觉感受器。

● 体位与稳定作用：能保证关节运动和保持某种体位处于稳定状态。

二、肌肉功能障碍的原因

● 不正确的姿势。

● 静态应力：长期久坐、站立使人疲乏。

● 肌肉损伤。

● 关节功能障碍和损伤。

● 情绪或心理压力。焦虑、愤怒→肌肉收缩；抑郁→肌肉放松。

● 长期超负荷。

● 废用。

● 内脏躯体反射，如肾脏感染引起腰肌痉挛。

脊柱作为整体，运动的范围较大，可作屈伸、侧屈、旋转和环转运动；脊柱各部的运动与椎间盘、韧带、关节突关节等方面有关系，影响着其运动的性质和范围。不论脊柱的各段运动，还是整体运动，都与脊柱周围的肌肉有着密切的关系。

三、运用"零角度"整脊术时需要考虑的因素

（一）肌纤维的排列方向

肌纤维的排列决定肌肉的运动功能，如屈伸、内收、外展、旋转等；也能决定肌肉的方向和类型。根据肌纤维的方向与产生力量轴的角度，将肌肉可分为羽状（单羽、双羽、多羽状）、平行状、聚集状。

在临床中，运用肌纤维的排列方向，能够充分的整肌，能够做到：① 使肌纤维顺达、通畅，解除肌肉的扭曲。② 使肌肉的功能增强或减弱。③ 使紧张的肌肉变软伸长，降低张力。④ 改善肌肉的血液供应。⑤ 加速肌肉代谢产物的运出，来改善症状。

（二）肌肉的敏感点和激发点

在临床上为患者诊治的过程中，会发现脊柱周围软组织有些点在按压时特别敏感，排除其他理由（如青肿或其他损伤），可以理解为触痛，这个点称敏感点。实质上，敏感点就是肌纤维的紧张与对抗的结果。运用整脊手法使该肌肉完全松弛，敏感点即消失。

在一束紧张的骨骼肌组织的结节上发现一个点特别敏感，并以一种特征性的方式引起或放射疼痛，该点称激发点。有的点能自发性地引起患者疼痛，称活动性激发点，有的点只在触诊按压时产生疼痛，该点称潜在性激发点。激发点主要由过度劳累、重复性动作或突然过度牵拉等原因导致肌肉紧张引起。

敏感点和激发点的形成实质是肌肉的超负荷收缩，导致肌张力过度，这意味着肌肉在持续地工作，因而出现几种后果。

● 肌肉消耗更多的氧气和能量，同时产生了更多的乳酸，而后者可以刺激神经，导致肌肉局部出现疼痛的同时，还有酸、胀或放射痛。

● 肌肉不能像正常状态那样执行泵功能，因此循环减少，导致局部缺血、缺氧，又进一步触发痛觉感受器，而出现疼痛。

● 肌肉超负荷张力累及附着其上的骨关节和韧带，导致关节压力升高，关节突关节错位，加剧退行性变。

● 肌张力过高，可能会压迫肌肉之间或经过肌肉之间的神经，导致神经功能降低，活力异常或知觉变化，如高张力的梨状肌压迫坐骨神经。

在临床整肌过程中，针对敏感点和激发点的部位采取不同的手法，以降低或消除敏感点、激发点，使肌肉正常功能得以恢复。

● 在肌肉收缩时升高肌肉的温度，"零角度"整脊术使肌肉放松，肌肉内储存的能量以热的形式释放出来。温度的升高增加了肌肉的弹性和周围结缔组织（肌束膜）的延展性，并降低了周围组织的粘连。

● 当肌肉等长收缩时，肌纤维缩短，而结缔组织膜延长可保持肌肉原有的长度。这种延长松解了胶原组织之间的异常连接，使纤维有更大的滑动范围，从而使肌肉能进一步拉长。

当肌肉恢复其最大长度时，与激发点、敏感点相关的疼痛和放射痛便得到缓解。

四、主动肌和拮抗肌的关系与作用

肌肉在关节周围的分布和多少与关节的运动轴一致。

（一）单轴关节

单轴关节分布 2 组肌，前为屈肌，后为伸肌。如肘关节、踝关节，完成屈伸运动。

（二）双轴关节

双轴关节分布 4 组肌，除有屈肌和伸肌外，还配有内收肌和外展肌，如桡腕关节。

（三）三轴关节

三轴关节分布 6 组肌，除以上四种运动外，还有排列在垂直轴相对侧的旋内和旋外两组肌，如肩关节和髋关节。

综上所述，每个关节至少配有两组运动方向完全相反的肌，这些在作用上相互对抗的肌互为拮抗肌，拮抗肌在功能上相互对抗，又互相协调和依存。但完成某个动作时收缩的肌肉称主动肌或原动肌，完成主动肌相反运动的肌肉称拮抗肌，在神经系统参与下，二者互相协调又互相配合共同完成某个动作。通常来说，主动肌工作时，拮抗肌则放松，即当主动肌收缩时，拮抗肌产生神经抑制（放松）。

脊柱是人体的中轴，前后左右及椎体间附着有许多肌肉，前与后、左与右的肌肉呈现出相互拮抗，保持着脊柱的稳定性。前后侧的肌肉影响脊柱的曲度，左右侧的肌肉影响脊柱的左右侧凸。这就是说，脊柱前侧与后侧，左侧与右侧的肌肉是相互拮抗的。例如完成低头动作，主动肌是颈前肌、头长肌、头前直肌，拮抗肌是头夹肌、颈夹肌、多裂肌；它们之间是相互拮抗的。如菱形肌和前锯肌、臀大肌和髂腰肌等也是如此。

在临床中，主动肌和拮抗肌在强度上是平衡的，当肌肉变弱、过度增强或受损伤时，这种平衡遭到破坏，当我们发现主动肌有问题时，很可能它的拮抗肌也有问题，如上交叉综合征和下腰交叉综合征或骨盆交叉综合征。

● 上交叉综合征：特征为枕骨下肌、颈伸肌、上斜方肌收紧而缩短，颈深屈肌、中下斜方肌及前锯肌薄弱而受限，其症状为头向前，曲背，头部过伸，肩部上提及颈椎前凸增加（表5-1、图5-1）。

表5-1　上交叉综合征姿势性体征

姿势性表现	功能障碍
曲背	胸小肌短缩。
头向前	胸椎后凸。
头过伸	枕骨下肌缩短。
肩上提	上斜方肌、肩胛提肌缩短。
翼状肩胛	前锯肌薄弱。
颈椎前凸增加	颈伸肌缩短、深屈肌薄弱。

● 下腰交叉综合征：国外学者 Jull 和 Janda 发现肌肉失衡的可预测模式，这些失衡改变运动模式，因此给关节系统增加持续

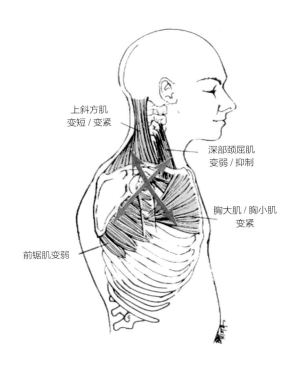

上斜方肌
变短 / 变紧

深部颈屈肌
变弱 / 抑制

胸大肌 / 胸小肌
变紧

前锯肌变弱

图 5-1 上交叉综合征

性应力。肌张力增高也是自身疼痛的主要原因。了解这些肌肉的失衡是很重要的，因为它们可能是肌肉骨骼疼痛的决定性因素及疼痛持续存在的主要原因。因为坚强的髂腰肌、竖脊肌与薄弱的腹肌、臀大肌形成一个交叉（图 5-2），Jull 和 Janda 称这种肌肉失衡为下腰交叉综合征。

下腰交叉综合征的姿势性体征：① 竖脊肌短缩造成腰椎过度前凸。② 薄弱的臀大肌、腹肌及坚强的髂腰肌造成的骨盆前倾和腹部隆起。③ 为代偿腰骶结合部运动性所致的胸腰结合部肌张力增加。④ 梨状肌坚强所致足外翻。

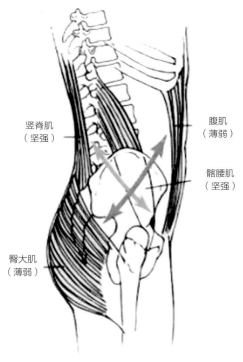

竖脊肌
（坚强）

腹肌
（薄弱）

髂腰肌
（坚强）

臀大肌
（薄弱）

图 5-2　下腰交叉综合征

　　肌肉组织通过收缩而实现它的功能，因而，如果肌肉缩短
（肌肉痉挛）了就不能进一步工作了，作为临床整脊治疗师，必
须重视肌肉组织在整脊治疗中的重要性，因此整脊治疗师必须重
视肌肉组织持续性或病理性缩短的结果。肌肉组织的缩短是人体
出于防御目的的需要，同时也是机体自身调整的结果。人体肌肉
组织可能主动或被动的缩短，慢性被动缩短的例子是：治疗期间
将上臂保持悬吊时，肱二头肌的短缩。另一个例子是身体不处于
站立位或步行位时处于屈曲的髂腰肌。姿势性失衡总会引起许多

相关肌肉的习惯性、被动性缩短。另一方面，主动缩短是肌肉收缩，其可能是肌肉工作时有意地收缩，或防御性收缩，是肌肉对诸如负荷过度、重复性动作或过度牵张等恶性刺激的反应表现。肌肉组织通过神经系统刺激可收缩的组织，使其以产生所需求的作用方式进行收缩，而且这种运动通常涉及在运动中精密协调的若干肌肉。

临床中整脊治疗师通常使用"放松"一词，表示通过对肌肉等软组织短缩的治疗，使其变软伸长。肌肉放松是指进行手法治疗使肌肉变得松弛，触痛点（又称敏感点）消失。临床中整脊师对肌肉等软组织放松的感觉是主观体验，很难描述，然而，当你感觉到时却很难忘记，那是一种让整脊治疗师和患者都非常满意的感觉。在正常情况下，主动肌和拮抗肌在强度上是平衡的，当肌肉变弱，过度增强或受损伤时，这种平衡遭到破坏。当我们发现肌肉组织有任何类型的问题时，很可能发现它的拮抗肌也有问题。整脊术操作技巧的关键是灵敏的触觉，就是说还未进行整脊治疗前，触诊总是应该始于手指尖或拇指触及患处。整脊治疗师必须触到脊柱周围组织中的抵抗点即阳性反应点，然后施压并体会，有时需要强大的压力才能感到抵抗即找到阳性反应点，而有时只需用微弱的力量就可以触摸到。

"零角度"整脊术对主动肌和拮抗肌及短缩肌肉的治疗原则为：运用均抗原理，先放松紧张的主动肌，因为这些肌肉抑制它们的拮抗肌，再增强虚弱的拮抗肌。

第三节　平衡理论与整脊术的关系

脊柱的平衡是脊柱稳定性的基础，是脊柱正常功能活动的基础，平衡和稳定是等同的，二者互为因果。脊柱的稳定性是指脊柱维持自身生理平衡位置的能力，是脊柱承载和运动的基础，反映脊柱生物力学的重要特征。而脊柱的不稳是指脊柱在生理载荷下失去保持椎骨之间相互关系的能力，意味着在正常载荷下就会出现异常变形和活动。脊柱的运动范围超出正常，可引起脊髓和神经根的损伤，周围组织亦因过度牵拉而受损。

影响脊柱平衡和稳定的因素有四个方面：① 内源性稳定，主要靠椎间盘、小关节及周围韧带。② 外源性稳定，主要靠脊柱周围的肌肉，特别是胸腹肌。③ 肋骨框架。④ 上肢带骨。一般认为，脊柱外源性稳定较内源性重要，失去内源性稳定，脊柱变化较缓慢，而失去外源性稳定，脊柱则不能维持其正常功能。总之，以上任何结构破坏均可造成脊柱不稳，下面进行简要讨论。

一、影响脊柱稳定性的因素

（一）脊柱的生理曲度

脊柱的生理曲度是脊柱内源性稳定的基础。椎间盘的形状决定了脊柱从侧面观上形成 4 个生理弯曲，即颈曲、腰曲凸向前，胸曲、骶曲凸向后。每一个弯曲都有它的功能意义，颈曲支持头的抬起，腰曲使身体重心垂线后移，以维持身体的前后平衡，保持稳固的直立姿势，而胸曲、骶曲在一定意义上扩大了胸腔和盆腔的容积。从四个弯曲整体上看，脊柱就像一根能调节的弹性曲杆，有利于维持椎间关节的强度和稳定，又增加了脊柱的适应性和吸收冲击的能力，维持人体的重心稳定，减轻震荡。因此，维持脊柱生理性弯曲，是保持脊柱平衡和稳定的基础。

（二）椎间盘

椎间盘由纤维环和髓核组成。椎间盘维持脊柱内源性稳定的解剖学基础是：① 纤维环，由纤维软骨构成，呈同心圆排列，相邻板层中纤维呈相反的斜度交叉，可以限制扭转和缓冲震荡，且防止髓核移动。② 髓核，是一种富有弹性的胶状物质，可随外界压力而改变其位置和形状，80%～90%为水分，当含水量减少时，其弹性和张力均减退，因此具有流体力学特征。③ 对于整个椎间盘而言，具有蠕变和滞后现象。

（三）韧带

脊柱周围的韧带包括椎体间韧带（如前、后纵韧带和椎弓间韧带）、黄韧带、棘间韧带、棘上韧带等。脊柱的韧带维持脊柱内源性稳定的基础是：① 弹性纤维，其弹性能控制脊柱活动于生理限度以内，既允许充分的活动，又能保持姿势位置，并使维持姿势的能量消耗降至最低程度，还能吸收能量以保护脊髓。② 黄韧带，位于椎管内，含弹性纤维更高，在脊柱伸展（后伸）时缩短，屈曲（前屈）时延长，保持恒定的张力。由于椎间盘与椎间盘活动中心有一定距离，故黄韧带的张力可使椎间盘内出现持续静止的应力，称预应力，即椎间盘内始终存在着一定的内压，这种预应力利于脊柱稳定，为脊柱提供了内源性支持。

综上所述，脊柱内源性稳定是：椎间盘髓核内的压应力使相邻椎体分开，而纤维环及周围韧带在抵抗髓核分离压应力情况下产生拉应力，使椎体靠拢，这两种不同方向的作用力，使脊柱得到了较大的稳定性。

（四）肋骨框架

对脊柱的稳定性主要体现在：① 使脊柱前方和侧方免受打击，限制胸段脊柱的前屈、侧屈、后伸及旋转，增加了脊柱的稳定性。② 肋椎关节及其周围韧带的存在，加强了脊柱左右对称位的抵抗能力和对外力的吸收能力。③ 增加了惯性力矩，使胸段脊柱对抗旋转的能力大大加强。

（五）上肢带骨

上肢带骨包括锁骨和肩胛骨。锁骨连于肩胛骨和胸骨之间，肋骨连于胸骨与脊柱之间，这样锁骨、肩胛骨、胸骨、脊柱就成为有机的整体。上肢带骨左右对称地分布于脊柱两侧，中间有许多肌肉的连接，就好像电杆两侧的拉线一样，维持着脊柱左右的平衡与稳定。

（六）肌肉

脊柱周围如果没有肌肉附着，那么脊柱是处于不稳定状态的。肌肉是保持姿势的必要条件。神经和肌肉的协同作用产生脊柱的活动，主动肌发动和进行活动，拮抗肌控制和调节活动。

二、"零角度"整脊术对脊柱平衡与稳定的影响

● 作用于脊柱周围的肌肉调节脊柱外源性稳定。

● 纠正小关节紊乱，使椎体、韧带等能够恢复到相对正常位置，发挥其相应功能，对内源性稳定起到促进作用。

● 改善椎间盘的血液供应，使纤维环的弹性增强，功能加强，利于髓核发生位移，这样，可以使突出或膨出的椎间盘发生程度不同的回位。

● 加强椎间韧带的功能，利于脊柱内源性稳定。

第四节　脊柱小关节位移和棘突偏歪与整脊术的关系

关节微小移位在中医学中称"错骨缝"，其最主要的概念就是：在软组织损伤的初期阶段，关节的不正常移位就已经同时发生，随着软组织损伤程度的逐渐增加，关节的不正常移位也随之加大。如果给予有效的治疗，则微小关节复位，临床症状消失；如果忽略或未给予有效的治疗，则遗留并维持关节微小移位状态，就会出现一系列的症状和体征。关节微小移位常隐藏在软组织损伤之中，并随之发展，而且相当一部分的软组织损伤治愈后，仍然留有关节微小移位，使症状和体征不能完全消除，而且大大增加了复发的可能性。在诱因的诱发下（劳累、风寒、扭伤等）都可导致病情的发作或进一步加重。

临床中各种脊椎关节半脱位、错位、错缝、关节失稳和排列不齐是经常听到或经常要使用的术语。有些学者在其著作或论文中也介绍了这些术语，但这些术语中许多在目前已有的医学字典中都无法查阅到，具体的含义和所代表的病理学变化也没有被很清楚地解释与界定。因此，导致这些术语成为同行之间才能听懂或理解的"行话"，在临床实践中，很多整脊医生凭借自己的触诊或触摸来判断患椎位置，根据自己触诊的感觉结合自己的临床工作经验，得出患椎的病理情况如错位、错缝、半脱位等。或以此作为诊断，而这些术语常常使人觉得骨关节解剖位置发生了改变。临床最常用的就是触摸患者的棘突横突或小关节突来判断患者棘突的偏歪，或椎体的旋转及方向，而后整脊师就可以使用整脊手法来矫正或治疗这些所谓的"错位""半脱位""错缝"。许多整脊师对棘突或横突触诊的实质并不了解，只是简单机械地理解棘突或横突触诊的方法和方式，没有很好地结合具体疾病的病理学改变和局部解剖学知识来加以判断分析，对生理性棘突偏歪、病理性棘突偏歪、代偿性棘突偏歪缺乏鉴别诊断的能力。虽然，棘突偏歪是诊断脊柱相关疾病的要点之一，但也并不意味着所有的棘突偏歪都必定有临床意义，需要结合临床症状、体征、X线片综合分析才能做出诊断。下面对三种棘突偏歪进行鉴别：

一、生理性棘突偏歪

人在生长发育过程中棘突受先天或后天因素的影响，其骨性结构偏离中轴或移向一侧，或棘突的分叉一边长一边短，触摸时往往只摸到长的一侧而忽视了另一侧，结果产生了棘突偏歪的感觉。此种情况多无临床意义，仅是生理变异或先天畸形。

二、病理性棘突偏歪

发育正常的棘突和椎体在外力作用下偏离脊椎中轴线或相邻棘突的间距，出现一宽一窄或棘突后凸或前凹，棘突旁软组织有明显肌肉紧张和压痛，且随着椎体的移位出现相应的神经或血管受刺激压迫的症状，运动功能受限，且棘突旁压痛越显著，临床意义越大。这种棘突偏歪是脊柱相关疾病的诊断和整脊复位的依据。

三、代偿性棘突偏歪

一般无明显的临床症状，棘突旁软组织仅有轻微的炎症反应及压痛等。这种代偿性棘突偏歪的出现表示脊柱其他部位已有移位或错位。由于椎体的内外平衡失调，力学结构改变，就使错位椎体的上端或下端的一个或多个椎体发生继发性移位，这样可使脊柱在力学上保持相对平衡。美国神经整脊学派著名脊柱专家冈斯坦德在剖析脊柱错位机制时，对错位引起的代偿是这样解释的：某一处脊椎引起其他脊椎反方向的位移称为代偿。代偿脊椎所表现的倾斜位置正是来代偿脊柱将会失去的平衡，当一个脊椎错位时（参照正位脊柱站立位片），椎间盘的楔形变引起上位的脊椎改变方向，并且从正常的垂直位置倾斜，这样将会失去脊柱平衡。但这种错位引起的转向不会无休止往上延伸，因为人体为了保持平衡，在上位脊柱的某一处一个或多个脊椎肯定会通过与错位脊椎反方向的位移来代偿失去的平衡，这种位移是代偿机制，是企图重新建立正常的脊柱平衡。每一个错位都引起代偿，代偿椎相邻的椎间盘功能是正常的，局部无炎症，神经无压迫，所以它们可以自由活动。代偿脊椎的发生部位及代偿脊椎数量由下列因素决定：① 错位脊椎的位置；② 错位的方向；③ 患者重量分布；④ 先天发育不完。

如果临床整脊师能对患椎和代偿椎同时治疗效果会更好。临床发现脊柱相关疾病的急性期以治疗代偿椎为主，慢性期以治疗患椎为主，或标本兼治。提高疗效。

根据骨科的分类，错位在 1 mm 以内为错缝，在 1 ~ 3 mm 之内称半脱位，错位超过 3 mm 称脱位。笔者认为，整脊术在脊柱相关疾病的治疗上绝大多数是针对关节的微小移位即"错缝"而言。另外，临床发现脊柱解剖位置变异或小关节紊乱并非完全是一种病理现象，大多数椎体小关节紊乱是对脊柱正常生理活动和退变所引起变化的一种适应现象，只要脊柱保持在正常的或仍可代偿的位置时，就不会出现临床症状。因每个人的代偿程度不同，故在相同的病理下症状与临床检查不成正比，也就是影像学检查与临床表现不一致。所以对处于代偿状态下的关节紊乱不能认为是病理现象，仅少数小关节紊乱才会压迫或牵拉周围软组织而成为病理现象。假如临床整脊师对脊柱所有紊乱的小关节加以整复，那么脊柱将产生超过生理范围的被动运动，这就存在一定的副作用和风险性。所以笔者认为整脊术应从调整脊柱的内环境出发，而不仅仅是针对局部的关节紊乱。

第五节　浅谈中国整脊术治疗脊柱相关疾病的机制

　　从中医学历史发展上看，中医学的产生并不是从理论开始的，而是从原始的、朴素的、简单的治疗手段逐渐积累总结发展而来的。我们的祖先通过不断的实践和创造，历经数千年的演变与发展，逐渐形成了中医独具特色的诊疗技术与方法。经历代医家反复验证与发展，积累了丰富的经验，且对事物观察细致入微，在临床观察时获得的感性认识比较深刻，这是西方医学所无法比拟的。但由于历史条件的限制，其观察手段比较原始，直接依靠人的感觉器官，因此只能宏观的、整体的、体表的和定性的诊查。正如历代医家所强调的"神会"和"领悟"，像针灸疗法、中医正骨、中医脉诊和舌诊等。所以中医学的优势是通过中医技术来体现的，也将通过中医技术而发扬光大。

　　近年来，在广泛应用现代科学技术开展中医现代化研究的过程中，没有充分重视按照中医学理论观念去发展现代脊柱诊疗技术，导致了与脊柱诊疗技术相关的研究脱离了中医学理论和临床实践的特点。一味地以西医理论观点去解释，使其精确化，但随着临床的深入研究人们逐渐发现，所谓的精确化因人体差异及医者的诊治水平差异而无法达到统一，只能达到相对的规范化、标准化。如整脊医生提到的棘突偏歪，临床又可分为生理性偏歪、病理性偏歪、代偿性偏歪，其中病理性偏歪和代偿性偏歪需要整脊治疗，生理性偏歪无任何的临床意义。那么如何判断呢？有的学者提出找到了椎旁压痛点就找到了应矫正的椎体，对临床实践很有指导意义，那么反过来讲椎旁压痛点经整脊治疗消失，患椎也就得到了治疗。但无压痛的棘突偏歪无临床意义，那么它是否存在潜在的压痛点呢？因为任何事物的发展都是由量到质的改变，所以单纯的一个阳性反应点是难以说明问题的，应该通过脊柱的整体辨证分析来确定每一阳性反应点的临床意义，最终确定治疗的椎体。如腰椎间盘突出症有临床症状时椎旁存在压痛点，无临床症状时椎旁压痛点消失或减弱。椎间盘不能回纳，改变了椎间盘与神经根的关系，导致压痛点的出现，根据中医学"通则不痛"的观点，通过整脊治疗使压痛点消失，机体气血循环得以畅通，则达到临床治愈的目的。因此笔者认为没有必要一味地强调完全矫正棘突偏歪。西方有的整脊医学资料中讲到，美式整脊治疗的机制在于调整脊柱的微小关节位移，这种位移有时还达不到放射学的标准，既然达不到放射学的标准，那么在 X 线片就不能准确地反映出来。有时在临床上看到一些患者在 X 线片上有病理表现，但通过调整拍片的角度、位置后又会发生变化。虽然 CT、MRI 给人们更准确、更直观的临床诊断，但随着临床研究的深入，人们发现影像学检查和临床症状、体征不成正比的现象越来越多。因此整脊医生必须理论结合临床实际，真正做到因人、因病、因证辨证施治。

整脊疗法、按脊疗法及骨盆的矫正技术等均由中医的相关理论为指导。因此有的学者说到整脊起源于中国，但由于种种原因，其理论和研究却落后于国外。不过在临床治疗手法上，民间却广泛流传，含金量很高，甚至在某些方面超越了国外。

国内有些学者将脊柱的错位分为若干类型，但笔者认为太复杂了反而不利于学习和推广。试问这些错位都能得到矫正吗？治疗前后影像资料有变化吗？临床触诊有变化吗？临床触诊变化是椎体位置得到调整还是椎旁反应点消失呢？临床疗效的判定标准是以患者的反应为主还是以椎体位置的形态改变为主呢？笔者在多年的临床实践中特别强调"两点论"治疗脊柱病，既简单好学又有利于推广。方法如下：① 采用脊诊查找椎旁阳性反应点，通过辨证分析虚点和实点。② 采用特色定点整脊术将阳性反应点（实点）向脊柱的中心调整。③ 采用整肌理筋技术对（虚点）进行松解理筋治疗。既体现出中医学的筋骨并重原则及治疗前触诊的重要性，同时又体现出西方整脊医生提出的"整骨不整肌，根本不懂医；整肌不整椎，病痛一大堆"的治疗原则。

　　多年的临床实践说明，临床治疗中不要过多追求治疗前后影像学的变化，要以临床症状的消失，患者的自身感觉为依据。患者满意就有效，反之则无效。患者是医生最好的裁判，患者的疗效是检验医生技术的唯一途径。因此临床治疗中要以患者为中心，而不是以影像学为中心，因为医生治疗的是一个有生命力的人，而不是修理工在修理机器。如腰椎间盘突出症，数年前人们普遍认为推拿、整脊等治疗使患者临床症状消失或缓解，就认为椎间盘可以回纳，但随着研究发现突出物并未回纳。还有手术治疗使突出物得以切除，但临床症状有的依然存在甚至还加重等。现在有的学者已对机械性压迫提出质疑，同时提出了无菌性炎症、细菌感染、间盘自身免疫学说、局部瘀血论等若干种理论加以阐述发病机制。人常说思路决定出路，相信随着人们临床研究的不断深入，治疗思路的不断改进，脊柱病的治疗定会取得突破。我国整脊术尚属于初级阶段，还有很长的路要走，需要同人们在临床不断地总结和研究。

第六节　浅谈中国整脊术的治疗思路

近几年来，整脊术在我国发展较快，因其治疗效果显著，适应范围不断扩大，特别是在治疗脊柱相关疾病方面有开拓性的成绩。但是，目前我国整脊术缺乏标准化、规范化、系统化的深入研究，而形成了不同的整脊流派，严重影响了整脊术的发展，特别是在整脊术的治疗机制及内涵上缺乏深层次的认识与研究。这便导致个别整脊师治疗时缺乏针对性、规范性、科学性、有效性、安全性，从而导致并发症，甚至是严重并发症的发生。这是一个值得注意并急需克服的问题，因此结合我多年对整脊术临床科研的经验，浅谈对整脊术的一些认识，供同行参考。

一、中国整脊术到底在整什么

提出这个问题，也许有的人会觉得可笑，但纵观目前各整脊流派及国外整脊疗法，便会明白这一问题的重要性。美式整脊提出以调整脊柱的微小关节位移为主，但这种微小关节位移，有时达不到放射学的标准，也就是说影像学检查显示不出来，所以临床治疗时多以触诊及手法检查结合影像学检查为主。其治疗目的多以调整检查中所出现的各种阳性反应点（如痉挛、压痛点等）来达到矫正微小关节紊乱，解除临床症状。因这种微小关节紊乱有时影像学检查无法表现出来，故可认为治疗前后影像学无明显的改变，特别是退变较严重的患者，表现较为突出。国内有些学者提出：整脊术以调整脊柱内在的代偿空间，改善内环境为根本出发点，进而达到临床治疗的目的。笔者认为这种观点也是一个模糊值，影像学检查治疗前后也不会有质的改变。因此，在人们对整脊术神奇的疗效感叹时，同时也陷入了苦苦的深思中，"整脊到底在整什么？"在得不到充分有力的解释时，人们便以平衡学说试图解释整脊术的治疗机制，但是，随着临床研究不断深入，人们发现人体的脊柱平衡是相对而言的，既有病理性平衡，也有代偿性平衡，特别是人到中老年以后必然会出现各种代偿性的改变，以适应脊柱退变的需要来维持人体的平衡状态。如果进行影像学检查，必然会有多种病理性的改变，如侧弯、生理曲度改变、棘突偏歪等，此时，若患者无任何临床症状，是否需要整脊治疗呢？如果治疗，又在治疗什么问题呢？笔者认为整脊术治疗的是一个人，而不是一个病。比如，一个 20 岁人的脊柱和一个 60 岁人的脊柱，一个健康的脊柱和一个充满病痛的脊柱，治疗时方法能一样吗？因此，笔者认为无症状就无需整脊治疗，但可以做保健按摩等放松肌肉治疗，以维持脊柱的代偿性平衡状态。一旦代偿性平衡受到外界因素（如扭伤、受内寒、劳累等）破坏，即可出现临床症状，此时治疗时需解除诱因所产生的致病因素，可使脊柱重新恢复到相对平衡状态，达到临床治疗的目的。而不必要过分强调原有的病理改变，如侧弯、椎体移位、滑脱等。大量临床证明，退变后脊柱所产生的病理性改变经治疗后影像学无明显改变，只不过临床症状消失而已。

综上所述，笔者认为整脊术主要以消除椎旁的阳性反应点为主，特别是敏感压痛点最为重要，通过整脊术治疗，使阳性反应点消除即可达到临床治疗目的。古人云"有诸内必行诸于外"，同理诸外消除诸内则自愈。

二、"零角度"整脊术代表了整脊术的发展方向

笔者认为整脊可分为直接整脊和间接整脊两大类。直接整脊是医者运用手力功底作用于椎旁阳性反应点来达到治疗的目的。间接整脊是通过针刺、推拿、药物、牵引、心理、功能锻炼，调整脊柱的内外环境，进而达到临床治疗的目的。临床观察发现，直接整脊术适用于退变较轻、并发症较小的患者，间接整脊适用于退变较重、并发症较多的患者。总之，作者结合临床实践认为，凡是能达到调整脊柱的力学平衡状态消除临床症状的方法，都可称为整脊术，即"大整脊"治疗理念。"零角度"整脊术始终把脊柱看成一个整体来治疗，而不仅是局限于颈椎、胸椎、腰椎、骨盆的某一部分或某一椎体来治疗。根据脊柱生物力学原理及自身特点，充分体现了中医的整体观念及辨证施治的指导精神。如果把"哪痛医哪"的思想运用于整脊术的临床治疗中，那么就会形成只顾局部，不顾整体的局面，其疗效也不会太理想。所以笔者认为"零角度"整脊术一定会得到同行及患者的认可，并推动中国整脊事业的发展，更好地为患者服务。

第六章
整脊术

第一节　整脊术的介绍

一、整脊术的概念

　　整即整理调整，脊即脊柱，顾名思义即通过定点定位整理调整人体脊柱两侧的阳性反应点，使椎体关节得以恢复正常或恢复到代偿性的解剖位置，从而达到调整脊柱内外力学平衡，消除临床症状的方法，称为整脊术。

二、整脊术的内涵

狭义的整脊术是指医者采用手或肢体的某一部位，直接或间接施术于脊柱阳性反应点，从而达到治疗或保健的一种外治方法。

广义的整脊术是指医者除采用手法作用于脊柱外，还可采用辅助工具或医疗器械直接或间接作用于脊柱阳性反应点，进而达到使阳性反应点消失，调整脊柱的内外环境平衡，使临床症状消失或缓解的方法。如美国的整脊枪、韦一宗教授发明的四维整脊牵引床，张吉林教授发明的三维整脊床等，还有中医的特色技术，如火针、埋线、针灸、理疗、推拿等作用于脊柱都能达到调整脊柱内外力学平衡的目的。因此，笔者认为凡是能调整脊柱内外力学平衡、消除临床症状和体征的方法都可称为整脊术。

三、整脊术的辨证（两点论）

（一）实点

离脊柱中线近，质地硬，体积约绿豆粒大小，压痛敏感，多在深层，疼痛拒按，多为骨性结构，宜采取整脊治疗。《脊柱手疗法大全》云：在错位的脊柱附近常会找到触痛点，手指压上去在肌肉的深层会产生一种刺痛，其直径不会超过 1 cm，找到了触痛点就等于找到了应该矫正的椎体。笔者认为查找阳性反应点在整脊术施治中有着重要的临床意义。临床经验丰富的整脊师应该有同感。

（二）虚点

离脊柱中线远，质地较软，体积偏大，压痛点多不敏感，多在浅层肌肉，喜按，多为实点的代偿反应。临床发现一个实点可引起多个虚点，虚点和实点均可由脊柱异常引起反射痛点到躯体远端，虚点宜整肌理筋治疗，切记整脊矫正。

四、整脊术的操作要点

临床用整脊术治疗时，力量越小，幅度越小，脊柱及其附属结构的空间位移量和内应力增加就越小，整脊治疗的安全性就越高。

整脊术施治时轻巧而忌蛮力是多数国内外整脊专家及同行的共识。如《医宗金鉴·正骨心法要旨》云："机触于外，巧生于内。"但目前传统的整脊手法及大推拿手法并没有体现出"以巧代力"的精髓，也没有体现出古人所讲的"法之所施，使患者不知其苦，方为手法"的境界。因而导致临床工作中医源性损伤的发生，阻碍了整脊医学的发展。所以要求整脊医生临床操作时应定点、定位准确，轻巧、安全无痛方可施治。

用腿控制整个身体的重心，使重心随腿而移动，而不是上肢，整脊治疗时要使用意念将丹田之气导引到手上，切不可用局部的力量去施治。特别是在颈椎病的整脊治疗时四肢配合显得尤为重要，配合不好，最大的危险就是可能失去平衡影响治疗的安全性。

整脊治疗时医者自身动态平衡的调整尤为重要，常用一只手调节医者的平衡状态，另一只手置于患处。其优点是增加潜在的压力，保持关节的稳定，防止局部软组织的损伤。整脊治疗时缓慢施加压力（渗透力和挤压力）和停止施力，缓慢有节律地施术，让患者在充分放松的状态下接受治疗。

整脊术也应体现出中医所讲的"重病轻治，急则治其标，缓则治其本"的原则。具体操作如下：

（一）稳妥

整脊术应当属于一种被控制的、短暂的、有限度的、分段的被动运动。在操作过程中一定要仔细体会手下的感觉，恰当用力，不得急躁，更不可由于初次整脊治疗失败而强拉硬扳。

（二）准确

定点、定位准确，观片要判断准确，脊诊要诊断准确，二者需有机结合，体现辨证施治的原则。

（三）灵巧

整脊术应轻巧而忌蛮力，这也是多数整脊师和正骨推拿专家的共识。古人所讲的"法之所施，使患者不知其苦"，而在传统的手法操作上并没有得到充分的体现。因为人体每个关节都有一定的活动范围和运动方向。整脊术操作时的力度、角度、幅度等决不能超出其生理范围，充分体现出整脊术治疗时的科学性、安全性及符合人体脊柱生物力学的特点。

（四）应变

同一患者，同一疾病在不同的治疗阶段，整脊时的力度、角度、幅度都不相同，所以应特别体现出整脊操作时的应变能力及辨证施治。应根据阳性反应点的部位、性质、轻重缓急，患者的体质、年龄、性别、心理，因人、因病、因症，选用最小力度、角度、幅度的整脊术来达到最佳的治疗效果。真正做到随证选法、法证相应、手随心转和法从手出。

五、整脊术的原理

● 调整人体脊柱的阴阳平衡，矫正筋骨位置异常等，恢复人体肌肉、骨骼的力学平衡。

● 消除脊柱两侧的阳性反应点，达到调整脊柱和改善脏腑阴阳平衡的目的。

● 调整人体经络系统、神经系统、循环系统等各大系统的功能状态，使机体各部活动协调一致，恢复机体的相对平衡状态。

第二节　整脊术应用

一、软性平衡理筋松肌法

根据"筋骨并重"的指导思想，以及"松则不痛，痛则不松"的理论观点，充分说明了软组织在整脊治疗中的重要性。

（一）颈椎松肌理筋法

分5线10点，5线即2条横突连线，2条棘突旁线，1条棘

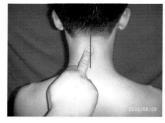

A. 棘正中线

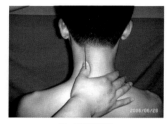

B. 横突连线

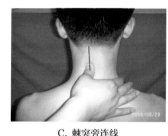

C. 棘突旁连线

图 6-1 颈椎松肌理筋法

突正中线，10 点即 5 线的两端，采用拇指按揉及顺肌纤维自上而下推压等方法沿五线自上而下由轻、重、轻相结合进行理筋，特别对 5 线中所出现的阳性反应点及两端 10 点，进行重点理筋放松，以达到调整颈椎肌肉力学平衡的目的（图 6-1）。

（二）推脊理筋整复法（分双推法和单推法）（图 6-2）

1. 双推法

患者俯卧位，术者站于前方，充分暴露脊柱，术者双手拇指或掌根部分别置于脊柱棘突两侧 2 cm 处，缓慢有节律地自上而下推按 3 ～ 5 次。

2. 单推法

双手拇指重叠，或一手掌根部置于脊柱棘突一侧，缓慢有节律地自上向两侧肋间隙平推理筋数次，以达到皮肤微红发热为佳。要求术者双手拇指有力，推按过程中要体现出震颤力和挤压力，作用于脊柱。该法具有疏通督脉的阳气，使气血旺盛，脏腑功能得以调节。从而直接或间接地调整人体整个系统的平衡状态，为整脊治疗奠定基础。

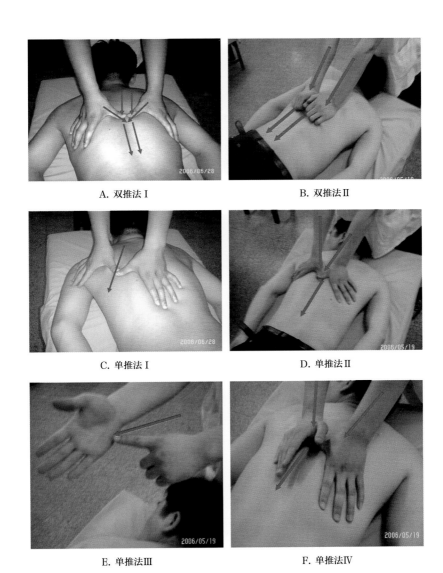

A. 双推法Ⅰ

B. 双推法Ⅱ

C. 单推法Ⅰ

D. 单推法Ⅱ

E. 单推法Ⅲ

F. 单推法Ⅳ

图 6-2　推脊理筋整复法

（三）椎旁阳性点松肌理筋法

对椎旁出现的筋结、压痛点、条索状物等阳性反应点，采用拇指弹、拨、点、按的手法进行松解理筋。对体型较肥胖型的患者，胸腰椎也可采用肘尖弹、拨、点、按阳性反应点，但力度不宜过大，时间不宜过长，以免造成局部损伤（图6-3）。

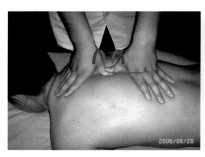 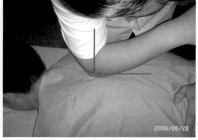

A. 双手拇指置于椎旁阳性点　　　　　B. 肘尖置于椎旁阳性点

图6-3　椎旁阳性点松肌理筋法

（四）拇指掌根推压法

患者仰卧位，胸下垫一软枕，术者站于患椎阳性反应点对侧，一手拇指按压住阳性反应点，另一手掌根置于拇指上，手掌下压使力通过拇指传到阳性反应点时，缓慢有节律地顺肋骨走向外下方推压2～3次，常可听见弹响声，手法完毕（图6-4）。

适应于胸椎小关节紊乱，尤其是椎肋关节错位。

（五）肘关节松肌理筋法

多用于腰背部、臀部及下肢肌肉丰满处，施术时患者俯卧

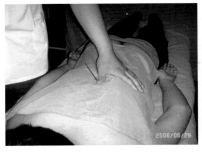
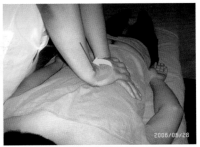

A. 拇指按压住阳性反应点　　　　　B. 另一手掌根按压在拇指上施术

图6-4　拇指掌根推压法

位，术者站于一侧，以肘关节屈曲平放于患处，做滚、按、揉动作。该法对背肌筋膜炎、腰肌劳损有显著疗效（图6-5）。

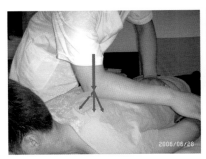
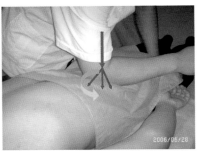

A. 肘关节置于腰背部　　　　　　B. 肘关节置于臀部

图6-5　肘关节松肌理筋法

第三节　"零角度"整脊术的创立

目前，纵观国内外推拿正骨整脊手法主要有以下几种：颈部手法主要有旋转法和扳法，其中扳法包括斜扳法和定点斜扳法；胸部手法主要有旋转法、扩胸牵引法和对抗复位法；腰部手法主要有旋转复位法、斜扳法、后伸扳法，其中斜扳法包括侧卧位斜扳法、仰卧位长柄式斜扳法和坐位斜扳法，后伸扳法包括双腿后伸扳法、单腿后伸扳法。

"零角度"整脊术的创立，在技巧性上超越了传统旋转复位法、斜扳法、对抗复位法等大力度、大角度的不足，真正体现了"以巧代力"的内涵。传统整脊手法在操作过程中不仅患者痛苦大，而且医者费力费时。更有甚者完成手法矫正时医者需要1～2名助手才能完成矫正。

"零角度"整脊术的特点为小力度、小角度或无角度，操作过程中患者无痛苦，医者省力、省时，无需助手，只需数秒即可完成整脊矫正。充分体现了清代《医宗金鉴·正骨心法要旨》中所云"法之所施，使患者不知其苦，方为手法"的最高境界。该法已得到患者和同行专家的高度认可，并且他们一致认为"零角度"整脊术代表了整脊术的发展方向和历史潮流，体现了当今整脊手法的安全性、有效性、科学性、理论性、艺术性、可操作性及前沿性等特点。

一、传统推拿整脊手法的操作特点

● 多采用大手法、大力度、大角度，有时需要助手才能完成操作。

● 均以杠杆原理来完成操作手法（长杠杆和短杠杆）。

● 操作时使患者脊椎在瞬间产生旋转力、扭曲力来完成矫正。

● 传统手法多采用瞬间的爆发力、寸力来完成矫正。

　● 操作时手法作用力要通过各个连接的应力传递到作用点，固定点、定位较差。多采用间接作用力来完成矫正。

传统推拿整脊手法操作不当常出现两种情况：① 作用力过小达不到矫正的目的。② 作用力过大易出现意外损伤。

二、国外对手法的新认识

美国《骨科疾病的矫形按摩》讲到一种新型按摩方法，即"波动运动"法，其来源于中国的对抗性内功"太极"的功法。要求将"气"运用于按摩之中，仅使用极少的肌肉力量，对医患双方都起到了放松的作用，避免了过度劳损的问题。中国称这种极少力量方法为"无为"，即一种不用力的力量。太极强调内部能力增强，并试行将气发给他人，达到以柔克刚的效果。对于国外学者能把手法同中国的太极有机结合起来，并在临床实践中取得了满意的效果，笔者感到十分震惊和欣慰。震惊的是起源于中国的太极功法，却能被国外的学者重视和发展，欣慰的是自己通过多年的临床实践总结所创立的"零角度"整脊术，同国外的"波动运动"法作用机制十分吻合。真正体现了"无为"的内涵，达到了手法的最高境界。

三、国内文献对手法最高境界的要求

清代《医宗金鉴·正骨心法要旨》云："夫手法者，谓以两手按置所伤之筋骨，使乃复旧也。"为了提高手法复位技术，要求医生在治疗前必须了解局部骨关节结构。笔者认为"零角度"整脊术在治疗时，做到了两手按置所伤之筋骨，并达到整复的效果。《医宗金鉴》更进一步强调要明辨骨骼、经筋的位置，云"盖一身之骨体，既非一致，而十二经筋之罗列序属，又各不同。故必素知体相，识其部位，一旦临证，机触于外，巧生于内，手随心转，法从手出，虽在肉里，以手扪之，自悉其情"。可看出明代以后施术时已注意手法要轻、巧、稳、准，注重软组织的保护。"零角度"整脊术在治疗时，做到了手到、心到、法到的最高境界，体现了"以巧代力"的思想。

四、"零角度"整脊术的创立背景

在继承、吸纳、提炼祖国各流派推拿正骨手法精华的基础上，结合国外诸多整脊、矫形按摩手法及理论，根据自己 10 多年来治疗脊柱相关疾病的经验，逐步总结了一套行之有效的特色整脊术——"零角度"整脊术。

五、"零角度"整脊术的定义

"零角度"就是整脊操作过程中患者脊柱不会出现任何形式的旋转力和扭曲力。

"垂直"指医者"豆状骨"垂直发力到"阳性反应点"。

"暗调"指医者的作用力与患者的反作用力瞬间形成合力而完成操作，做到手到、法到、意到，验证了《医宗金鉴》所讲的"手随心转、法从手出"的理论。操作过程中给患者一种手没动的感觉，其实医者的心（心指意念或内力）早已在动并完成治疗。

六、"零角度"整脊术操作要领

患者俯卧位，医者采用"豆状骨"在患椎阳性反应点上给予有限的作用力，1～2秒就可完成整脊治疗。

七、"零角度"整脊术的特点

● 整脊治疗时无需脊柱做任何形式的旋转运动，只需医者在患椎阳性反应点上给予有限的作用力，即可矫正。无需使患椎有任何形式的旋转力、搬动力，避免了手法的不良反应。

● 零角度施治，安全系数极高，针对患椎阳性反应点，不连动椎体其他组织，无需任何的杠杆力，灵活应变，简便易行，尤其适合老年及体弱的患者，施术时不受环境、体位的限制。

● 施治时以患者的反作用力为主，以医者的作用力为辅，当医者的作用力和患者的反作用力形成合力时，再施以有限的作用力即可矫正。可达到"动中求正"的效果。

八、"零角度"整脊术临床应用

（一）颈椎"零角度"整脊术

1. 俯卧位

患者俯卧位，胸前垫一软枕（约20 cm）两手平放于前额部，使颈部放松，医者站于患者前方，以患者右侧颈3压痛为例，医者右手掌根豆状骨垂直力置于压痛点，当力线传导至压痛点（以豆状骨和压痛点融为一体之感为佳）时，医者以右手掌根部轻轻向内旋转（即脊柱中线），常可听到弹响声，触诊压痛点消失或疼痛减弱（图6-6）。

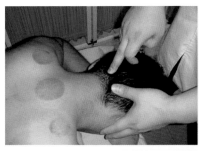
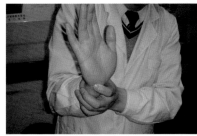
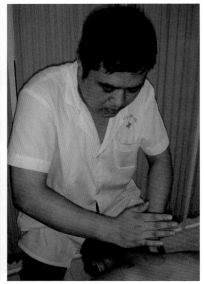

图6-6　颈椎"零角度"俯卧位整脊术

适应证：在C1～C7椎旁阳性反应点。

优点：对C1～C2椎体的矫正安全、科学、高效。特别对颈源性眩晕导致的体位性眩晕、恶心、呕吐不宜采用旋转法和侧扳法时，运用此法治疗有立竿见影之效，而且患者无任何的不适感。

2. 坐位

患者取坐位，低头放松颈部。以患者右侧C5椎旁阳性反应点为例，医者站于患者后方，左手放于患者左侧颈肩部（起到固定患者身体和调整医者自身平衡的目的），右手掌根豆状骨置于C5椎旁阳性反应点之上，采用垂直力置于阳性反应点，当力线传导至压痛点（以豆状骨和压痛点融为一体之感为佳）时，医者右手掌根部轻轻向内旋转（即脊柱中线），常可听到弹响声，触诊压痛点消失或疼痛减弱（图6-7）。

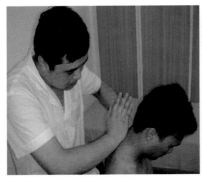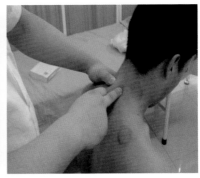

图6-7　颈椎"零角度"坐位整脊术

适应证：在C4～T4椎旁阳性反应点。

优点：对C6～T1椎体的矫正安全、快速、高效。

（二）胸椎"零角度"整脊术

患者俯卧位，术者站于一侧。以T6棘突右侧压痛为例，医者右手掌根部固定棘旁压痛点后，缓慢用力向下向外呈弧形牵引至最大角度时，右手掌根瞬间加大旋转力度和角度，同时向右下方发力，常可听到弹响声，手法完毕（图6-8）。也可双脚踩地，趴于床上或桌子上进行治疗，该法方便、简单（图6-9）。

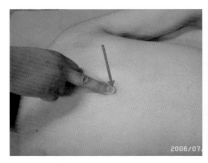

A. 定点

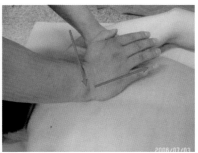

B. 医者右手固定棘旁压痛点

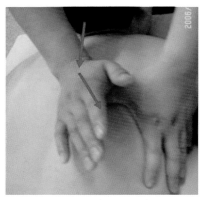

C. 医者右手固定棘旁压痛点

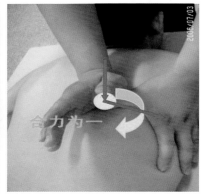

合力为一

D. 右手向外牵引完成施术

图 6-8　胸椎 "零角度" 整脊术（一）

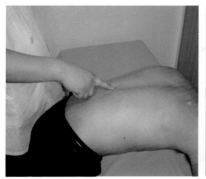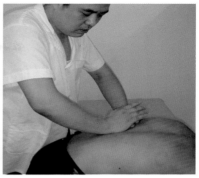

图6-9　胸椎"零角度"整脊术（二）

（三）胸肋关节"零角度"整脊术

临床观察除了脊柱位移失稳可引起脊柱相关疾病外，肋骨的错位也是引起胸椎位移失稳不可忽视的重要因素。肋骨前面有胸肋关节（图6-10），在后方有肋椎关节与肋横突关节，当外伤、劳损等因素引起胸椎侧弯、小关节紊乱等时，均可引起肋骨的错位。触诊检查胸肋关节上面有明显的阳性反应点，且大多与胸椎的阳性反应点在同一侧，这说明肋骨的错位与脊柱位移失稳两者是相互影响的。

临床肋骨错位十分多见，长期伏案工作的人群，颈胸椎曲度改变的患者，均可引起肋骨错位。笔者在临床体会到脊柱呈"S"形侧弯的患者或胸椎侧弯的患者，其胸肋关节都有不同程度的错位或移位，在整脊矫正时采用胸肋关节、肋椎关节同步矫正的方法，临床疗效十分显著，特别对胸源性的内科疾病可达到立竿见影之效。纵观目前国内外各整脊流派，无一人提出"胸肋关节定点整脊术"相关的手法，笔者在临床实践中创新提出"胸

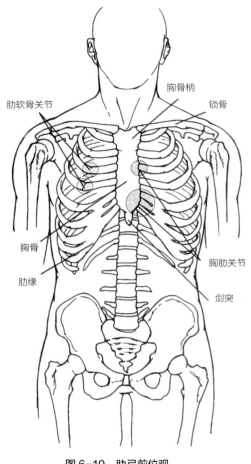

图 6-10　肋弓前位观

肋关节定点整脊术"，运用到临床得到患者的高度认可。因此笔者在此提出在治疗胸源性疾病疗效不佳时，应触诊检查胸肋关节是否有错位现象，其检查方法同脊柱一样，采用手指触摸胸肋关节是否有隆起或压痛等阳性反应点。具体操作如下：患者仰卧位，医者站于头侧，以豆状骨置于压痛点之上，向下施渗透力，同时向外推按，继而施以旋转力，常可听到弹响声或有移动感（图6-11）。

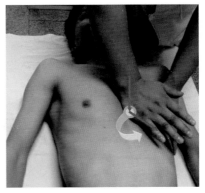

图6-11　胸肋关节定点整脊

操作过程中要"以巧代力"，不要使用蛮力，真正体现出"法之所施，使患者不知其苦"。本方法对于心前区疼痛、胸痛、肋软骨痛疗效显著。

（四）腰椎"零角度"整脊术

患者俯卧位，以L4椎旁右侧压痛为例。医者站于对侧，以右手掌根豆状骨固定压痛点，左手按压于右手之上，双手二力合一，向下（垂直力）向外（牵拉力）呈弧形旋转（脊柱中线），常可听到弹响声或掌下有移动感，触诊压痛消失（图6-12）。

要点：三力合一瞬间完成，以患者的反作用力为主，医者发力为辅。

（五）骶椎"零角度"整脊术

患者俯卧位，医者站于其一侧，以S2左侧阳性反应点为例，医者用右手的豆状骨置于压痛点之上，缓慢用力向下成45°下压至最大限度（有豆状骨与压痛点融为一体之感最佳），此时，医者豆状骨缓慢用力向外向下呈弧形外旋，在旋转的过程中即可听到弹响声或手掌下有移动感，触诊压痛点消失或缓解，

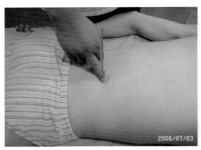

A. 定点

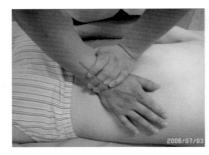

B. 用豆状骨施术

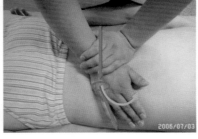

C. 双手合力

D. 向下向外弧形旋转

图6-12　腰椎"零角度"整脊术

手法告毕（图6-13）。

　　适应证：在S1 ~ S5之上的任何阳性反应点所致的腰骶部疼痛。

　　操作要点：① 因骶骨肌肉薄，切不可使用力量较大的硬性手法以免挫伤骶部软组织。② 整脊时始终以阳性反应点为中心，所采用的力度较小，发力的角度、方向，均不能超出阳性反应点的范围。

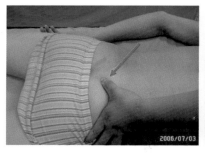
A. 定点

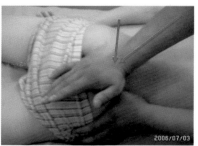
B. 豆状骨置于阳性反应点上

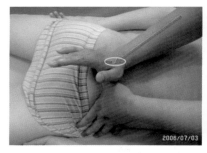
C. 缓慢用力成 45° 下压

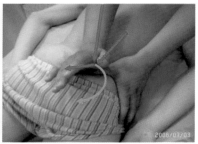
D. 向外向下外旋

图 6-13　骶椎"零角度"整脊术

第四节　传统整脊推拿正骨手法介绍

目前，在脊柱推拿、正骨、整脊手法的生物力学方面，国内大的科研单位的研究主要集中在脊柱旋转手法的机制上，影像学的研究主要是颈椎的旋转手法对颈部骨性结构的影响。传统推拿、正骨、整脊手法多以"闪动力"为矫正特点，多适用于青壮年和健壮的中老年患者，而对体质较弱的老年、儿童患者及急性期疼痛剧烈的患者则需慎重施术。

● 传统推拿正骨手法口诀

关节错位需正骨动中求正是要诀，

肌肉放松勿对抗切记粗暴伤患者，

"定点""动点"选得准椎间狭窄加牵引，

关节开合要充分轻巧"闪动"定成功。

● 整脊医师口诀

整骨不整肌根本不懂医，

整肌不整椎病痛一大堆。

一、颈椎整脊术九法

（一）上颈段整脊调颈法

以 C2 左侧压痛为例，患者坐位，全身放松，颈部前屈约 20° 向左侧旋 10° ～ 15°。医者站于患者背后，左手拇指固定于压痛点，右手放于患者前额部，向左下方缓慢旋转，双手协调调整旋转角度，当旋转角度落于患椎痛点处，右手向左下方瞬间旋转用力，常可听到喀嚓声，诊查压痛点消失（图 6-14）。

（二）下颈段整脊调颈法

以 C5 左侧触痛为例，患者坐位，全身放松，令患者头部后仰约 15° ～ 20°，并向左侧旋转 15° ～ 20°。术者站于患者背后，左手拇指固定压痛点，右手放于患者前额部，向左下方缓慢旋转，双手协调调整旋转角度，当旋转角度到达患椎痛点时，右手向左下方瞬间旋转用力，常可听到喀嚓声，诊查压痛点消失（图 6-15）。

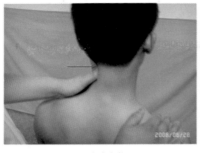

A. 定点定位

B. 颈部微前屈

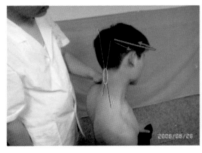

C. 头部左旋

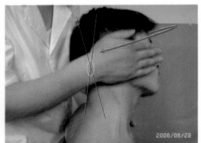

D. 医者右手向左下方旋转

图6-14　上颈段整脊调颈法

（三）颈椎软性牵引法

患者仰卧位，术者坐于治疗床前，一手托患者下颌，另一手拖起患者颈枕部，双手协调用力，缓慢有节律地向头顶方向牵引，至最大限度时，缓慢向一侧旋转，复原；再向对侧旋转，复原。手法完成（图6-16）。

适应证：颈椎小关节失稳，对椎动脉型、神经根型颈椎病急性期的中老年患者较适宜。

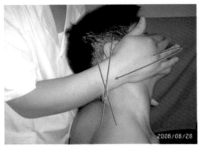

A. 定点定位

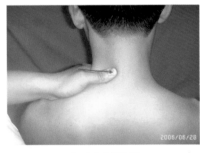 　　　B. 颈部微向后仰

C. 头向左侧旋转　　　　　　　　D. 医者右手向左下方旋转

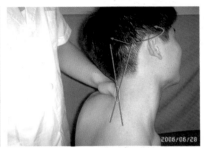

图 6-15　下颈段整脊调颈法

（四）拔伸牵引法

患者坐位，术者站于患者背面，医者双手拇指点按于患者双侧风池穴区，余四指呈扇形固定下颌处，缓缓上拔至最大角度时，向左右方向慢慢旋转 1 ～ 2 次（图 6-17）。对体质弱、高血压及严重眩晕者慎用。

（五）指压敷贴法

患者坐位，术者站于背后，术者双手拇指自上而下，沿棘突旁两侧呈节律性、跳跃性缓慢用力按压。该法对颈椎生理曲度变

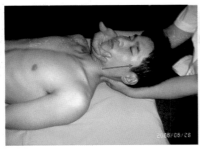
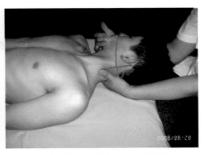

A. 医者双手协调用力进行牵引   B. 牵引到最大限度时，缓慢旋转

图 6-16　颈椎软性牵引法

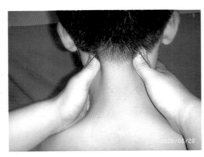
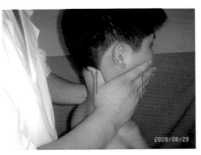

A. 医者两拇指按在风池穴区   B. 双手托在下颌处

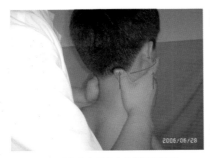
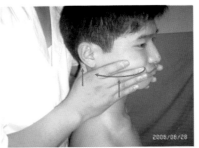

C. 双手向上牵引并向左侧缓慢旋转   D. 双手向上牵引并向右缓慢旋转

图 6-17　拔伸牵引法

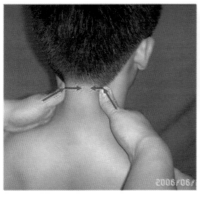
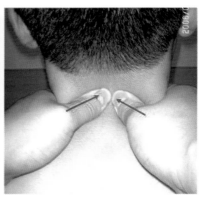

A. 双手拇指按压棘突两侧并向中间挤压   B. 双手拇指向前按压

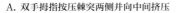

图 6 - 18   指压敷贴法

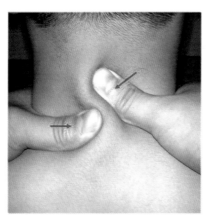

图 6-19   拇指对挤调颈法

直反弓，尤其对青少年型颈椎病疗效显著（图 6-18）。

（六）拇指对挤调颈法

患者坐位，以 C5 棘突偏左为例，术者左手拇指固定于压痛点，右手拇指置于 C5 棘突对侧上方，双手拇指呈反方面对挤（左手拇指用力略向左下方），以调整偏歪之棘突（图 6-19）。

（七）拇指定点推压法

患者俯卧位，胸前垫一软枕，头部略低，颈部自然放松，以 C5 棘突左侧压痛为例，术者左手掌放于患者右侧颈肩部，右手拇指缓缓推按压痛点（用力方向由上至下，略向左下方）2～3次，手法完成（图6-20）。

（八）颈椎定点仰头矫正法

患者仰卧，以 C2 左侧阳性反应点为例，医者一手托其下颌，另一手托其枕部，拇指固定于 C2 阳性反应点，嘱患者放松头部，将患者头部上仰及右侧转动，当上仰、右侧转动的角度及力线传导至 C2 阳性反应点时，医者稍加大向右侧转动的角度及力度。常可听到弹响声或拇指下有移动感，触诊阳性反应点消失（右侧反之）（图6-21）。

适应于枕寰、寰枢关节及 C2～C4 椎旁阳性反应点。

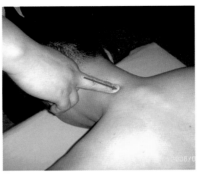

A. 左侧 C5 旁压痛

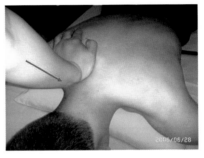

B. 左手掌放于患者右侧颈肩部

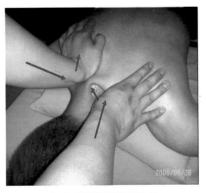

C. 右手拇指缓缓推压痛点

图 6-20　拇指定点推压法

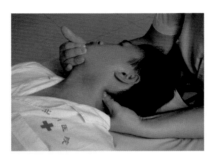

图 6-21　颈椎定点仰头矫正法

（九）颈椎定点低头矫正法

患者侧卧、平枕、低头前屈 20° ～ 30°，以 C4 左侧阳性反应点为例，医者一手固定颈枕部，拇指固定 C4 阳性反应点，另手托其面颊部将头转动，当力线传导至 C4 阳性反应点时，稍加大转动的力度，常可听到弹响声或拇指下有移动感。触诊阳性反应点消失（右侧反之）（图 6-22）。

适应证：在 C2 ～ C6 椎旁阳性反应点。

要点：以力线传导至阳性反应点为标准，而不以低头前屈 20° ～ 30° 为标准。因颈椎曲度反弓、变直、正常及椎体的节

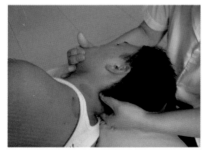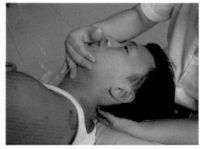

图 6-22　颈椎定点低头矫正法

段不同所采用的角度均不同，故临床因人而异。

二、胸椎整脊术八法

（一）拔伸旋颈按压法

患者俯卧位，胸前垫一软枕，约 20 cm，头略低，颈部自然放松。术者站于患者头部前方，以 T2 棘突右侧有阳性反应点为例，术者左手拇指按压阳性反应点，右手掌放于患者颈枕部，缓慢向右下方旋转，当力线传导至左手拇指有对抗感时，右手掌稍用力，瞬间用力旋转，常可听到弹响声，手法完毕，触诊压痛消失（图 6-23）。

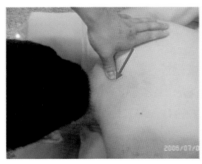 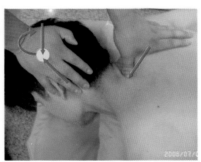

A. 定点定位　　　　　　　　　　B. 医者右手放于患者颈枕部

图 6-23　拔伸旋颈按压法

（二）胸椎定点掌推法

患者俯卧位，术者站于一侧，以 T7 棘突右侧有阳性反应点为例。术者右手掌根鱼际部固定右侧阳性反应点，左手固定于右侧椎体下方起稳定作用，右手掌向左下方缓慢用力推开附近软组织，紧贴阳性反应点处向左下方推按 2 ~ 3 次，手法告毕（图6-24）。

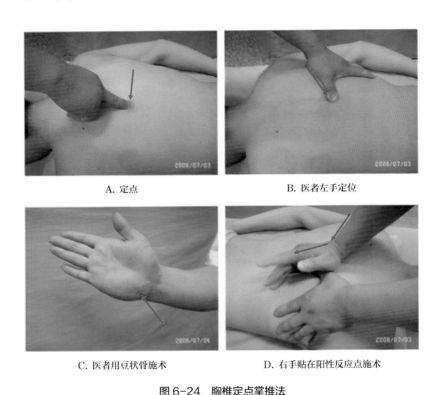

A. 定点

B. 医者左手定位

C. 医者用豆状骨施术

D. 右手贴在阳性反应点施术

图 6-24　胸椎定点掌推法

（三）定点掌根按压法

患者俯卧位，术者站于一侧，以 T5 棘突压痛为例。术者两手掌相对小鱼际置于患椎两侧，缓慢用力推开附近软组织后，使双手鱼际部紧贴胸肋关节，两手小指与脊柱平行，余三指交叉组合，术者身体重力经两肘传导至鱼际部，到一定程度后瞬间发力，完成矫正（图6-25）。

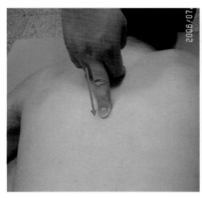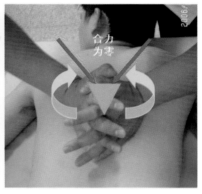

A. 定点　　　　　　　　　B. 双手小鱼际推开软组织施术

图6-25　定点掌根按压法

（四）掌根拇指对压法

患者俯卧位，术者站于一侧，以T5右侧有压痛点为例。术者一手拇指固定压痛点，余四指呈扇形，紧贴皮肤，另一手掌置于拇指对侧，双手协调缓慢用力下压至最大限度时，稍加用力，即可矫正（图6-26）。

（五）掌根对抗整复法

掌根对抗整复法分为两种。

（1）第一种：患者俯卧位，医者站于一侧，以T8压痛为例（左右压痛均可）。医者一手掌根部放于T8上方，一手掌根部

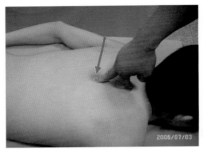
A. 定点

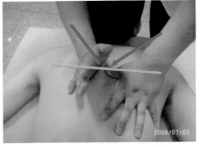
B. 掌根和拇指在同一椎体两旁

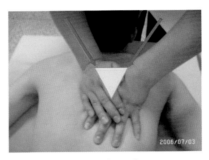
C. 双手协调用力

图6-26 掌根拇指对压法

放于T8下方，两掌根缓慢向上、向下旋转到与T8横突相平行（感觉有力线传导到患椎）时，稍加旋转的力度和角度，即可听到弹响声，脊诊诊察压痛点消失或减弱。此法适用于体质较强壮的中青年患者。以T4 ~ T10椎体为主（图6-27）。

（2）第二种：患者俯卧位，医者站于一侧，以T8压痛为例（左右压痛均可）。医者一手掌根部放于T8上方，一手掌根部放于T8下方，两掌根缓慢向上、向下平行用力与T8横突相平行（感觉有力线传导到患椎）时，双手用有限的反作用力，即可听

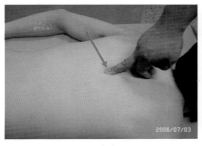

A. 定点

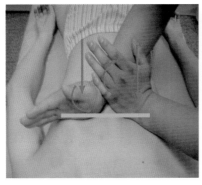

C. 两掌根缓慢相对旋转到与椎体平行

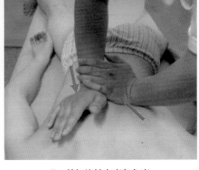

B. 双手掌根放于椎体上、下缘

D. 稍加旋转力度和角度

图6-27　掌根对抗整复法（1）

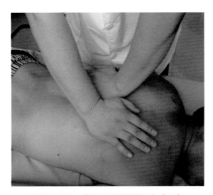

图6-28　掌根对抗整复法（2）

到弹响声，脊诊诊察压痛点消失或减弱。此法适用于体质较强壮的中青年患者。以 T4 ~ T10 椎体为主（图6-28）。

（六）站式肘推法

患者靠墙站立位，双手十指交叉抱于颈部，双肘向中间相互靠拢，医者右手伸直拇指，屈曲余四指呈握拳状，使大鱼际肌肉隆起，以此大鱼际肌肉贴于患椎棘突上，左手推患者两肘关节，嘱患者深吸气，在呼气末时稍做"闪动力"推按，便可听到弹响声（要求医者右手背垫一毛巾，以免手背受伤）。此法也可演变为"仰卧位压肘法"（图6-29）。

适应证：在 T2 ~ T8 椎旁阳性反应点。

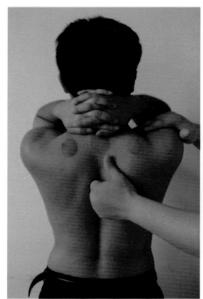
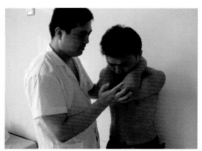
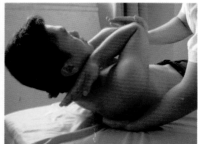

图6-29　站式肘推法

（七）双掌重叠推压法

患者俯卧位，胸前垫一软枕，医者站于阳性反应点对侧，双手重叠，掌根置于阳性反应点之上，将手掌下压与患者皮肤紧密接触，当有力传导至阳性反应点时，术者慢慢顺肋骨走向朝外下方以闪动力推压 2 ～ 3 次，常可听到弹响声（图 6-30）。适用于胸椎小关节紊乱症，尤其对肋椎关节错位针对性强。

（八）提肩膝顶整复法

患者端坐于治疗椅上，术者站于其后，用一膝顶靠在患者棘突后，嘱患者头部后仰，放松双手交叉重叠置于颈项部。术者双手置于患者腋下方，双手和膝协调用力，双手向上提拉，膝向上顶，常可听到弹响声。此法最大优点是操作时肩部无疼痛感，而同类手法操作时常可引起患者肩关节疼痛（图 6-31）。

三、腰椎整脊术六法

（一）仰头牵拉侧搬法

此法由传统侧搬法结合临床实践演变而来。患者侧卧位，以 L3 棘突旁有阳性反应点为例，医者右肘关节固定患者臀部，左手掌按压患者肩关节，令其头部最大角度后仰，医者左手掌随头后仰角度慢慢前推，当力线传导至 L3 椎体时，医者双手瞬间发力，即可矫正（图 6-32）。

（二）压臀旋髋侧搬法

患者侧卧位，医者站于对侧，右肘关节固定按压臀部，左

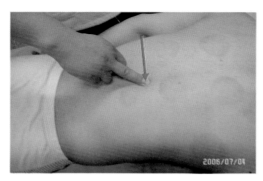

A. 定点

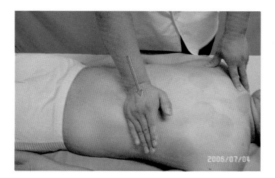

B. 一手掌根固定阳性反应点

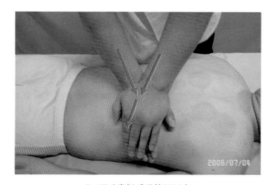

C. 双手掌根重叠协调用力

图 6-30　双掌重叠推压法

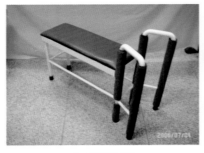

A. 整脊矫正椅

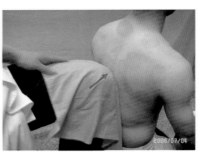

B. 术者一膝顶靠在患者棘突上

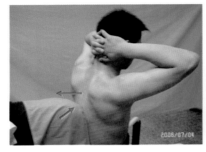

C. 患者双手放松交叉置于颈项部

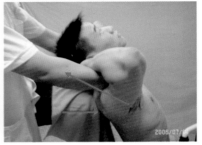

D. 术者膝、手协调用力向上提拉

图 6-31　提肩膝顶整复法

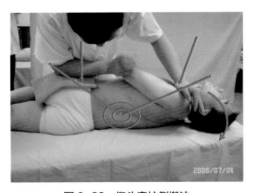

图 6-32　仰头牵拉侧搬法

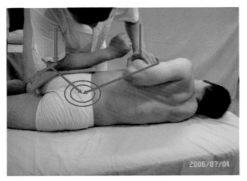

图6-33　压臀旋髋侧搬法

手固定患者肩关节，右肘关节呈斜角缓缓下压，臀部呈最大角度，当力线传导至患椎时，医者右肘关节稍加用力即可矫正（图6-33）。

（三）屈膝屈髋侧搬法

患者平躺，医者站于一侧，令患者一侧下肢屈膝屈髋约90°，医者一手固定患者同侧肩部，一手固定膝关节向内侧缓缓下压2～3次即可

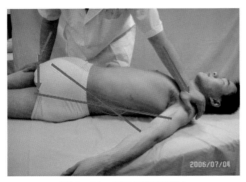

图6-34　屈膝屈髋侧搬法

矫正（图6-34）。适用于胸腰段小关节错位及骨盆前后移位。

（四）定点掌根推按法

患者俯卧位，医者站于一侧，以L5右侧有阳性反应点为例。医者右手掌根部固定偏歪之棘突，左手握住右手腕关节以固定。双手合力向对侧斜行方向缓缓推按。右手掌根在推开软组织，当力线传到患椎时瞬间发力，完成矫正（图6-35）。

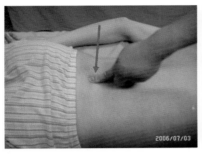

A. 定点   B. 定位

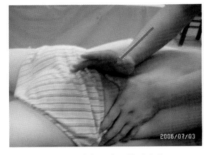

C. 右手掌根固定阳性反应点   D. 右手掌根推开软组织施术

图6-35 定点掌根推按法

（五）提腿闪腰法

患者俯卧位，以L4左侧阳性反应点为例。医者站立其左侧，左手掌按压于L4椎旁，右手将患者右膝及大腿拖起后伸并向左侧上方牵拉，当力线传导至患椎时，双手协调反方向用力，常可听到弹响声，完成矫正（图6-36）。对肥胖的患者常采用掌根按压，对体型瘦小的患者也可采用拇指按压。

适用于腰椎侧弯旋转、曲度变直、反张等引起的腰后关节错位及椎间盘病变。老年患者慎用。

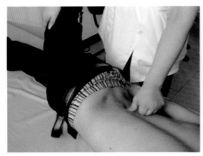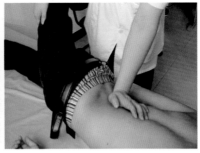

图 6-36 提腿闪腰法

（六）坐位定点旋转矫正法

患者端坐于治疗椅上，医者坐于患者之后，以 L4 右侧阳性反应点为例，医者左手拇指屈曲按压于阳性反应点，右手则自患者的右腋下穿过，右手掌固定于颈项部，嘱患者前屈 40° ~ 60° ，缓慢地向右侧方旋转，当旋转到力线传导至患椎时，稍加大旋转的力度即可听到弹响声，完成矫正（图 6-37）。

适应证：在 L1 ~ L5 椎旁阳性反应点。

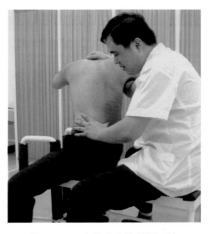

图 6-37 坐位定点旋转矫正法

四、骨盆矫正五法

（一）屈膝屈髋骨盆对压法

患者仰卧，以右侧为例。右侧下肢屈膝屈髋，外展至最大

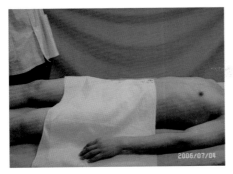

A. 患者仰卧

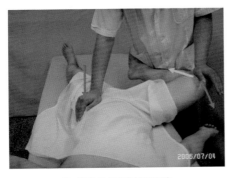

B. 将患者右下肢屈膝屈髋

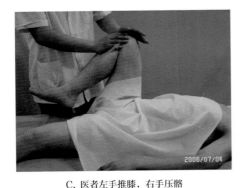

C. 医者左手推膝，右手压髂

图6-38 屈膝屈髋对压法

角度，医者左手掌压在患者右膝盖内侧上方，右手掌压在患者左侧髂前上棘处，医者右手将患者右侧大腿往下压30～60秒，可连续2～3次，同时令患者膝关节稍用力对抗（图6-38）。

（二）"4"字骨盆牵引法

患者仰卧位，双下肢伸直，取患侧呈"4"字放于对侧膝关节上方，医者左手掌按压住耻骨联合部位，另一手握住患者踝关节，肘关节屈曲按压膝关节上方，向前方推压最大限度时瞬间发力，完成矫正（图6-39）。

（三）骨盆掌根按压斜推法

患者俯卧位，医者一手掌平放于髂嵴上缘处，

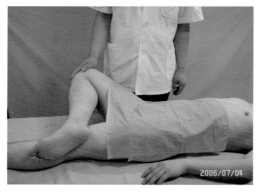

A. 患者仰卧，患肢呈"4"字

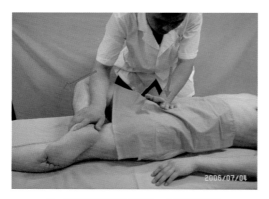

B. 医者左手按压耻骨联合，右手握踝关节

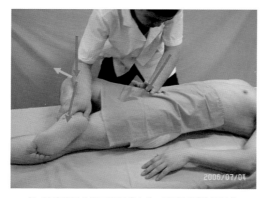

C. 肘关节屈曲按压膝关节上方，双手同时协调用力

图6-39 "4"字骨盆牵引法

另一手掌平放于骶髂关节上，医者双手向下向前推压数次，完成矫正（图6-40）。

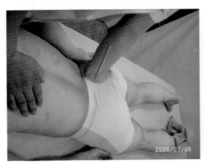 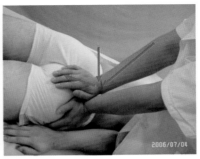

A. 定点　　　　　　　　B. 双手分别放于髂嵴上缘和骶髂关节，协调用力

图6-40　骨盆掌根按压斜推法

（四）压髋推膝调盆法

压髋推膝调盆法分两种。

（1）第一种：患者仰卧位，以右侧髂骨上移为例。医者站于右侧，令患者右下肢屈膝曲髋，医者左手放于髂前上棘处，右手掌放于膝关节处。左手向下、向前压，右手向下、向前推，协调用力2～3次（图6-41）。此法适用于髂骨向上移位者。

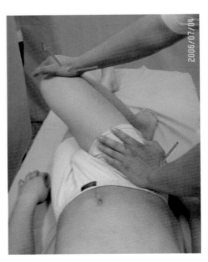

双手协调用力

图6-41　压髋推膝调盆法（一）

（2）第二种：患者体位同上，医者左手放于髂前上棘处垂直下压，右手放于膝关节内侧推，双手协调用力 2 ~ 3 次（图6-42）。此法适用于骨盆旋转式移位。

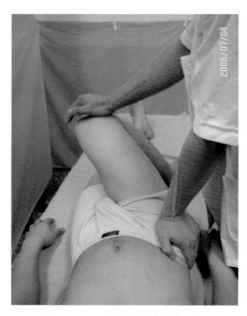

图 6-42　压髂推膝调盆法（二）

第五节　有关整脊术的其他介绍

一、整脊术医源性损伤的原因

根据国内外文献报道及笔者多年临床实践经验，发现导致整脊治疗意外的原因有：① 整脊治疗时适应证选择不当，对有禁忌证的患者实施了治疗，引起医源性损伤。如骨质疏松、转移瘤导致的骨质破坏、外伤等。② 整脊医生技术不太成熟或临床时间太短导致临床操作不当，作用力过大造成脊柱被动运动幅度过度而造成医源性损伤。

二、整脊术疗效判断的依据

以整脊术治疗前后临床体征的变化为判读整脊术操作成功或有效性的客观依据，而不是以整脊术操作过程中是否发出弹响声或影像资料上棘突偏歪、脊柱侧弯、椎体滑脱、椎曲等是否发生改变作为评判整脊术疗效的依据。

三、中医学对整脊术的认识

督脉沿脊柱走行，其督率周身阳气，与五脏六腑相通，抵御病邪侵入，确保人体健康，具有"决生死，处百病"的作用，乃人体健康之本。《庄子》云："沿顺督脉这条命脉，可以颐养身体，可以保全生命，可以涵养精神，可以享尽天年。"以上所述充分说明整脊术具有平衡阴阳、调理脏腑、养生保健、防病治病的效果，是治疗亚健康患者的有效方法之一。《医宗金鉴·正骨心法》云"脊筋隆起，骨缝必错……当先按其筋，令其柔软，再按其骨徐徐合缝"，说明整脊术具有理筋、正骨、疏通经络、活血化瘀的作用。

四、现代医学对整脊术的认识

现代医学研究证明人体有近百种疾病或症状与脊柱有关，脊柱是维护身体健康与长寿的关键。其治疗作用有以下几点：

（1）调整脊柱，恢复脊柱力学平衡。

（2）促进软组织修复，改善局部血液循环。

（3）松解粘连，解除痉挛。

五、整脊对人体亚健康状态的调整

据医学统计，我国有 70% 的人处于亚健康状态，特别是科学家、企业管理者和白领阶层，其亚健康人数的比例已高达 85%。亚健康的含义是虽没有明显的病症，但却出现一些介于健康与疾病的中间状态。这种状态就好像人站在悬崖边，进一步就会掉进万丈深渊，退一步会平安无事。可以说亚健康状态是潜在的病根，如果长期得不到治疗和调整就会成为许多疾病的诱因，后果不堪设想。

世界卫生组织（WHO）提出了人体健康的 10 条标准：① 有足够充沛的精力，能从容不迫地应付日常生活和工作的压力，而不感到过分紧张。② 处事乐观，态度积极，乐于承担责任，事无巨细不挑剔。③ 善于休息，睡眠良好。④ 应变能力强，能适应环境的各种变化。⑤ 能够抵抗一般性感冒和传染病。⑥ 体重适当，身材均匀，站立时头、臂位置协调。⑦ 眼睛明亮，反应敏锐，眼睛不发炎。⑧ 牙齿清洁，无空洞，无痛感，齿龈颜色正常，无出血现象。⑨ 头发有光泽，无头屑。⑩ 肌肉、皮肤有弹性，走路感觉轻松。

亚健康状态的特征是患者体虚困乏、易疲劳、失眠、注意力不集中、不能正常生活和工作，但是，在医院经过全面系统的检查后，可能完全正常，也可能某些指标处于"边缘状态"，却没有指向性的疾病提示。当身心处于亚健康状态时，如果不予以关注，不采取有效的措施加以防范和调理，就会引起内分泌紊乱、神经系统失调、免疫功能下降，最终导致各种心身疾病的发生。因此亚健康状态问题已经引起世界卫生组织的高度关注。

（一）亚健康状态产生的原因

导致亚健康状态形成的主要因素包括社会、心理、环境、营养、运动、工作、生活方式与行为、气象、生物等多个方面，每个因素都有特定的内容，但又相互关联。

1. 心理、社会因素

世界卫生组织提出："工作紧张是威胁许多在职人员健康的因素。"日常生活中的过度紧张和焦虑正在成为现代人的"隐形杀手"，因此造成的心理应激，可引发多种心身疾病。心理应激是由于个体在生活适应过程中，对于环境要求与自身应付能力不平衡的认识所引起的一种心身紧张状态，这种紧张状态倾向于通过非特异的心理和生理反应表现出来。大量的研究表明，应激反应所引起的体内组织学、生理学和生化改变有 1400 多种，涉及机体的多个系统，尤其是与神经内分泌、免疫调节网络密切相关。当这一状态程度过重或持续时间太长（过度应激）时，往往会引起机体某些器官或功能的紊乱，导致疾病的发生。已经证实，应激或心理防御机制的破坏与某些自身免疫、肿瘤和传染病的发生发展相关，以及许多疾病与慢性精神性应激的积累影响相关。

现代社会生活节奏的加快带来了许多诱发心理应激的因素，如工作与社会的压力，对金钱与名誉的追求，人际关系的复杂化，交通拥挤，住房紧张，升学就业竞争激烈，择偶困难，婚姻裂变，独生子女教育问题，老人赡养问题，下岗与再就业等，面对多方的压力与竞争，许多人感到无奈与无助，加之人们缺乏心理知识，有意无意间在人际交往的互动中，造成了助长心理疾病的不良环境。世界卫生组织的有关专家调查证实，世界上每时每刻都有 1/3 左右的人们有这样那样的心理问题。

2．环境因素

当人类在享受着现代物质文明带来的种种便利与舒适时，同时也在为其付出巨大的代价。居室内外的环境遭受污染，人体受到细菌、病毒、寄生虫及化学有毒物质的侵袭，也是导致人类亚健康状态的主要原因。

室内的环境污染在发达国家最为常见。许多在高级写字楼工作的"白领族"经常会抱怨头痛、头晕、眼睛干涩、咽喉不适、疲倦、心烦、易感冒等。过去，人们一直以为办公室工作环境是所有职业中最好的，事实上，作为一种职业，办公室工作本来就存在职业卫生问题，只是一直被忽略而已。在现代化办公室出现以前，办公室职业就有一些多发病存在，如颈椎病、神经衰弱、腰肌劳损等。

近十几年来，随着中央空调、计算机和复印机的介入，室内建筑材料、装饰材料、家具设施、办公设备等挥发出的有害气体物质，人体排出的废气，人员进出带入的灰尘和各种微生物，空调管道中因长期不清洗而滋生的真菌等，再加上相对恒定的室温和湿度，为工作需要而设计但对人体并不适应的照明度等，均会对人体健康造成一定的影响。另外，居室装饰材料、日常生活品及家用电器等产生的有害气体和电磁波等可损伤人体的呼吸道黏膜，降低机体的免疫力，甚至导致癌症的发生。室外的污染也不容忽视。二氧化硫、粉尘、汽车尾气、沙尘暴、垃圾、噪声、电磁波等，或直接对人体心肺、血液及免疫系统造成损害，或造成饮用水、食品的污染而间接损害人体健康。

3. 饮食因素

研究表明，约有 1/3 的人因各种原因而产生不正常的进食心理，这些心理因素是影响进食量和进食范围的重要原因，也是有损健康的不良因素。比如胖人的味觉十分丰富，对种类繁多、口味浓烈的食物总是馋涎欲滴。胖人对餐桌食物信息（色、香、味）十分敏感，反应极为强烈，这正是促使其进食过多、体重增加的原因。

体弱多病者的进食心理则十分紊乱。这种心理紊乱正是造成其原本较差的食欲进行性衰退的重要原因，导致其偏食和挑食。如高血脂患者往往对动物脂肪忌讳，甚至会对用少量猪油炒的蔬菜也不敢食用，尽管这类蔬菜十分可口，而且也不会增高血脂。这种不良进食心理导致其体内难以获得必需的营养成分，因此，体质每况愈下。失去平衡的进食心理终将造成体内营养物质的失衡和体液（血液）酸碱度的失衡，给健康造成潜在危害。

由于食品污染而引发的疾病已经引起人们的普遍关注。工业生产产生的数百万种化合物存在于空气、土壤、水、植物、动物和人体中。有机化合物、重金属、有毒产品存在于自然界的食物链中，并最终威胁到人类的健康。过去人们认为，海洋、河流是生命之源，它们的财富取之不尽。但事实上，海洋、河流的生态系统比想象的要脆弱许多。海洋和河流的污染，造成重金属和有机磷化合物等有害物质富集于水产品中，给人类健康带来严重的问题。此外，食品添加剂的滥用、伪劣商品的泛滥都对人们赖以生存的事物造成了严重的污染。

4. 生活方式与行为因素

不良的生活习惯可以使健康的人们逐渐走向亚健康状态。比如劳逸失度、睡眠不足（或常睡懒觉）、酗酒、药物依赖、吸毒、不吃早饭、缺少运动等，都会成为健康的隐患。

"过劳死"是指人们由于过度劳累而死亡，这种现代特殊病源自日本。据统计，日本每年约有 1 万多人因过劳而死，多数是白领阶层。过劳死已经成为威胁上班族的一大灾难。这种疾病的共同特点是由于工作时间长、劳动强度大，以致精疲力竭，突然引发身体潜藏的疾病急速恶化，并因救治不及而死亡。

近几年来，办公室的现代化使人们的工作以静为主，其实最易使人疲惫的莫过于长期缺乏运动。研究表明，人到了 30 岁以后，每过 10 年心脏的排血能力就下降 6%~8%，血压上升 5%~6%，肌肉组织减少 3%~4%，每日脑细胞递减以千万计。而经常锻炼身体的人，肌肉萎缩和力量的减退可推迟 10~20 年，血压可保持稳定的正常水平，运动还能推迟神经细胞的衰老，促进代谢产物的排出。因此，缺少运动可导致衰老和疾病。而过度饮酒、嗜食肥甘、饮食过量，早期会造成机体的营养失衡或营养不良，若进一步发展，乙醇缓慢损害身体，则可以引起脂肪肝、肝硬化、高脂血症、动脉硬化、高血压、冠心病等。此外，睡眠不足不仅造成身体疲劳、体力不支，也可影响人的心理情绪，降低工作积极性及效率，使人们对自己所从事的工作失去兴趣。

（二）亚健康状态的症状表现

亚健康状态包括生理和心理两个方面。患者除了躯体的一些不适症状外，还可出现精神、情志方面的异常。亚健康状态涉及的内脏器官广泛，人体的各个系统都有可能出现症状。

（1）心血管系统症状：上楼或稍多走些路就感心慌、气短、胸闷、憋气。

（2）消化系统症状：见到饭菜就没胃口，虽觉得饿，但不想吃，自觉腹胀、犯酸、恶心。

（3）骨关节症状：经常感到肩背疼痛，腰膝酸软，活动颈项时有响声。

（4）神经系统症状：经常头痛，记忆力差，全身无力，容易疲乏。

（5）泌尿生殖系统症状：性功能低下，性冷淡、尿频、尿急。

（6）睡眠症状：入睡困难，凌晨早醒，噩梦频频，甚至失眠。

（7）精神心理症状：① 疑病现象。将轻微的不适看成严重的疾病，特别是在亲友因病去世之后容易出现，经检查排除后仍不能接受医生的劝告，整日为自己虚设的疾病所困扰。② 烦躁、易激惹。易怒，甚至歇斯底里，事后不能理智地向人道歉。③ 偏执、自我牵连。每个人偶尔都会有自我牵连倾向，特别是对自己有不利影响的事物非常敏感，但一般为一过性的，如果这种情况持续存在，影响其生活、工作，即属病态。④ 错觉或幻觉。偶尔出现属正常，若反复或持续出现，则应到医院检查，排除脑器质性病变。⑤ 抑郁焦虑，顾影自怜且长久不能自拔。

目前，对亚健康的概念，医学界还没有一个规范的定义。但是，因其潜在的巨大危害性，以及在世界范围内逐渐增高的发病率，使有关亚健康的研讨已经成为一个热门话题。下面介绍一种医学专家推荐的亚健康状态检测方法，大家对照下列的症状，检测自己是否处在亚健康状态。如果累计分超过 30 分，健康已敲响警钟；如果超过 50 分，就需要静下来反思自己的生活状态，并进行合理的调整；如果达到 80 分，请赶紧去找医师进行治疗，并且应该申请休假，疗养一段时间。

早上起床时，常发现有头发掉落。（5 分）

感到情绪有些抑郁，会对着窗外发呆。（3 分）

昨天想好的事，今天就给忘了，而且这种情况最近经常出现。（10 分）

害怕走进办公室，觉得工作令人厌倦。（5 分）

工作效率下降，上级隐约对你表达了不满。（5 分）

不想面对同事和上司，有自闭症的趋势。（5 分）

短暂工作，就感到身体疲倦，胸闷气短。（10分）

工作情绪始终低落、郁闷、气愤、又无精力发作。（5分）

一日三餐，进食甚少，食之无味。（5分）

盼望早早离开办公室，回家躺在床上休息。（5分）

对城市的污染和噪声很敏感，非常渴望在清幽、宁静的山水间修身养性。（5分）

不像以前那样热衷于朋友聚会，有强打精神、勉强应酬的感觉。（2分）

经常失眠，即使睡着了，也老是在做梦，睡眠质量差。（10分）

体重有明显下降的趋势，早上起来，发现眼眶深陷、下巴突出。（10分）

免疫力在下降，容易伤风感冒。（5分）

性能力下降，欲望冷淡。（10分）

国外学者称，脊柱是人体百病之源，因此，在国外，人们十分重视脊柱保健，并且定期进行。国内近几年的研究证明人体70余种疾病与脊柱相关，医学上称为脊柱相关疾病。采用整脊推拿等手法治疗脊柱相关疾病疗效十分满意。脊柱相关疾病是现代医学和传统医学相结合的一门新科学。涉及生理、病理、诊断、治疗、康复、预防、养生及保健等多方面，备受世界医学重视。据医学统计人类70%的人脊柱都有病变，其病变除颈肩腰腿痛外，还涉及内科、外科、妇科、神经科及内分泌科等五脏六腑近百种疾病，充分说明了脊柱在健康中的重要性。

目前世界各国整脊医生一致认为，定期进行脊柱矫正和脊柱保健是预防亚健康状态，治疗颈椎病、腰椎间盘突出症最有效的治疗方法之一，并称为绿色疗法、自然疗法。

六、整脊术治疗的基本要求及注意事项

● 由于整脊术完全是靠医者手力功底，在脊柱两侧触摸、感觉阳性反应点来判断疾病位置。因而，要求医者除具有一定的医学理论基础外，还要有一定的手力功底。

所谓医学理论基础，即全面掌握现代脊柱局部解剖学，脊柱生物力学，中医基础理论中的阴阳五行学说、脏腑理论、经络学说以及全息理论，推拿学等基本理论基础，并且已经全面学习掌握脊诊整脊术的基本诊疗原理。

所谓手力功底：即医者要有一定的手感，并能准确判断病位所在，在施治时，能根据患者体质强弱的变化施以各种整脊手法。即按照《医宗金鉴·正骨心法要旨》所云"知其体相，识其部位，一旦临证，机触于外，巧生于内，手随心转，法从手出"的基本要求进行全面学习手法要领。

● 运用整脊手法治疗时注意辨认发病部位、疾病状况，在脊诊诊断中属阴属阳，在表在里，属脏属腑，并区分是虚证还是实证后，才能施以手法进行治疗。同时应因人、因病、因症选择安全可行的整脊手法，切忌施用暴力手法治疗。

● 整脊治疗时应注意避风、避光、避噪声，必须选择在环境整洁、清静的室内进行。医者不准留长指甲，要保持双手清洁，更不允许手上戴装饰品，以免给患者造成不必要的损伤。

● 要根据患者病情而选择合适的体位。如头颈肩部应选坐位，胸腰部应选择俯卧位等。

● 整脊前要明确诊断，并结合现代医学诊断手段（如 X 线、CT、磁共振等）排除骨折、先天畸形、骨结核、骨质疏松、肿瘤等器质性病变，来选择适宜的治疗手法。

● 运用整脊术时要掌握"零角度"整脊术（即无角度、小力度、小幅度），以及三兼治原理（即整肌、整筋、整骨）。对疼痛较重的患者，不宜马上采用整脊复位手法，应先予以消除炎性水肿后，再施以整脊术。

● 每次治疗时间应在 15 分钟左右，每次整脊复位部分不应太多，治疗后嘱咐患者不要剧烈运动。即使不舒服也不要乱动，因为被调整好的脊椎也会有新的适应过程，24 小时后即能适应。要求做到：坐正、站直、躺平。

● 在治疗时，要让患者精神放松，安静，呼吸自然，体位要保持正确，应相信医生，积极配合治疗。

● 患者应保持皮肤干净卫生，治疗前排大小便，以免在治疗时出现不适。

● 医者除具有高尚的医德外，还要具有强健的体魄、良好的理论和熟练的手法技巧。

七、整脊术的适应证和禁忌证

（一）适应证

1. 骨伤科

颈椎病、胸椎病、胸椎小关节病、腰椎间盘突出症、急性软组织扭伤、强直性脊柱炎、增生性脊椎炎、肋间神经痛、椎管狭窄、髋关节骨关节病，膝关节骨关节病。

2. 脊柱相关疾病

（1）颈源性疾病：眩晕、失眠、头痛、视物模糊、牙痛、耳鸣耳聋、自主神经功能紊乱、颈脑综合征、颈心综合征、颈胃综合征、颈胆综合征等疾病。

（2）胸源性疾病：凡由胸椎小关节紊乱引起胸椎对应脏器的病变均属治疗范围。如慢性咽炎、气管炎、心律不齐、冠心病、乳腺增生、慢性胃炎、便秘、腹胀腹痛等。

（3）腰源性疾病：凡与腰椎对应脏器有关的病变均在治疗之列。如慢性肾炎、子宫肌瘤、前列腺增生、痛经等。

（二）禁忌证

● 有精神疾病，不能配合治疗者或极度疲劳、酒醉、神志不清者。

● 有传染性疾病，如肝炎、肺结核等。

● 有严重高血压，心、脑、肾等各器官严重衰竭者。

● 有出血倾向或患血液病者。

● 有骨结核、骨髓炎、骨肿瘤及严重骨质疏松者。

● 妊娠 3 个月以上的孕妇。

● 局部皮肤外伤出血或皮肤病的患者，如湿疹、牛皮癣等。

● 脊椎先天发育不全、畸形者。

● 久病、年老体弱者。

● 严重脊髓型颈椎病者。

第七章
间接整脊术介绍

　　在"整脊两点论"理论的指导下，笔者创新提出凡是能消除椎旁阳性反应点，解除临床症状的方法都可称为整脊术，治疗思路只不过是直接和间接两种方式而已。笔者临床观察直接整脊矫正多适用于"实点"的治疗，而间接整脊适用于"虚点"的治疗。临床上直接作用于脊柱的方法称直接整脊矫正法，采用推拿、针灸、药物、刮痧拔罐、药物熏蒸疗法、激光理疗、心理治疗等为间接整脊矫正法。在该理论的指导下融各疗法之所长，优于单一疗法。临床因人、因病、因症辨证施治，疗效显著，符合目前医学发展的趋势。以 T8 椎旁阳性反应点为例，脊诊理论认为 T8 代表机体胃的功能，当 T8 椎体出现病变时，若采用手法达不到理想的治疗效果时，此时可根据胃部不适感采用辨证治疗，以达到胃部不适感消失，此时脊诊诊查 T8 椎旁阳性反应点会得到缓解甚至消失，而整脊治疗也会达到事半功倍的效果。临床发现部分体质虚弱的患者整脊治疗后短时间疗效还比较满意，但远期疗效欠佳或病情不稳定。因脊椎和机体脏腑功能是相互制约，相互影响的，脊柱病变可以影响到脏腑的功能异常，同理脏腑功能异常也可以导致脊柱功能障碍，所以笔者临床发现体质虚弱的患者通过脊柱的调理，短时间症状得到缓解或消失，但因机体脏腑功能虚弱，气血不达患椎，滋养作用失调，导致脊柱自我调整和恢复功能下降，最终影响临床疗效。此时通过有效的整脊治疗，再配合以药物治疗，将达到内治和外治相结合的效果，不仅能提高临床疗效，而且远期效果十分理想，特别对部分疑难病患者或不宜做整脊治疗的患者在药物治疗上是一种创新。使药物治疗更具有针对性，使中医的辨证施治理论更加深化和丰富，为药物治疗脊椎病提供了全新的用药思路。

通过大量的临床总结发现，椎旁的阳性反应点对临床治疗有重要的意义，临床中只有找到了阳性反应点就找到了患椎，找到了患椎才能谈整脊矫正治疗，反过来连患椎都找不到，谈整脊治疗便没有意义。假如找到了患椎的阳性反应点，无论采用哪种方法，只要达到阳性反应点消失，则达到了临床治疗的效果。许多进修学员采用针刺、火针、刺络放血、埋线、药物注射等方法，直接针对阳性反应点施治，临床疗效也十分理想。不过笔者还是建议想熟练掌握整脊治疗技术的医生，应加强脊诊诊法的练习，真正做到或达到"手摸心会，手随心转，法从手出"的高度，临床治疗才会达到理想的效果。

一、针灸整脊术的临床应用

中医学认为经络是运行全身气血，联络脏腑肢节，沟通内外上下，调节体内各部分的一种特殊通路。在生理情况下，循行于背部正中的督脉及循行于脊柱两侧的足太阳膀胱经发挥着各自的正常功能，但在病理情况下也会成为传递病邪和反映病变的途径，即当外邪侵袭背部皮毛肌肤时，不仅引起局部病变，还可通过两条经脉而内传至脏腑。同样，脏腑病变也可通过经络的沟通联系传至脊柱、肌肤及其两侧相应穴位。现代研究认为，经络是身体上下、左右、内外各部分之间相互反射的联系通道（所谓穴位，既是体表上外界刺激信息较易输入的部位，也可以成为人体内部相应器官或组织生理或病理信息在体表的输出端）。人体内的周围神经、血管、淋巴管、肌肉、肌腱、皮下组织和皮肤等组织，特别是外周神经，可能是经络在体表主要的物质基础。古人对经络的某些记载及现代观察到的大多数经络现象，都是身体各部的上述组织在中枢神经系统主导下，通过神经体液调节所表现出来的功能现象。

当脊柱由于退变、劳损、畸形、外伤等因素出现病变，则可通过神经、经络的传导而影响相应脏器功能发生改变，而脏器病变亦可反过来通过神经、经络的作用表现在外部。具体一点就是当机体内部功能发生异常变化时，在体表特定区域或穴位内的各种软组织，尤其是皮下结缔组织或肌肉组织内出现形态或张力的改变。脊诊诊查脊柱周围软组织的外观变化，如局部的隆起或凹陷，局部皮肤颜色的变化，或脱屑、皮疹、软疣等，然后运用触诊诊查脊柱骨关节位置的改变，软组织微小的突出或凹陷，局部张力的异常（如皮下硬结或触摸时的空虚感，以及压痛点），从而判断脊柱是否有移位而引起局部病变，或因刺激或压迫神经、血管导致相关脏腑病变。针灸整脊疗法能够消除椎旁"虚点"病灶，恢复肌肉、韧带平衡，消除对神经、血管的刺激，恢复神经调节作用，调整对应脏腑的功能。通过调整经络系统，恢复气血功能，达到"通则不痛"，消除局部与对应脏腑的病变，继而把干预信息送到需要修复的相应神经网络，通过改变其阈值而促进功能活动，向有利于生命活动的方面转化，使失衡部分恢复到正常平衡状态。

经络是经脉和络脉的总称。经有路径的意思，经脉是经络系统中纵行的干线，大多循行于人体深部；络有网络的意思，是经脉的分支，循行于较浅的部分，有的还显现于体表。经脉有一定的循行路线，而络脉则纵横交错，无处不在，网络全身。经络相贯，遍布全身，通过有规律的循行和广泛的联络交会，构成了经络系统，把人体所有的五脏六腑、器官孔窍及皮肉筋骨等组织连接成一个统一的有机整体。所以说，经络是运行全身气血，联络脏腑肢节、沟通内外上下、调节身体各部分的一种特殊通路。正如《灵枢·经脉篇》云"夫十二经脉者，人之所以生，病之所以成，人之所以治，病之所以起，学之所始，工之所止也"，说明经络对生理、病理、诊断、治疗等方面的重要意义。

循行于脊背的经脉是督脉和足太阳膀胱经。督脉走行于背部正中，总督一身的阳经，为"阳脉之海"。足太阳膀胱经上至巅顶，下达足趾，在背部分内外两支走行于督脉的外侧，临床中脊柱的所有病变，双下肢后侧的病变均与膀胱经相关。在正常的生理情况下，督脉与足太阳膀胱经有运行气血、感应传导的作用；在病理情况下，就会成为传递病邪和反映病变的途径。所谓传递病邪：当经气不利时，外邪侵袭背部皮毛肌肤、脊柱并可内传至五脏六腑。故《素问·皮部论》云："邪客于皮则腠理开，开则邪入客于络脉，络脉满则注于经脉，经脉满则入舍于脏腑也。"同样脏腑病变也可通过经络的沟通联系传变至脊柱、肌肤，反映于外表，并能表现在某些特定部位或其相应的穴位。所以临床上通过脊柱两侧的异常变化就可察知脏腑功能的变化。如脾胃有病，可反映于脊椎第8、第9、第10胸椎上；心脏病变可反映于第5、第6、第7胸椎上等。

根据中医学"不通则痛"的理论，说明经络气血运行不畅是导致疼痛的主要原因，针刺后疏通经络是治疗疼痛的重要法则。同时经络还与自主神经系统有密切关系，针刺后自主神经功能可以得到稳定，从而达到调整机体内环境的效果，并且可起到阻断疼痛、镇痛的作用。

针灸的治疗作用

古代医家总结针灸的治疗作用有调和阴阳、疏通经络、扶正祛邪。

现代医家通过临床研究成果显示，针灸对机体的作用是多方面的，但主要反映在镇痛、对机体各系统功能的调整和增强机体防御免疫功能3个方面。

镇痛作用：针灸镇痛作用是在针刺刺激的作用下在机体内发

生的一个从外周到中枢各级水平，涉及神经、体液许多因素，包括致痛与抗痛这一对立、统一的两个方面的复杂动态过程。

对机体各系统功能的调整作用：针灸对人体各系统许多器官和组织具有明显的调整作用，有些调整作用具有双向性，可使人体功能由不正常恢复正常，针灸的这种调节作用对维持机体内在环境的平衡具有非常重要的意义。

防御免疫作用：针灸通过调整机体各系统功能，提高人体抗病能力，既能治疗疾病又可预防疾病。针灸对防御免疫的影响是多方面的，如可使网状内皮系统功能活动增强。机体内各种特异性和非特异性免疫抗体的增加对于增强机体抗病的能力具有非常重要的意义。

根据"整脊两点论"的理论，结合针灸学中讲到的"以痛为腧"的观点，笔者提出在椎旁阳性反应点进行针刺治疗。进针的深度以阳性反应点为核心，要求针尖不能穿透阳性反应点。进针的角度以直刺为主，以针感向远端传导为佳，可分为快针法、留针等，特别对脊源性内科病在配合四肢选穴时疗效显著。

二、拔火罐法

拔火罐法在古代又称"角法"，它是以罐为工具，利用燃烧排除罐内空气而造成负压，使之吸附于体表的某一部位或穴位上，产生一定的刺激，使被拔部位的皮肤充血（或瘀血），以达到治疗目的。

火罐的种类很多，临床上常用的有玻璃罐、陶罐、竹罐等。

①玻璃罐是用玻璃加工而成的，外形如球形，罐口厚而平滑，分为大、中、小3种型号，也可用广口罐头瓶代替（瓶口边缘粗糙的不能用）。玻璃罐的优点是质地透明，使用时可以观察所拔部位的皮肤充血、瘀血的程度，便于随时掌握情况；缺点是容易摔碎和损坏。②陶罐用陶土烧制而成，有大有小，罐口光滑平整，肚大而圆，口和底较小，其外形如腰鼓状。陶罐的优点是吸附力强，缺点是容易破碎和损坏。③竹罐是用粗细不等的坚固无损的竹子制成的，其长度为6~8 cm或8~10 cm，一端留节做底，用刀刮去外皮及内膜，再用砂纸磨光，使罐口光滑平整。竹罐的优点是取材容易、制作简单、轻巧耐用、不易摔碎；缺点是吸附力不强，容易燥裂而漏气。

拔火罐法具有通经活络、活血化瘀、行气止痛、祛寒除湿等作用。适用于腰背酸痛、风湿寒痹、头痛、感冒、脘腹疼痛、消化不良、肌肉劳损、痉挛等。

（一）拔罐方法

（1）火法：是拔罐最常用的方法，用火在罐内燃烧，以排除空气并造成负压，使罐吸附在皮肤上。

（2）闪火法：是用长纸条或用镊子夹一乙醇棉球，将其点燃后使火焰在罐内绕1~3圈（切勿将罐口烧热，以免烫伤皮肤），将火退出，迅速将罐扣在应拔部位，即可吸附在皮肤上。此法因罐内无火，比较安全。

（3）走罐法又称推罐：拔罐前先在所拔部位的皮肤上（或罐口上）涂少许凡士林或润滑油，再将罐拔住，然后医者用右手握住罐体，稍加压力，慢慢地向上下或左右方向往返推动，直到所过部位的皮肤红润充血，甚至瘀血时才可将罐取下。此法适宜于面积较大、肌肉丰厚的部位，如脊背、腰臀、大腿等，治疗疼痛、麻木、风寒湿痹等。

（4）闪罐法：是将罐拔住后，立即起下，如此反复多次地拔住起下，起下再拔住，直至皮肤充血潮红，甚至瘀血。此法多用于局部皮肤麻木、疼痛或功能减退等疾病。

（5）刺血拔罐：是在应拔部位的皮肤消毒后，用三棱针点刺出血或用皮肤针叩刺后，再行拔罐，以加强刺血治疗的作用。此法多用于治疗丹毒、扭伤、乳痈、头痛、感冒等。

（二）起罐方法

拔罐的时间一般为 10~15 分钟，待拔罐部位的皮肤充血、瘀血时，将罐起下。若罐大而吸力强时，可适当缩短留罐时间，以免起水泡。起罐时，一手握住罐子，另一手拇指或示指从罐口旁向下按压肌肤，使气体进入罐内，即可轻松将罐起下。切不可用力猛拔，以免拉伤撕裂罐口周围的皮肤。

（三）注意事项

● 拔罐时要选择适当的体位和肌肉丰满的部位。

● 拔罐时要根据所拔部位的面积大小而选择大小适宜的火罐。操作时必须迅速灵活，才能使火罐拔紧，吸附有力。

● 拔火罐时应注意避免灼伤或烫伤。如果不小心烫伤或留罐时间太长而引起皮肤起水泡时，小者无需处理，仅覆以消毒纱布，防止擦破即可；水泡较大时，可用消毒针挑破将水放出，涂以甲紫（龙胆紫）药水或用消毒纱布包敷，以防止感染。

● 皮肤有过敏、溃疡、水肿及大血管分布部位，不宜拔火罐。另外，对于高热抽搐者、孕妇的腹部和腰骶部及肿瘤患者，也不适合拔火罐。

三、心理治疗

医学心理学是中医学的一个重要分支，是中医学在临床实践中，将医学科学和心理科学相结合而产生的一门学科，医学是研究人体的疾病和健康的，而健康和疾病又都受社会心理因素的影响。中医学长期的临床实践证明，有害的社会心理因素是造成精神和躯体疾病的重要因素，而良好的心理状态不仅与人的健康有着密切的关系，并且对疾病的诊断、治疗和康复皆起着重要积极的作用。尽管中医学中没有"医学心理学"这一名称，但心理治疗的应用始终贯穿于中医学的理论和临床实践中。

中医学认为，许多疾病皆可因心理因素所致。中医学的整体观念强调形神统一，心身统一。认为人类的疾病，尤其是成年人的疾病大多与心理因素有关。因此，中医学非常重视各种疾病的心理治疗。中国古代医学家们早已认识到，有很多心理疾病非心理治疗不能治愈，更非药物所能为。在脊柱相关疾病中，各种痛证尤与心理因素关系密切。中医学认为"通者不痛、不通则痛"，说明痛证乃由于人体气机失和，气血运行不畅所致。中医学中的七情致病，多与心、肝、脾关系密切，心主血，血液在心气的推动下运行脉中，输布全身；肝主疏泄，通调一身之气机；

脾主运化，居于中焦，为全身气机之枢纽。七情内伤，则心、肝、脾功能失调，气滞血瘀而发为痛证。因此，在治疗中针对不同性格、不同职业、不同病症、不同年龄、不同性别的人，选择心理治疗的切入点，引导和鼓励患者消除紧张和焦虑的情绪，提高患者痛阈，促进医患之间的交流与沟通，使患者积极主动地配合治疗，提高疗效。

四、阳性反应点整脊注射疗法

阳性反应点整脊注射疗法又称水针疗法或穴位注射疗法，是中西医结合的一种新疗法，中医学就有"以痛为腧"的理论。它是根据所患疾病的部位、症状、性质，按照穴位的治疗作用和药物的药理作用，选用相应的腧穴和药物，将药液注入腧穴内，以充分发挥腧穴和药物对疾病的综合作用。阳性反应点注射疗法的治疗机制，不只是阻断病变部位的疼痛感受和不良刺激的传入，达到打断恶性循环的目的，更重要的是把一些有效的治疗性药物直接注射到病变组织局部，这些药物有调节神经和扩张病变部位微血管，改善病变组织血液循环的作用。这些作用有利于炎性渗出细胞和致痛物质的吸收，因而有利于疾病的恢复。此外，注射的药物也有直接治疗无菌性炎症、减少粘连、软化瘢痕的作用。阳性反应点注射疗法应用的剂量虽然很小，但是药物却在局部的浓度很大，并且能直接和病变组织充分接触，所以不仅疗效高、收效快、效果持续时间长，并且由于全身药物量很小，故药物的反应小，副作用也很低，也不需要天天治疗。也正是由于药物是直接注射到病变组织局部，分布到心血管系统等全身其他部位的量甚微，所以对一些口服、静脉给药禁忌的患者，在严密观察下也可谨慎应用局部阳性反应点注射疗法。

在各种非手术治疗方法中，阳性反应点注射疗法是十分重要的一类治疗方法。而且治疗前必须明确诊断，找准椎旁或软组织病变的具体位置和深浅度，必须要把治疗药物准确地注射到病变组织内或其周围，才能达到治疗的预期效果。因此操作者必须经过较长时间的专业培训才能正确实施操作技术。阳性反应点注射疗法的最大特点就是用最需要的药物，以最直接的方法，十分准确地送到最需要的地方（病灶处）。因此，阳性反应点注射疗法是集中药力优势"打歼灭战和快速战"，是一种治疗收效快、疗效高的非手术治疗方法。

（一）阳性反应点注射疗法的操作

1. 装备的基本要求

● 必须有固定的治疗室进行病变部位注射疗法。治疗室要求：① 整洁，除治疗人员外，其他人员（包括患者家属）一律禁止入内。② 严禁患者在治疗室中抖、拍衣袜。③ 禁止工作人员在治疗室中饮食和存放食物，避免引诱虫、鼠进入室内，污染消毒物品。④ 治疗室上、下午在治疗工作开始前需用紫外线照射消毒 30~40 分钟。⑤ 每周用煤酚皂溶液（来苏尔溶液）擦洗用具和地面 1 次，并每周用乳酸熏蒸消毒治疗室 1 次。

● 消毒过的用具和穿刺包、敷料等，一定要和已用过的尚未消毒的用品分别放置，以免误取。

● 预先制作边长为 3 cm 的正方形小消毒敷料置于消毒筒中备用。

● 治疗室使用的镊子、止血钳等必须浸泡于加有适量的亚硝酸钠缓蚀剂的 2% 强化戊二醛液中消毒。浸泡时间为 30 ~ 40 分钟，紧急使用时的浸泡时间也不得低于 15 分钟。取消毒用品的长钳子也必须浸泡于盛有上述消毒剂的容器中，消毒浸泡钳子的长度不得低于全长的 1/2。夹取消毒物品时要用钳子的消毒端，消毒端必须向下，末端不得向上翘超过水线。

2. 人员要求

进治疗室的人员要佩戴口罩、帽子。治疗人员的一切操作要严格按无菌操作原则进行，且要求比进手术室更严格、更认真。

3. 操作时的要求

● 在无菌手术后为了预防感染总是要常规使用一阶段的抗生素。而在门诊治疗室进行病变部位注射疗法的操作后，不可能对每一位患者都应用抗生素来预防感染。

● 病变部位注射疗法所用药中常配伍应用一些糖皮质激素，这些药物会降低机体对细菌的防御功能，会降低注射部位局部对细菌侵袭的屏障作用。因此，无菌操作上的任何疏忽都可能会给患者带来伤害，产生更大的痛苦。所以病变部位注射疗法确实疗效高，但一定要高度重视无菌操作。

● 患者除背部注射采用骑跨座椅，屈曲双上肢置椅背上的姿势外，其他一律采用卧位，位置要舒适。

● 采用病变部位注射疗法之前，必须要明确诊断。注射部位的准确与否对疗效有极大的影响。所以病变部位注射疗法的关键是一定要找准病变部位。对椎管外软组织病变引起的颈腰肢痛来说，因为"压痛点"就是软组织的病变部位，也就是说，压痛点要找准。因此，在治疗前要详细、全面地寻找压痛点，在压痛点上进行穿刺注射药物。治疗早、症状轻的患者可能只有一两处压痛点；病程长、症状重、疼痛范围大的患者，在第一次接受治疗时，可能会有十余处压痛点。必须要在所有压痛点上进行注射治疗，才能迅速、彻底地解除患者痛苦。如果病变范围太大，压痛分布涉及颈、背、腰、臀部多处，也可有意识地、分步骤地、分批地进行治疗，治愈一些部位后再进行下一批部位的治疗。也可采用中药内服、熏蒸、药浴、按摩、电脑中频或静脉滴注地塞米松等治疗，待病变局限于几处较重的部位时，在残存的几处压痛点上再进行穿刺注射药物，使病变得到彻底治疗。

● 病变部位注射疗法的好坏与注射部位选择的准确性有很大关系。除此之外，也与穿刺深浅能否达到病变组织、注射药物能否真正直接送到病变组织周围有很大关系。椎管外软组织病变大多发生在软组织的骨附着区。对肌肉组织而言，其骨附着区有两处：一处是起点，另一处是远端的止点。由于起点多是作为肌腱的支持点，而止点多与启动关节的运动有关，所以病变容易发生在肌肉远端的止点处。因此，病变部位局部注射疗法在穿刺进针时务必使针尖抵触病变软组织的骨附着区。同时，由于病变部位常不是一个点，而是附着区的一个范围，所以穿刺针达骨附着区软组织病变处后也不能像肌内注射那样把药物在一个点上一次性推入就行了，而是要在附着区的一个小范围内进行扇状移动，使药液充分在病变区弥散、浸润，这样药液才能和病变组织充分接触而发挥良好的治疗效果。如果治疗前的诊断是枕大神经炎、臀上皮神经炎、腓浅神经炎等，显然引起疼痛的原因是神经穿出筋膜时受嵌压。因此针对肿胀和无菌性炎症，达到治疗该神经继发性炎症的目的。这时，一方面要在反映病变存在的压痛点上进行穿刺，一方面要在穿刺过程中注意患者的反应。针尖达病变部位后会引起强烈的针感，病变轻者产生酸胀、沉重和麻感，病变重者会产生痛感。针尖寻及敏感的痛处是针尖正确达到软组织病变的重要标志；而在非病变部位，针感就不会如此强烈。针尖抵触到受累的神经时，还会有向神经支配区放射的痛麻感。

● 在病变阳性反应点部位注射之前，对注射部位的消毒十分重要。主张应用碘酊（碘酒）、乙醇（酒精）作为皮肤消毒剂来消毒注射部位的皮肤。先用 2%~4%（儿童用 1%，婴儿用 0.5%）的碘酊消毒，稍干后再用 75% 乙醇脱碘。

采用病变部位注射疗法治疗后，需在每个穿刺部位上覆盖边长为 3 cm 的正方形消毒敷料，以避免尘污对穿刺部位针眼的侵袭。24 小时内穿刺部位不能沾水、淋湿。

（二）阳性反应点注射疗法的作用及特点

1. 作用

阳性反应点注射疗法是以中医基础理论、中医诊断学相关理论为指导，以激发经络、穴位的治疗作用，结合近代医学中的药物药理作用和注射方法而形成的一种独特疗法。使用时，将注射针刺入穴位后，做提插手法，使其得气，抽吸无回血后再将药液缓缓注入穴位，从而起到穴位、针刺、药物三结合的作用。一方面针刺和药物作用直接刺激了经络线上的穴位，产生一定疗效；另一方面，穴位注射后，药物在穴位处存留的时间较长，故可增强与延长穴位的治疗效能，并使之沿经络循行以疏通经气，直达相应的病变组织，充分发挥穴位和药物的共同治疗作用；再者，药物对穴位的作用亦可通过神经系统和神经体液系统作用于机体，激发人体的抗病能力，产生更好的疗效。所以，阳性反应点注射疗法不仅为针刺治病提供了多种有效的特异性穴位刺激物，而且也为药物提供了有相对特异性的给药途径（经络穴位），能减少用药量，提高疗效，是一种很好的治疗方法。

2. 特点

● 既有针刺对穴位的机械性刺激，又有药物等化学性刺激，二者发生协同作用，更有利于调整机体的功能以达到治疗目的。

● 阳性反应点注射疗法用极小剂量的药物，就可取得与大剂量肌内注射同样的效果，所以不仅能提高疗效，而且可以减少用药量。由于用药量的减少，相应的某些药物的毒副作用也降低。

● 一般患者穴位注射以后，即可随意活动，较针刺留针法缩短了治疗时间。

● 注入的液体用量多时刺激范围大，且吸收需要一定时间，可于穴位内维持较长时间的刺激，延长治疗时效。

● 龙氏提出以 10% 葡萄糖和复合维生素 B 注射液注射到失稳的椎间或椎盘，起到人为水肿区，即在注射区内起到一时性的内固定作用，有利于受伤部位的恢复，起到辅助整脊治疗的作用。

3. 用具

使用消毒的注射器和针头。根据注射药物的剂量大小及针刺的深度选用不同的注射器和针头，常用的注射器为 2 mL、5 mL、10 mL，常用针头为 4~6 号普通注射针头及封闭用长针头。

4. 操作方法

（1）操作程序：根据所选穴位及用药量的不同，选择合适的注射器和针头。将选好的穴位部分充分裸露，找准穴位，避开血管、瘢痕，局部皮肤常规消毒后，用无痛快速进针法将针刺入皮下组织，然后缓慢推进或上下提插，探得酸胀等得气感应后回抽一下，如无回血，即可将药物推入。一般疾病用中等速度推入药物；慢性病体弱者用轻刺激，将药液缓慢轻轻推入；急性病体强者可用强刺激，快速将药液推入。如需注入较多药液时，可将注射针由深部逐步提到浅层，边退边推药，或将注射针更换几个方向注射药液。注射完退针后，如发现针孔溢液或出血，可用消毒干棉球压迫，一般注射后让患者稍事休息，以便观察反应。

（2）注射角度与深度：根据穴位所在部位与病变组织的不同要求，决定针刺角度及注射的深浅。同一穴位可从不同的角度刺入。也可按病情需要决定注射深浅度。如三叉神经痛于面部有触痛点，可在皮内注射成一"皮丘"；腰椎间盘突出症，将药液注入神经根附近，注射时宜适当深刺等。

（3）药物剂量及浓度：穴位注射用药总量应少于常规注射用量，具体用量应按病情、年龄、注射的部位及药物的性质和深度等多方面情况而灵活掌握。四肢及腰背部肌肉丰厚处用药量较大，每穴一次注入药量为2~10 mL。由于穴位注射的部位不同于常规注射部位，所用药液的浓度应小于常规注射浓度，用前一般以生理盐水或注射用水稀释。

（4）疗程：脊柱相关疾病的急性发作期，病变局部阳性反应点周围组织有无菌性炎症的存在，药物在阳性反应点局部注射后，多有胀痛加剧或向远端传导反应。一般每日或隔日注射1次，反应强烈者可隔3～4日注射1次。穴位可左右交替使用。10～15日为1个疗程。以阳性反应点压痛消失为治愈。

（三）穴位选择

1. 近部选穴

近部选穴，即在患病的部位，就近选取腧穴进行注射。如膝病取膝关、膝眼。

2. 远部取穴

远部取穴又称远道取穴，即在患病部位的远距离取穴治疗。如《针灸聚英·肘后歌》云："头面之疾寻至阴，腿脚有疾风府寻。"

3. 寻找阳性反应点

阳性反应点注射疗法的特点之一是临床常结合经络、经穴的触诊法选取阳性反应点进行治疗。即用拇指或示指指腹以均匀的力量在患者体表进行按压、触摸、滑动，以检查其有无压痛、条索状或结节等阳性反应物，以及皮肤的凹陷、隆起、色泽的变化等。触诊检查的部位一般是腰背部的背腧穴，四肢部则沿经络循行路线触摸，尤其是原穴、郄穴、合穴等特定穴位及一些经验穴位有压痛等阳性反应者，注入反应点往往效果好。

4. 特殊病证选穴

软组织损伤者可选取最明显的压痛点；较长肌肉的肌腹或肌腱损伤时，可取肌肉起止点；腰椎间盘突出症，可将药液注入腰椎旁阳性反应点或神经根附近。

（四）应用范围与禁忌证

1. 应用范围

阳性反应点注射疗法的应用范围较广。实践证明，许多疾病用阳性反应点注射疗法可以获得痊愈，用此疗法配合其他疗法可缩短某些疾病的病程。

2. 禁忌证

阳性反应点注射疗法一般是很安全的，并无绝对禁忌证，如所取穴位有炎症、湿疹、疖肿或化脓等情况时，可另选具有同样治疗作用的穴位注射。为保证安全，遇到下列情况应慎用或不用。

● 体质极度虚弱、过度劳累、饥饿或有晕针史者不宜。

● 孕妇下腹部及腰骶部不宜用此法。

● 穴位局部感染或有较严重皮肤病者局部穴位不用。

● 诊断尚不清的意识障碍患者。

● 对某种药物过敏者，禁用该药。

（五）常用药物

1. 中草药制剂

如复方当归注射液、丹参、骨宁、威灵仙、雪莲、黄瑞香等多种中草药注射液。

2. 常用维生素制剂

如维生素 B_1、维生素 B_6、维生素 B_{12} 注射液，复合维生素 B 注射液，维生素 C 注射液等。

3. 其他常用药物

如葡萄糖注射液、生理盐水、盐酸普鲁卡因注射液、曲安缩松注射液、注射用水等。

（六）注意事项

● 治疗时应对患者说明治疗特点和注射后的正常反应。如注射后局部可能有酸胀感，4 ~ 8 小时内局部有轻度不适，有时不适感持续时间较长，但一般不超过 1 日。如因消毒不严格而引起局部红肿、发热等，应及时处理。

● 严格遵守无菌操作，防止感染，最好每注射一个穴位换一个针头。使用前应注意药物的有效期，不可使用过期药物，并注意检查药物有无沉淀变质等情况，如已变质应立即停用。

● 注意药物的性能、药理作用、剂量、配伍禁忌、副作用和过敏反应。凡能引起过敏反应的药物，必须先做皮试，皮试阳性者不可应用。副作用较严重的药物，使用应谨慎。某些中草药制剂有时也可能有反应，注射时应注意。

● 阳性反应点注射疗法治疗用药物一般不宜注入关节腔、脊髓腔和血管内。若药液误入关节腔，可引起关节红肿、发热、疼痛等反应；误入脊髓腔，有损害脊髓的可能。所以，取穴注射药物应避开关节腔、脊髓腔、血管等。

● 在主要神经干通过的部位做穴位注射时，应注意避开神经干，以不达到神经干所在的深度为宜。如针尖触到神经干，患者有触电感，要稍退针，然后再注入药物，以免损伤神经。

● 躯干部穴位注射不宜过深，防止刺伤内脏。背部脊柱两侧穴位针尖可斜向脊柱，避免直刺而引起气胸。

● 年老体弱者注射部位不宜过多，用药量可酌情减少，以免晕针。

● 注药时如发生剧痛或其他不良反应，应立即停注，并注意观察病情变化。

● 同一阳性反应点注射，尽量不做连续注射，避免引起局部注射过多而发生吸收不良反应。

（七）意外及处置

1. 意外的种类

（1）感染多由于消毒不严或药液浓度较大，或注射于软组织较薄处长时间不吸收所致。轻者感染局部发炎；重者化脓，甚至形成溃疡，愈合后留有瘢痕。有的发生深部脓肿，出现败血症，如关节腔内感染，可致使关节强直。

（2）神经损伤多由于针头较粗，刺伤神经干或因药物作用致使神经麻痹。

（3）药物过敏轻者局部或全身出现药疹，重者可出现过敏性休克。

2. 处理办法

● 一旦发生意外，应以积极态度迅速有效地治疗，以防止继续发展、恶化。

● 对于感染者，应做到早期发现，早期治疗，防止化脓。如已化脓，应予以外科处理。

● 神经麻痹的治疗，常用维生素 B_1、维生素 B_{12}、氢溴酸加兰他敏等注射，中药内服或熏洗，以及针灸、理疗、功能锻炼等。

● 发生过敏反应时，应立即停药，应用脱敏药物进行治疗。如遇过敏性休克者，须迅速抢救。

五、刺血整脊术

（一）刺血疗法概述

刺血疗法又称刺络疗法，俗称放血疗法，是用三棱针（小眉刀、皮肤针）以针刺穴位或静脉血管放血；前者有疏通经络、活血化瘀、泄热解毒、急救开窍、调和气血、排脓消肿的作用；而后者有去瘀生新、刺激新血再生、降低血液黏度、促进血液循环和利尿解毒的作用。

最早的放血工具有砭石、镵石，继之有黄帝内经中所记载九针，如镵针、锋针、铍针、毫针等。镵针后人称箭头针，为当今皮肤针及滚针筒之前身，用于浅刺皮肤，泻血。锋针为现代常用的三棱针，铍针又称金䪡针，后人称剑针，外科用得较多，已改制为小眉刀，用于放血及割治疗法，毫针在刺血时多用粗的。针具使用前要注意消毒（煮沸法、高压蒸气法），一般用 75% 乙醇棉球常规皮肤消毒后施术进针。

放血的部位在《灵枢·五邪》中既有记载，一般选病灶附近，在耳后、胸、背、肘、头、腘窝有青紫、充血的静脉，用三棱针放血，或以辨证理论，按经络学说，取末梢血管分布较丰富的穴位放血。在《灵枢·厥病》中记载"厥头痛、头脉痛……视头动脉反盛者，刺尽去血"。又如《素问·刺热》篇记载，肺热引起的喘咳（实证）可循经刺血。所以肺热引起的实证如咽炎、扁桃体炎、喉炎皆可在少商、鱼际取穴；局部疼痛如血管性头痛，可见颞部经脉怒张，则点刺太阳穴络脉出血，具有镇痛作用。

常用的刺血手法有缓刺、速刺、挑刺、围刺和密刺等。缓刺临床上常用在头部及四肢处，以三棱针慢慢地刺入浅静脉血管中，并缓缓退出；而速刺法是用三棱针快速点刺出血，适用于四肢末梢。用三棱针挑破皮肤出血之法，适用于胸、背部，及挑治痔疮时用。疔痛、痈疽等适合用三棱针在局部围针刺血。皮肤局部麻木、脱发及神经性皮炎，可用梅花针叩打患处皮肤，使微量出血，加拔火罐。

（二）刺血量及治疗时间

刺血的出血量依病情而异。古书有"出血如大豆，出血盈斗"的记载。狂躁型精神分裂症、丹毒、跌打损伤，出血量可为30 ~ 100 mL，而体虚弱者，出血量宜少，数毫升即可。刺血后有些症状（腰腿痛、头胀感）马上消失，但有些要三四日后才缓解消失；而有些患者会全身倦怠、口渴、嗜睡、头晕，此时多给患者食用高营养品，并充足睡眠，三四日后即可恢复。

刺血治疗时间应依患者体质、病情而定。例如慢性风湿性关节炎、慢性腰腿痛、癫痫、脑血管意外后遗症，可隔 1～2 周刺血一次。而急性病如神智昏迷、精神分裂症、狂躁不宁、急性腹痛，可连续刺血治疗 1～2 次，待病情好转后，适当延长治疗间隔。多数患者刺血 1～3 次后，即可明显改善症状，例如手指麻木，在四缝处有瘀血特征，放血后即感轻松，隔 1～2 日再刺，直到手指麻木、胀痛感消失。而小儿惊厥，在示指风、气、命三关都有瘀血特征，十宣放血后，即可退热止惊，不需再刺。四缝穴放血治疗小儿疳积，挤出黄色液体即可。

（三）刺血疗法的作用

1. 泻热

常用来治热病不退。

2. 止痛

如神经性头痛，痛经，坐骨神经痛等。

3. 降压

刺肝经泻热平肝，治疗肝阳上亢高血压。

4. 消肿

局部肢体肿痛者，局部浅刺令其出血，肿痛自除。

5. 强心

急救，刺十宣出血等。

（四）刺血疗法的适应证

1. 内科疾病

内科疾病包括气管炎、支气管哮喘、肺炎、高血压、高血脂病、肝炎、胆囊炎、慢性胃炎、前额痛、癔症、中暑、神经衰弱。

2. 外科疾病

外科疾病包括肩周炎、丹毒、痛风、荨麻疹、顽固性皮肤病、斑秃、带状疱疹、颈椎综合征、风湿性关节炎、跌打损伤。

3. 妇科疾病

妇科疾病包括妊娠呕吐、产后尿潴留、带下病、痛经。

4. 儿科疾病

儿科疾病包括惊厥、急性吐泻、小儿夜啼、口疮、高热、遗尿、皮疹。

5. 五官科疾病

五官科疾病包括爆发型火眼、急性结膜炎、角膜炎、鼻炎、内耳眩晕症、耳鸣、扁桃体炎等。

凡实证、热证、瘀血和经络瘀滞、疼痛等各种疾病，皆可以刺血。

（五）操作方法

1. 点刺法

针具可选用三棱针或粗毫针。常有3种点刺形式。

（1）直接点刺法：先在针刺部位揉捏推按，使局部充血，然后右手持针，以拇、示二指捏住针柄，中指端紧靠针身下端，留出针尖0.1～0.2寸，对准已消毒过的部位迅速刺入。刺入后立即出针，轻轻挤压针孔周围，使出血数滴，然后以消毒棉球按压针孔即可。此法适于末梢部位，如十二井穴、十宣穴及耳尖穴等。

（2）挟持点刺法：此法是将左手拇指、示指捏起被针刺处的皮肤和肌肉，右手持针刺入 0.5 ~ 0.1 寸。退针后捏挤局部，使之出血。常用于攒竹、上星、印堂等穴位。

（3）结扎点刺法：此法先以一根橡皮带结扎被针刺部位上端，局部消毒后，左手拇指压在被针刺部位下端，右手持针对准被刺部位的血管。刺后立即退针，使其流出少量血液，待出血停止后，再将带子松开，用消毒棉球按压针孔。

2. 散刺法

此法又称"丛刺""围刺"。方法是用三棱针在病灶周围上下左右多点刺之，使其出血。此法较之点刺法面积大且刺针多，适用于皮肤病和软组织损伤类疾病的治疗，如顽癣、丹毒、局部瘀血等。

3. 叩刺法

此法是在散刺基础上发展而来的，所用针具为皮肤针（梅花针、七星针或皮肤滚刺筒均可）。操作时，以右手握住针柄后端，示指伸直压在针柄中段，利用手腕力量均匀而有节奏地弹刺，叩打一定部位。刺血所要求的刺激强度宜大，以用力叩击至皮肤上出血如珠为度。此法对某些神经性疼痛、皮肤病均有较好的疗效。

4. 挑刺法

此法操作时以左手按压施术部位两侧，使皮肤固定，右手持三棱针或粗圆针，将腧穴或反应点挑破出血；或深入皮内，将部分纤维组织挑出或挑断，并挤压出血，然后局部盖上消毒敷料并固定。常用于治疗目赤肿痛、丹毒、乳痈、痔疮等疾病。

5. 刺络法

用一手固定被刺部位，另一手拇指、示指挟持针柄，中指抵住针尖，针尖露出 2 ~ 5 分，对准所刺部位刺入后出针，放出适量血液。有微量或少量出血时，用镊子挟持无菌干棉球擦拭；中等量或中等量以上出血时宜使血直接流入大小适宜的敞口器皿内。操作部位应注意防止感染。

刺络前可在被刺部位的近心端以橡皮带扎紧，待被刺部位充血后再行操作。

6. 针罐法

此法为针刺加拔火罐放血的一种治疗方法。多用于躯干及四肢近端能扣住火罐处。操作时，先以三棱针或皮肤针刺局部见血（或不见血），然后再用拔火罐。一般留火罐 5 ~ 10 分钟，待火罐内吸出一定量的血液后起之。本法适应病灶范围较大的丹毒、神经性皮炎、扭挫伤等疾病的治疗。

7. 火针法

此法又称火针刺，是用特制的粗针烧红后，刺入一定部位治疗疾病的方法。适用于寒痹、疔毒、丹毒、静脉曲张等病。

（六）辨血论

1. 气血与经络的关系

手太阴肺经多气少血；手阳明大肠经气血俱多。足阳明胃经多血多气；足太阴脾经少血多气。手少阴心经多气少血；手太阳小肠经多血少气。足太阳膀胱经多血少气；足少阴肾经多气少血。手厥阴心包经多血少气；手少阳三焦经多气少血。足少阳胆经多气少血；足厥阴肝经多血少气。

2. 辨血色

（1）血呈深红色：针刺部位出血后，血的色泽为深红色时，从中可以判断，疾病多属于热证。

（2）血呈黑红色：凡在体表刺出血后，血的色泽为深红色，可分为外伤、内伤辨证。① 外伤：一般是在阿是穴针刺。多由于气血结聚所致，青紫瘀痕是由于局部络脉血溢所致。② 内伤：四肢深部内伤，多因瘀血阻滞经络，头、身躯部内伤，多因恶血聚集脏腑，一般是在该脏腑所属部位疼痛。

（3）血呈淡红色：一般是在肘部、膝部关节处针刺出血，血的色泽为淡红色，多为风湿痹证。

（4）血呈青紫色：在背部、腹部、十指等部位针刺出血，色泽为青紫色，多因寒邪入里，窜入机体，损伤脏腑功能所致。

3. 辨刺血时血的动态

（1）出血清淡难凝：当针刺出血时，血液清淡而稀疏不易沉凝，是血虚的表现。凡刺出血为清淡者，临床上多以放气为主，在对症刺血时，血不止应禁刺。

（2）出血沉凝易结：针刺出血时，血液容易沉淀并凝结，多因气虚所致，而多实证。凡此类情况，可以泻血为主，兼调气补虚。

（3）出血缓慢：针刺肌肤后，出血缓慢，多需几次刺血，仍断断续续出血者，多因气血亏虚，瘀血阻于脏腑，脏腑气机衰弱，气血循环而不归经。在对症施治中，应充分掌握补泻关系，以放气活血为主。

（4）出血急促：针刺肌肤后，出血急促，多为热盛。施治中，应以放气为主，兼刺血泻热。但凡有习惯性皮肤紫斑者，应禁针或慎针。

（七）禁忌证与注意事项

1. 禁忌证

临床应用刺血疗法，有宜有忌。因此，必须根据患者的病情、体质及刺血部位和某些特殊情况，灵活掌握，以防发生意外。刺血禁忌有如下几种：

● 在邻近重要内脏部位，切忌深刺。《素问·刺禁论》云"脏有要害，不可不察""逆之有咎"。该篇列举了脏腑及脑、脊髓被刺伤后所产生的严重后果，其认识与现代临床观察基本一致，应予足够重视。

● 对于动脉血管和较大的静脉血管，禁用刺血。直接刺破浅表小血管放血，是刺血的基本方法。但要严格掌握操作手法，对动脉血管和较大的静脉血管，包括较重的曲张静脉，应禁止刺血。刺大血管附近的穴位，亦须谨慎操作，防止误伤血管。近有报道，以三棱针治疗急性乳腺炎误伤肋间动脉而引起大出血，经外科切开结扎才止血。

● 对于虚证，尤其是血虚或阴液亏损汗证的患者，禁用刺血。《灵枢·血络论》云："脉气盛而血虚者，刺之则脱气，脱气则仆。"因此，血虚（包括较重的贫血、低血压、自发性出血或损伤后出血不止的患者）应禁用刺血，以免犯虚之戒。血与汗同源，为津液所化生，故对阴液素亏或汗下太过者，亦禁用放血。若确须施用此法，应视病邪与正气盛衰而定，不宜多出血。

● 孕妇及有习惯性流产史者，禁用刺血。

● 患者暂时性劳累、饥饿、情绪失常、气血不足等情况时，应避免刺血。

2. 注意事项

应用刺血疗法，应充分考虑患者体质的强弱、气血的盛衰及疾病的虚实属性、轻重缓急等情况，必须注意如下几种情况。

（1）详察形神：《灵枢·终始》云"凡刺之法，必察其形气"。临床刺血时，必须根据患者的体质状态、气质特点及神气盛衰等情况，确定相应的治疗法则。根据人体的高矮、肥瘦、强弱来决定刺血的深浅手法及出血量的多少。根据神气有余、不足，来确定刺血的适应范围和方法。

（2）辨明虚实：《素问·通评虚实论》云"邪气盛者实，精气夺者虚"。虚与实概括了邪正关系。由于刺血的作用主要是通过决"血实"除"宛陈"而达到治愈疾病的目的。因此，尤其用于实证、热证。

（3）知其标本：刺血疗法常作为重要的治标方法而被用于临床。强调治病之法，宜先刺血以缓解其痛苦，再根据疾病的虚实属性，取舍补泻。现代对各种原因所致的高热、昏迷、惊厥等危证，先以刺血泻热开窍以治其标，然后再针对其发病原因而治本。

（4）定其血气：《灵枢·官能》云"用针之理，必须知形气之所在，左右上下，阴阳表里，血气多少"。因此，必须根据十二经气血的多少及运行情况，来决定刺血及出血量的多少。临床上取商阳穴刺血治疗昏迷、齿痛、咽喉肿痛；取攒竹穴刺血治疗头痛、目赤肿痛；取委中穴刺血治疗腰痛、吐泻；取曲泽穴刺血治疗心痛、烦热、呕吐等，都是以经脉气血多少为依据的。

（5）顺应时令：《素问·诊要经终论》云"春夏秋冬，各有所刺"。又有"春刺散俞，及与分理……夏刺络俞，见血而止"。指出了人与天地相应，与四时相序，故刺血疗疾也因时令而异。根据四时五行衰旺与脏腑相配的机制，如视腰痛患者发病经络的经气旺与不旺来决定的。例如足太阳脉令人腰痛，应取太阳经委中穴放血治疗，但春日不可刺出血，足太阳经为寒水之脏，春日木旺水衰，太阳经气方盛，故不能刺出血；足阳明脉令人腰痛，应取阳明经足三里穴放血治疗，但秋日不可刺出血；因阳明属土，土旺长夏，而秋日金旺木衰，故不可刺血以泻之，余可类推。

放血施治，必须认真细致，如放血不当，也会存在弊病。不及：因出血量太少，以致病血不出，余邪遗留，如疖痛。太过：放血量过大则耗伤正气，诱发寒性疾病。过失：手术操作不当而造成的事故，如施术粗暴，刺破肌肉，损伤筋腱，穿透静脉或切断动脉，以及中伤要害，危及患者生命，需加注意。

（八）放血的优点

此法如应用得当，疗效显著。如能驱逐脉病，下泻病血，止痛、消肿、去腐生肌，治脓腋及黄水，使疮色化浊转鲜，即使少许的病气亦能肃清。笔者在临床治疗脊柱相关疾病时，特别是疼痛较甚的患者，采用刺血整脊术在其椎旁的阳性反应点上给予点刺放血，再拔以火罐，常可收到满意的疗效。

六、火针整脊术

火针，古称"焠刺""烧针"等，是将针在火上烧红后，快速刺入人体特定腧穴或部位，以达到治疗疾病的一种针刺方法。火针又称"燔针""大针""白针""焠针"等。火针疗法经历了数千年的发展与积淀，已经形成鲜明的特色，具有确切的疗效，形成了比较系统的理论体系。后人应该很好地继承古代火针的经验，使这一古老的独特的针灸疗法得到发展与进步，从而造福于广大患者。

（一）火针疗法的临床作用

火针的作用决定了它的适用范围。火针的治疗机制是让温热刺激穴位和部位来增强人体阳气，鼓舞正气，调节脏腑，激发经气，温通经脉，活血行气。将火针的这些功效应用到临床上，可以助阳补虚，升阳举陷，消症散结，生肌排脓，除麻止痉，祛痛止痒，可以治疗多种疾病。

1. 壮阳补肾，升阳举陷

因火针具有增强人体阳气、激发经气、调节脏腑的功能，所以能壮阳补虚，升阳举陷。肾阳虚临床上可出现肾虚腰痛、阳痿、遗精等症；脾胃阳虚则可出现胃脘痛、胃下垂等疾病；心阳虚则胸痛、心悸；中气不足则出现阴挺。用火针点刺肾俞、命门等穴，可起到益肾壮阳的作用，使肾经气血畅通，气化功能加强，腰痛、阳痿、遗精症状得以缓解。如用火针点刺足三里、内关、脾俞、中脘等穴，可使脾胃经脉气血畅行，温运中焦，振奋阳气，祛除寒邪，使脾胃运化之功恢复，消化、吸收、升降功能趋于正常，胃脘痛、胃下垂得以治愈。火针刺激心俞、内关及心前区等部位，可壮心阳、益心气，使胸痛、心悸症状缓解。如点刺气海、关元穴，可益中气，升阳举陷，治疗阴挺。

2. 疏通经气，宣肺定喘

临床上变应性哮喘、慢性支气管炎、肺气肿等都属于顽固性疾病，中药治疗效果较慢，火针疗法则有特殊的效果。以上疾病多以咳喘症状为主，而咳喘多因风寒外袭、邪气闭肺、肺失宣降、肺气上逆而成。古人云："形寒饮冷则伤肺。"所以治疗宜用温热之法，而火针可通过温热作用刺激大杼、风门、肺俞、定喘等穴。温化肺之寒邪，疏通肺之经气，经气宣通则可驱除邪气，邪气出则肺气得以宣发、肃降，而喘息自止。

3. 温阳化气，消症散结

结即肿物或包块在体内或体表的积留，《黄帝内经》云："营行脉中，卫行脉外，荣周不息。"如气滞血瘀，痰湿凝聚，荣卫之道涩而行迟，积久则成症结。一方面火针可温热助阳，激发经气，故可疏通经络，行气活血，消除症结；另一方面火针又能助阳化气，使气机疏利，津液运行，凝滞之痰邪湿邪因而化解。临床多治疗腱鞘囊肿、脂肪瘤、纤维瘤、子宫肌瘤、卵巢囊肿等，如病灶在体内的，针刺宜深，使症结消于体内；如在体表的，针刺则宜浅，使病邪排于体外。

4. 攻散痰结，消除瘰疬

瘰疬多发生于颈侧的皮里膜外之处。大者属瘰，小者为疬。

古人云："无痰不成核。"故此病的发生多与痰有关。颈侧为少阳所主，少阳为气多血少之经，若情志不舒，则造成肝郁脾虚，酿湿成痰，气血受阻，聚而不散即成瘰疬结核。如虚火内动、灼津为痰、痰火互结也可形成此病。火针温通阳气，攻散痰结，疏通气血，消积化瘀，故可治疗瘰疬。再配合体针，调节脏腑，疏肝解郁则疗效更好。在治疗时一般用中火针，采用点刺法。

5. 祛寒除湿，通经止痛

古人云"不通则痛"，"通则不痛"。疼痛的发生多由于邪阻经络，使气血发生郁滞、瘀结等病理变化，从而引起脏腑、经络等局部或全身疼痛。而邪气之所以侵入人体，多由于体虚阳气不足、腠理空虚、卫外不固、邪气乘虚而入所致。引起疼痛的邪气主要为寒邪，《素问·举痛论》云："寒气客于脉外则脉寒，脉寒则缩蜷，缩蜷则脉绌急，绌急则外引小络，故猝然而痛，得炅则痛立止。"炅为热的意思，也就是说，寒邪引起的疼痛，得温热可以缓解。而火针具有有形无迹的热力，可以温其经脉，鼓动人体的阳热之气，因而可以驱散寒邪，使脉络调和，疼痛自止。另外，风邪、湿邪、热邪等也可引起疼痛。如为风邪所引起的，也可以利用火针治疗。因火针能温通经络、行气活血，故可促进体表的气血流动，使营养加强，驱动风邪无处存留，使疼痛缓解。如因湿邪引起，则可利用火针通经络、行气血的功能攻散湿邪，或利用它助阳化气的功能，使气机疏利，津液运行，从而祛湿除邪，达到治疗疼痛的目的。

《灵枢·经筋》中记载有："焠刺者，刺寒急也，热则筋纵不受，无用燔针。"由此说明，寒邪引起的拘急疼痛适于用火针治疗，而热邪引起的则不适宜。

6. 生肌敛疮，去腐排脓

临床上治疗脓肿已成而未破溃的，可用火针点刺，一针或多针，使脓排出，脓肿消除。治疗上选用火针，主要是由于它能促进气血运行，鼓舞正气，正气充盛，则能排除脓毒。

对于脓肿破溃、疮口久不收口，或因其他疾病引起皮肤表面出现慢性溃疡、经久不愈的也可用火针治疗。因为火针能温通经络，行气活血，使气血运行流通加速，使疮口周围淤积的气血得以消散，同时增加了病灶周围的营养，促进了组织再生，使疮口自然愈合。治疗时多选用中粗火针，用围刺法。如疮口大，有腐肉，可在中心点刺。

7. 助阳益气，解除麻木

麻木属感觉异常的一种病变，麻与木临床上常同时出现。麻者，非痛非痒。木者，按之不知，扣之不觉。麻木之症病因不同，临床表现各异，常见的类型有：气虚者，遍身麻木；中风先兆多半身麻木；肝郁脾虚，筋失所养的，常手足麻木；外伤经脉引起的麻木，多发生在局部等。尽管麻木之症复杂多样，但其发病机制是相同的，即都因脉络阻滞、阳气不能统帅营血，濡养经脉肌肤所致。而火针能温通助阳，引阳达络，使气至血通，麻木自除。操作时采用散刺法，选择细火针。

8. 温通经络，祛风止痒

痒症是一种发生在体表的不舒适感觉，状若虫行，瘙痒无度。《外科证治全书·四卷》云："遍身瘙痒，并无疮疥，搔之不止。"《诸病源候论》则称为"风瘙痒""风痒"。可见，痒症多与风邪有关。风邪为外邪入侵或气血生风所致。火针疗法具有温通经络、行气活血之功，可促进体表气血流动，营养加强，从而驱动风邪无处存留，血足风散则痒止。具体治疗时可用粗火针点刺病变局部，或用细火针，针刺曲池、血海、风市等穴。

9. 运行气血，解痉止挛

痉挛为肌肉不自主的抽动，分为颜面、四肢两种。火针适用于颜面的抽动。颜面抽搐多与情志因素有关，且女性多于男性。病因多为肝血失荣、肝风内动或风痰阻络。肝血不足、风痰阻络可引起筋脉失养，风扰经络则出现肌肉抽动。火针治疗多选用细火针，点刺局部。火针疗法可促进气血运行，增加局部的血液供给，祛除风邪，营养筋脉，则拘急、抽搐自止。再配合体针，平肝息风、补气祛痰，则效果更好。

10. 引热外达，清热解毒

火针属温法，一般认为，只适用于祛寒，不可用于热证。但临床实践证明，火针也可治疗一些热证。古人曾提出"以热引热""火郁发之"的理论。当热毒内蕴，拒寒凉之药不受，清热泻火之法未发挥作用之时，火针疗法有行气和发散之功，可使火热毒邪外散，从而达到清热解毒的目的。临床可治疗乳痈、颈痛、背痛、缠腰火丹及疔腮等。

11. 健脾利湿，温中止泻

《景岳全书·泄泻》云："久泻无火，多因脾肾之虚寒也。"《素问·藏气法时论》云："脾病者……虚则腹满、肠鸣、飧泄、食不化。"中医认为脾主运化，升清气而输布精微。中阳素虚，或寒湿直中，脾阳运化失司，清阳之气不升，浊阴不降，津液糟粕并趋大肠而为泻。火针具有增强人体阳气、调节脏腑的功能，故用火针点刺中脘、天枢、长强等穴，可补益阳气，收摄止泻。临床多用中粗火针快速点刺法，治慢性肠炎等。

12. 补脾益气，通利筋脉

临床上火针可以用于治疗痿证。痿证指四肢痿软无力或肌肉萎缩、肌体功能障碍等。治疗多用补益后天脾胃之法，如《黄帝内经》中所谓"治痿者独取阳明"。火针治疗多选用中脘、气海、天枢及阳明经的下肢穴，同时再加上督脉的阿是穴。因火针能助阳气，行气血，故可使脾胃气盛，气血生化充足，筋脉得以濡养，肌力增强，肌肉丰满。治疗可选中粗火针，采用点刺法。

13. 通经活络，散瘀消肿

不慎扭伤后，局部组织可出现肿痛，活动不利。这时也可用火针治疗。因火针能温通经络，行气活血，故可祛瘀消肿止痛。治疗多选对侧阿是穴，用点刺法。

（二）针具

1. 材料

要求：耐受高温、坚硬挺拔；材料：钨锰合金。

2. 结构

火针分为三部分。第一部分为针尖，火针的针尖要求其尖而不锐，稍圆钝为佳。因为火针是在烧红的情况下刺入皮肤的，经反复烧灼使用，针尖易变脆折断。第二部分为针体，火针在烧红时进针，针体不能像毫针那样得到手指的挟持协助，容易弯曲。因此针体必须坚硬、挺直、有弹性、表面光滑，使进出针顺畅，减少痛苦，便于针孔恢复。第三部分为针柄，一般为铜制环柄盘龙式针柄，针柄长度不小于 4 cm，使其具有隔热性，不烫手，便于操作。

3. 型号

（1）细火针：一般直径为 0.5 mm，适用于面部，老人、儿童。

（2）中粗火针：直径为 0.8 mm，适用于四肢躯干、压痛点、病灶周围。

（3）粗火针：直径为 1.1 mm，适用于下肢丹毒、窦道、臁疮等。

三头火针常用于体表湿疹、顽癣、痣、疣的治疗。

（三）操作方法

1. 选穴与消毒

火针选穴与毫针选穴的基本规律相同，根据病症不同而辨证取穴。选定穴位后要采取适当体位以防止患者改变姿势而影响取穴的准确性。取穴应根据病情而定，一般宜少，实证和青壮年患者取穴可略多。确定穴位：选择经穴、压痛点、病灶局部。方法：拇指掐"+"字，选定穴位后进行严格消毒。消毒方法宜先用碘酊消毒，后用乙醇棉球脱碘，以防感染。

2. 烧针

烧针是使用火针的关键步骤，《针灸大成·火针》云："灯上烧，令通红，用方有功。若不红，不能去病，反损于人。"因此，在使用前必须把针烧红，才能起作用。较为方便的方法是用乙醇灯烧针。

3. 针刺与深度

针刺时，用烧红的针具，迅速刺入选定的穴位内，随即迅速出针。棉球按压针孔，即可减轻疼痛，又可保护针孔。关于针刺深度，《针灸大成·火针》云："刺针切忌太深，恐伤经络，太浅不能去病，唯消息取中耳。"火针针刺的深度要根据病情、体质、年龄和针刺部位的肌肉厚薄、血管深浅而定。一般而言，四肢、腰腹针刺稍深，可刺 2 ~ 5 分深，胸背部穴位针刺宜浅，可刺 1 ~ 2 分深。

4. 执针方法

（1）手指实：意思是手指皆需确实地压在针柄上，稳固持针。所用力量就像"衔着虎仔过山涧"的比喻，用力太大则针易折，用力太小则针易脱手。

（2）手心虚：意思是手掌心不须绷得太紧，适度并足以灵活运针即可。

（3）手背圆：形容执针时，手掌背圆弧且上竖的样子。不须硬将手臂托圆，适度足以让手指灵活即可。

执针姿势如握笔姿势，要注意做到指实掌虚，腕部需灵活有力。这一点很像书法和篆刻，强调执笔、运腕的重要，康有为云："书法之妙，全在运笔。"

5. 针刺角度

火针针刺以直刺为主，斜刺为辅，如在针刺囊肿、腧穴、阳性点等多采用直刺；在刺鸡眼等病灶时除直刺外，可以辅以斜刺，为的是达到病所，不过斜刺的角度在 60° 以上，不宜平刺。

（四）针刺方法

火针的针刺方法可分为四种：点刺法、散刺法、密刺法和围刺法。其中，点刺法适用于针刺穴位，而后三种方法适用于针刺病灶的部位。

1. 点刺法

根据临床症状与辨证归经，在经络上选择一定的穴位施以火针，或在病灶部位寻找最明显的压痛点，在"阿是穴"上施以火针，都属于点刺法。经穴刺法是通过火针对经穴的刺激来温通经脉，行气活血，扶正祛邪，平衡阴阳，调节脏腑功能。这种刺法适用于内科疾病。使用的针具以细火针或中粗火针为宜，进针的深度较毫针浅。

痛点刺法主要适用于肌肉、关节病变和各种神经痛，因为压痛点是局部经气不通、气血阻滞的反应点，以火针刺激压痛点可以使局部经脉畅通，气血运行，从而缓解疼痛。痛点刺法可选用中粗火针，进针可稍深一些。

2. 散刺法

散刺法是用火针疏散地刺在病灶部位上的一种刺法。它是通过火针的温热作用，温阳益气，从而改善局部气血运行，使经络畅通，达到缓解麻木、治疗瘙痒、定痉止痛的功效。散刺法的针距一般为 1.5 cm，多选用细火针，进针较浅。

3. 密刺法

密刺法是用火针密集地刺激病灶局部的一种刺法。此法是借助火针的热力，改变局部气血的运行，促进病灶处的组织代谢，以缓解病症。密刺法主要适用于增生、角化的皮肤病，如神经性皮炎等。针刺时的密集程度取决于病变的轻重，一般间隔1 cm，如病重可稍密，病轻则稍疏，如病损部位的皮肤厚而硬。针刺时可选用粗火针。反之，则用中粗火针，针刺的深度以刚接触到正常组织为好，太浅太深都不适宜。

4. 围刺法

围刺法是用火针围绕病灶周围针刺的一种针刺法。进针点多落在病灶与正常组织交界之处。在病灶周围施以火针可以温通经脉，改善局部气血循环，促进组织再生。其主要适用于皮科与外科疾病。围刺法所用的针具为中粗火针。每针间隔1 ~ 1.5 cm为宜。针刺的深浅视病灶深浅而定，病灶深针刺深，病灶浅则针刺浅。

5. 火针刺络法

火针刺络法是用火针刺入人体一定部位的血络，放出适量血液的一种刺法。临床上常用来治疗静脉曲张、丹毒等。

（五）火针整脊术适应证

火针整脊术主要适用于颈椎病、肩周炎、"网球肘"、痛风、膝关节骨关节炎、腰椎间盘突出症、强直性脊柱炎、风湿性关节炎、类风湿关节炎等。对各种脊源性内科病、各种疑难痛证等疗效十分显著。

（六）禁忌证和注意事项

（1）用本法治疗前，要做好患者思想工作，解除思想顾虑，消除紧张心理，取得患者配合，然后方可进行治疗。面部应用火针要慎重。《针灸大成·火针》云："人身诸处，皆可行火针，唯面上忌之。"因火针刺后，有可能遗留有小瘢痕，因此除治疗面部痣和扁平疣外，一般面部慎用火针。

（2）使用火针时，必须细心慎重，动作敏捷、准确，避开血管、肌腱、神经干及内脏器官，以防损伤。对于血管和主要神经分布部位慎用火针。

（3）在针刺后，局部呈现红晕，或红肿未能完全消失时，有轻微发痒，注意不能搔抓，则应避免洗浴，以防感染。

（4）体质虚弱者采取卧位，糖尿病患者、瘢痕体质或过敏体质者慎用。

（5）孕妇及产妇慎用。

（6）操作要准、快，操作注意安全，防止烧伤、火灾的发生。

（7）对于精神过于紧张、饥饿、劳累的患者，应禁用火针，以防止出现晕针等不适症状，给患者造成不必要的痛苦。可等患者的不适症状缓解后再行治疗。

（8）在火针治疗期间应忌房事，忌食生冷食物。火针治疗后还应禁止当天沐浴，以防针孔感染。

（七）针后反应及处理

（1）风寒湿病，针时针尖有粘连感，针后在针处起小微粒，1日后可自行消失。

（2）寒病针后在针处出现小红点，1～2日后即可消失。

（3）湿毒病针后针处可能发痒，不要搔抓，1日后可消失。

（4）一般不会感染、化脓，倘若感染化脓者不必惊慌，酌情清创，即可在短期内痊愈。

火针疗法是我国医家在长期与疾病斗争中积累起来的宝贵医疗经验之一，具有操作简便、费用低廉、疗效卓著、适应证广的特点，受到广大民众欢迎。火针整脊术具有祛寒除湿、温经止痛；疏通经气、解除麻木，温通经络、运行气血、解痉止挛、通利筋脉的功能。临床中笔者采用火针整脊术针刺背腧穴及椎旁阳性反应点，对脊源性内科疾病常可收到立竿见影之功效。通过火针针刺消除椎旁阳性反应点能达到使阳性反应点消失或减轻，进而达到调整脊柱内外平衡的目的。

第三篇

脊椎和骨盆疾病诊治

CHAPTER 3

颈椎病诊治
胸源性综合征
腰源性疾病
骨盆疾病

第八章
颈椎病诊治

颈椎病是临床常见病及多发病，发病率逐年呈上升及低龄化趋势，严重危害人们的身体健康。一般人认为颈椎病无非是颈肩背部疼痛，殊不知，颈椎上承头颅下接躯干，处在人体神经中枢的重要部位，是脑循环必经之路，因此，也是人体事故的多发地带，一旦发生疾病必然会影响到心脑血管、中枢神经系统，造成各类的颈源性疾病，真可谓牵一发而动全身。全国康复学会、颈源性疾病专业委员会研究发现，颈椎病可诱发颈源性眩晕、颈源性心脏病、颈胃综合征等 70 余种脊柱相关疾病。

第二届全国颈椎病专题座谈会（1992 年，青岛）明确了颈椎病定义：颈椎椎间盘退行性改变及其继发病理改变累及其周围组织结构（神经根、脊髓、椎动脉、交感神经等），出现相应的临床表现。仅有颈椎的退行性改变而无临床表现者则称为颈椎退行性改变。

随着现代从事低头工作方式的人群增多，以及电脑、空调的广泛使用，颈椎病的患病率也不断上升，且发病年龄有年轻化的趋势，因此详细询问病史对临床诊断就显得十分重要。

第一节　颈椎病的诊断

一、问诊的重要性

（一）外伤史

外伤是导致脊髓型颈椎病的主要原因，也是导致高位截瘫的主要原因之一，同时也是手法治疗的禁忌证范畴。因此详细询问外伤史对临床诊断、治疗有重要的意义。

1. 受伤时间判定

受伤与此次发病间隔时间长短，除直接延续至今，多数有一间隔时期，若时间太长者，与当前病情关系较小。

2. 致伤机制

除非当时伴有颅脑损伤昏迷外，大多可回忆起受伤时的细节，包括致伤物、致伤原因、身体状态、头颈部及四肢的反应情况等。

3. 损伤程度

指伤后当时情况及其持续 3 周内（或更长）情况，包括有无昏迷、恶心、呕吐等；局部受伤情况，如出血、肿胀、疼痛等；

可否坚持日常生活及工作等。

4. 伤后治疗情况

伤后治疗情况包括诊断、治疗方法及药物、效果如何、有无残留症状等。

5. 伤后症状变化

颈部原有疾病，又突遇外伤，注意原症状之演变。

（二）首次症状的性质与特点

首次症状不仅对诊断与鉴别诊断具有重要意义，而且对病情的发展及治疗方法也有直接关系，应尽可能地详细了解。

（1）以发热起病者，多系炎症性或变态反应性疾病。咽部感染易诱发枕颈脱位。

（2）腰部症状先于颈部症状者，应考虑属于颈腰综合征病例，在治疗上应全面考虑。

（3）有躯干某部束带或束缚感，或双下肢无力，易跌倒者表明多为脊髓受压所致，提示病情较重，应及早采取有效措施。

（4）臂及手出现麻木或疼痛者，提示多为钩椎关节不稳（包括椎间关节不稳），或在该处有骨质增生，或髓核向侧后方突（脱）出。

（5）发音障碍与声音嘶哑者，多见于脊髓本身病变，且多已波及延髓处，当然与椎动脉受压亦有一定关系。

（6）颈部有不适感或酸痛者，提示颈椎间盘退变已经开始，尤以某些低头工作者多见。

（7）以手部肌肉萎缩为早期症状者，多为脊髓本身病变

（侧索硬化为多发），且其发病较迅速，并向高位进展。

（8）以疼痛为主，尤以夜间疼痛更剧，用哌替啶类药物也无法入眠者，多提示椎管内或椎骨肿瘤。

（9）休息后疼痛减轻者，多与退变、外伤及劳损有关，常见颈椎间盘突出症，在平卧后椎间隙内压力降低可使症状缓解。

（10）以卒倒起病者，多系椎动脉第2或第3段受压或受刺激所致。此种病易被误诊为癔症，可不伴有其他症状或体征，但应注意排除血管本身病变或椎动脉其他段有无病变。

（11）双手指麻木或疼痛起病者应注意患者的椎管矢状径，在一般情况下，多是根性颈椎病的首发症状，但应注意有无胸廓出口狭窄症及血管性疾病。

（三）疼痛的部位及范围

准确的疼痛部位描述可使医生分析疼痛的组织，如枕后痛应想到枕神经卡压征；颈后痛想到颈椎失稳或颈肌劳损；肩背胛内侧痛，多考虑肌筋膜痛或颈神经根痛；肩痛可考虑肩周炎等。另外器质性病变的疼痛部位多局限不变，而风湿痛或感应痛则可间歇或指不出具体部位，神经根性痛可放射到手或伴手指麻木。

（四）疼痛性质和程度

痛可有酸痛、困痛、刺痛、沉痛、麻痛、胀痛等，随患者的描述而异，放射痛常被描述成过电样痛，神经痛可被描述成刀割样痛或针刺样痛，一般风湿痛多为酸痛或胀痛，根性痛多为麻痛或放射，关节炎粘连或嵌顿则为刺痛、刀割样痛。

疼痛的程度更难统一，随个人的耐受性不同，常按三级方法，如 I 级为轻痛，不影响睡眠或休息，不需止痛药；II 级为中等痛，需用止痛药物，有时可影响睡眠，但日常工作一般不受限制；III 级为严重痛，剧痛难忍，需频繁或要求用止痛药，白天难忍；无痛则为 0 级。

突然发作的痛应考虑椎间盘突出、急性纤维织炎等；渐发者则多为累积性劳损或某种病变（如肿瘤、结核）。

另外，持续性痛或间歇性痛对提供诊断线索亦有用，器质性病变如肿瘤、结核、骨关节炎，疼痛可为持续性，而风湿或劳损则为间歇性发作。

（五）疼痛与活动的关系

肌纤维组织炎为静息痛或休息后初活动痛，活动后渐好，初按压痛，按揉后渐好。而肌肉损伤或关节炎症则在活动时痛，且渐重。颈椎退行性骨关节炎则晨起发僵，初活动痛，渐减轻。颈椎小关节紊乱活动时可有弹响。

（六）症状的演变程序与特点

初发症状出现后的病程进展与颈部疾病的诊断及鉴别诊断密切相关，应注意询问。以双下肢肌力障碍起病，并迅速向躯干及上肢发展及伴有感觉障碍者，提示在脊髓受压的同时，脊髓前中央动脉亦受累。而由上肢肌力障碍向下肢进展者，多为沟动脉受压或脊髓实质性病变。起病后症状错综复杂，主诉很多且伴有交感神经症状者，与椎动脉受波及有关。而在全过程中无任何感觉障碍症状与体征者，很可能不是颈椎本身疾病，应首先怀疑是脊髓侧索硬化症。

（七）工作情况与颈部疾病的关系

（1）在空调环境下长期工作者，多由于通风不良及湿度过大而易出现风湿性颈背筋膜纤维织炎。

（2）长期重体力劳动者，尤以搬运工及挑夫等，易引起颈肩部扭伤、骨质增生、肥大及劳损性纤维织炎。

（3）长期伏案工作者易出现颈肌劳损及颈椎病。

（4）在潮湿、寒冷地区工作者，易患风湿性肌纤维组织炎。

（八）气候改变与颈椎病变的关系

（1）风湿性疾病（包括风寒所致肌纤维组织炎）多在气温较低、湿度增加情况下发病，因此有"小气象台"之称。

（2）增生性脊柱炎与潮湿关系密切，因此易在南方俗称"黄梅天"诱发症状或加剧。

（3）秋高气爽的天气常使一般性颈痛患者症状减轻。

二、视诊

（一）表情与姿势

（1）表情痛苦，多见于颈部创伤或急性颈项部肌筋膜炎。

（2）走路时以手扶头，嘱患者观看其侧方的事物时，不能或不敢自然转头，而是连带躯体转身过去观看，往往是颈椎有炎症损伤的表现。

（3）颈部强直，不能转头、仰头和点头，呈斜颈外形，见于落枕。

（4）头、颈部向一侧偏斜，面部不对称，患侧胸锁乳突肌明显突起，见于先天性斜颈。

（5）下颌偏向一侧，头部似沉重，必须用一手或两手支持头部，见于寰枢关节脱位。

（6）颈部强直，头部转动不灵，表情不自然，见于颈椎病、颈筋膜炎、颈椎结核、骨折、脱位或扭伤等。

（7）颈部肌肉痉挛，见于局部受寒凉、潮湿之刺激、扭伤或不良姿势等。

（二）头颈部畸形

常见有斜颈畸形，即头颈部处于不正常位置，表现为头颈部偏向一侧。临床上分为先天性和后天性两类。

1. 先天性斜颈

分先天性肌性斜颈和先天性骨性斜颈。在幼儿斜颈中，主要见于先天性肌性斜颈。

先天性肌性斜颈：由一侧胸锁乳突肌肌纤维变性及痉挛所致。面部转向健侧上方，头面部倾向患侧，患侧面部平坦，对侧长而隆起，两眼倾斜不在同一平面，鼻梁弯曲，患侧锁骨及肩部较健侧升高，脊柱上胸段可出现侧凸等继发性畸形。

先天性骨性斜颈：此因颈椎发育异常所致，见于颈椎融合、枕颈融合、半椎体等畸形引起。

2. 后天性斜颈

引起原因较多，主要见于以下几种。① 颈椎自发性脱位：颈部软组织炎性病变，常易诱发第1、第2颈椎自发性脱位。② 颈部炎症：颈部淋巴结炎、蜂窝组织炎等。③ 颈部软组织疾病：颈部软组织瘢痕挛缩。④ 颈椎结核：颈部各方向运动都受限制，并伴有肌肉痉挛。⑤ 颈椎损伤：颈椎骨折或脱位。⑥ 痉挛性斜颈：副神经受刺激或麻痹，引起肌肉发生痉挛性收缩。

（三）颈椎的生理前曲是否正常

观察颈椎有无生理曲度过大、变直或局限性后凸、侧弯、扭转等畸形，如颈椎结核、骨折的患者常出现角状后凸畸形。颈椎生理前凸加大，见于吻性棘突、伸直型颈椎骨折脱位、项部筋膜炎等；生理弓减小或变直，多见于颈椎病、颈椎间盘突出症、颈椎骨折脱位、寰枢椎半脱位等。

（四）颈部长度与宽度的比例是否协调

颈短而粗，呈翼状颈，双侧性皮肤宽松，发际低平，可见于先天性短颈畸形（Klippel-Feil 综合征）。

（五）颈部皮肤有无瘢痕、窦道、寒性脓肿

寒性脓肿多为颈椎结核，高位病变注意观察咽后壁有无脓肿，低位病变则脓肿多在颈部出现。寒性脓肿多见于食管后方，可以下垂到一侧或两侧锁骨上窝。

（六）其他

颈部两侧软组织有无局限性肿胀。双上肢有无肌肉萎缩、肌力减弱、功能受限等。

三、触诊

触诊时注意以下几点：① 是否有压痛。② 压痛的性质。

③ 是浅压痛还是深压痛。④ 有无放射痛。⑤ 软组织病变性质。⑥ 压痛的部位与颈部的解剖关系。

（一）前斜角肌

患者头向健侧并稍侧屈，深吸气后闭气，医者以示指、中指在其锁骨上沿胸锁乳突肌外缘向内上方压迫，可扪及前斜角肌下端，轻轻触压以了解该肌硬度及是否有压痛，由颈肋及颈椎病等引起的前斜角肌综合征，可出现放射性压痛。颈心综合征者左前斜角肌多有明显压痛，并向腋部及胸前放射。该肌起于 C3 ~ C6 横突前结节，斜行向下止于第 1 肋间上缘的斜角肌结节，臂丛神经与锁骨下动脉在其后方，该肌虽然不大，但受 C3 ~ C8 六个神经支配，临床上 C2 ~ C7 任何一节颈椎有病，均可能使前斜角肌受累，故颈椎病出现前斜角肌综合征十分多见。

（二）锁骨上窝

位于锁骨上窝及肩关节内侧凹陷处，其下臂丛神经受压可出现疼痛，临床如有前斜角肌压痛，此处几乎都有压痛，但此处压痛不一定有前斜角肌压痛。

（三）枕神经压痛点（相当于风池穴）

枕大神经位于乳突与枢椎棘突之连线中点凹陷处，枕小神经则在乳突后下方的胸锁乳突肌后缘处。高位颈椎病特别是寰枢病变最易出现枕神经压痛。

枕大及枕小神经均来自 C2 、C3 神经根，寰枢椎移位造成该神经挤压。枕大神经来自 C2 、C3 后支，支配头最长肌、夹肌、棘肌等颈枕部肌群，是 31 对脊神经中最大最长者，通过颈枕部皮下，粗大而明显，受压迫机会最多。有人研究证明，枕神经受挤压是颈椎病引起头痛的主要病理学基础，其主要原发病是寰枢椎移位。

（四）椎动脉点

位于乳突尖和枢椎棘突连线中外 1/3 处的下方及胸锁乳突肌后缘的后方，在枕神经之外。此点深处是寰椎与枢椎之间的一小段椎动脉，其前是寰枢关节，其后是软组织，故能被触压。在椎动脉型颈椎病及椎动脉综合征，此处多有压痛或异常感觉。手法推拿如用力过猛，可诱发眩晕，故此处不宜过重按压。

（五）乳突后缘

压痛见于胸锁乳突肌和最长肌肌腱炎。

（六）肩胛上切迹

此处压痛，且放射到肩胛背部，可见于肩胛上神经卡压综合征。

（七）颈肋触诊法

颈肋一般不易摸到，触诊时让患者取坐位，头向检查侧倾斜，使肌肉放松。检查者站于侧方，手沿胸锁乳突肌后缘下段，逐步用力深压，触及锁骨下动脉的搏动后，再沿此动脉向内深入到颈根部，沿途寻找硬块，颈肋一般在此动脉之后。

引起颈部疼痛和放射性痛较常见的原因有两种原因，一种是颈部肌肉、韧带附着部位的劳损，其压痛点即在这些组织的附着部位。另一种可有向上背部、肩部及上肢的放射痛，可能是Luschka 关节及关节突关节的退变、增生及错位以致直接刺激颈神经根所致，其放射距离较远，可到达手部，并常伴有麻木感。检查时有不同程度的上肢感觉障碍、肌肉萎缩、肌力减退和腱反射减弱。这类症状和体征由于颈椎病发生的平面不同而有差别。

四、颈髓神经受损节段定位

可将颈髓按三段区分，其临床特点如下所述。

（一）颈上段

颈上段是指 C1 ～ C3 处，多见于外伤病例，脊髓完全受损者，多身亡于现场。临床所见病例多为不完全性损伤，其主要表现为：

1. 运动障碍

头、颈及提肩胛运动受累，四肢轻重不一的瘫痪，肌张力增高，反射亢进及出现病理反射。

2. 感觉障碍

其根性痛以枕及颈后处为明显，面部亦可有感觉障碍。

3. 呼吸障碍

视膈神经受损之程度不同而表现为呃逆、呕吐、呼吸困难或呼吸麻痹。

4. 腰椎穿刺

如系占位性病变所致者，呈现阻塞曲线，并有其他相应改变。

（二）颈中段

颈中段是指 C4 ～ C6 处，此段为颈椎病及颈椎外伤好发部位。主要表现为：

1. 运动障碍

从此段发出的脊神经所支配的肌肉（肱二头肌、肩胛提肌、冈上肌及冈下肌等）呈下运动神经元性瘫痪。此段以下肌群为上神经元性瘫痪表现，故肱三头肌肌张力明显增高，以致屈肘时阻力较大。

2. 感觉障碍

根性痛多见于肩部及肩胛部，并常波及前臂桡侧，有时可达拇指。

3. 反射

肱二头肌反射多消失，肱三头肌以下则亢进。

（三）颈下段

颈下段是指 C7 ~ T1 节段，为颈椎外伤及颈椎病次好发部位。即使脊髓完全损伤，其存活率也较高。临床特点如下：

1. 运动障碍

手指活动障碍及手部肌肉萎缩，前臂肌群亦可累及。

2. 感觉障碍

根性痛多位于前臂及手指，以中指、小指多见。上肢及 T2 以上可有感觉减退或消失。

3. 反射

肱三头肌反射、桡骨膜反射可减弱或消失。

上述节段定位视病变之具体部位、程度及范围等不同而有较大差异。如从临床的观点来看，则分为上颈髓损伤与下颈髓损伤更为合理（图 8-1）。

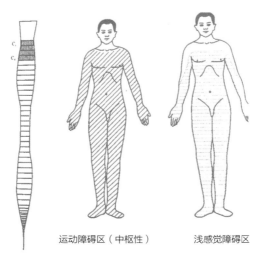

运动障碍区（中枢性）　　　　浅感觉障碍区

A. 上颈髓（C1 ~ C4）受损

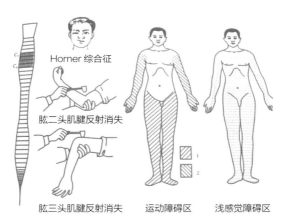

Horner 综合征

肱二头肌腱反射消失

肱三头肌腱反射消失　　　运动障碍区　　　浅感觉障碍区

B. 下颈髓（C5 ~ C8）受损

图 8-1　颈髓损伤

各段损伤对膀胱功能均引起中枢性排尿障碍，但上颈段病损除头颈部感觉与运动功能存在外，双上肢以下功能基本丧失或受累，因此，其病情、预后及治疗后果等均较下颈段严重，死亡率明显升高；如已引起完全性脊髓性损害，自然减压临床意义不大，因其对双上肢起支配作用的脊神经根无能为力。对于下颈髓受累者，即便是对脊髓的减压作用不大，由于能使一个或两个脊神经根消除致压物，将对改善手腕部功能起到重要作用，尤其是C6、C7以下者。

五、颈脊神经的定位诊查

（一）C1脊神经

其自枕骨与寰椎两者之间的裂隙中穿出椎骨，沿椎动脉沟下行，有前、后支之分。前支自头前侧肌和头侧直肌之间至颈椎的前方发出分支，支配头直前肌与头侧直肌两组肌肉；其后支称枕下神经，属运动神经。经寰椎后弓之上向外后走行，进入枕下三角，支配头后大、小直肌和头上、下斜肌四块肌肉。前支与后支所支配的肌肉主要为头的仰屈及侧方倾斜。受损后可致颈部活动受到一定限制。

（二）C2脊神经

发自寰椎与枢椎之间，分为升支、降支和枕大神经。前两者支配头下斜肌、头夹肌与颈夹肌，司头部的后仰与旋转。枕大神经属感觉神经，主要支配枕部、项部和头顶部皮肤感觉（止于冠状缝）（图8-2）。

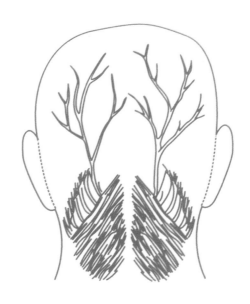

图 8-2　枕大神经分布区

（三）C3 脊神经

其内侧支支配颈部肌群，属运动神经。外侧支为感觉支，与颈 2 脊神经感觉支相吻合，构成枕小神经、耳大神经及颈皮神经等，沿枕大神经内侧走行，分布于枕部皮肤（图 8-3）。

（四）C4 脊神经

受累椎节为 C3 ～ C4 椎节；感觉障碍在枕外隆凸附近的皮肤；运动障碍在颈项肌及冈上肌；无反射改变。

（五）C5 脊神经

受累椎节为 C4 ～ C5 椎节；感觉障碍在上臂外侧（腋神经），具有定位意义的是三角肌侧方 3 cm×3 cm 的范围，运动

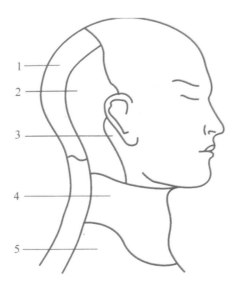

1. 枕大神经（C2） 2. 枕小神经（C2、C3） 3. 耳大神经（C2、C3）
4. 颈皮神经（C2、C3） 5. 锁骨上神经（C3、C4）

图 8-3　枕颈部感觉神经支配区

障碍主要累及三角肌（腋神经支配），其次为肱二头肌（来自
C5、C6 的肌皮神经支配）。其他肌群如冈上肌、冈下肌、肱桡
肌等均可波及，但无定位意义；反射改变主要为肱二头肌反射
（其同时受 C5、C6 两个脊节平面支配），早期活跃，后期减弱
（图 8-4）。

（六）C6 脊神经

受累椎节为 C5、C6 椎节，感觉障碍为前臂外侧及拇指、示
指（肌皮神经）障碍；运动障碍为桡侧腕伸肌（来自 C6 参与组
成的桡神经支配，而尺侧腕伸肌为 C7 支配区），次为肱二头肌

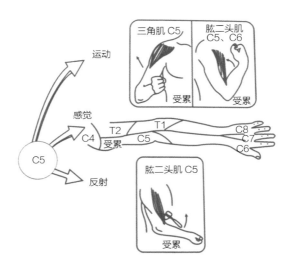

图 8-4　C5 脊神经受累影响范围

（与 C5 共同支配）及前臂旋转肌群等；反射改变以桡骨膜反射（桡神经支配）为主，次为肱二头肌反射（与 C5 共同支配），早期活跃，中、后期减弱或消失（图 8-5）。

（七）C7 脊神经

受累椎节为 C6、C7 椎节；感受障碍主要为中指，但此区尚同时受 C6 与 C8 影响；运动障碍主要为伸腕、伸指肌群及肱三头肌（由 C7 参与组成的桡神经所支配），次为桡侧腕屈肌(发自 C7 的正中神经支配，而尺侧腕屈肌则为 C8 的尺神经)，反射改变为肱三头肌反射（C7 的桡神经支配）减弱或消失（图 8-6）。

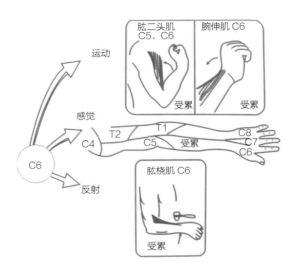

图 8-5 C6 脊神经受累影响范围

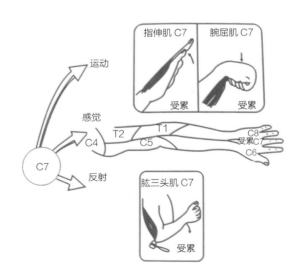

图 8-6 C7 脊神经受累影响范围

（八）C8 脊神经

受累椎节为 C7 ～ T1 椎节；感受改变主要为小指及环指和前臂尺侧皮肤；运动障碍主要是手部肌肉，由正中神经和尺神经（C8）所支配的指浅屈肌、指深屈肌和蚓状肌；反射无影响（图 8-7）。

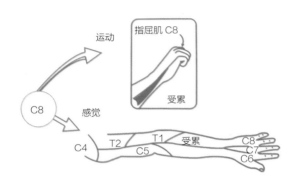

图 8-7　C8 脊神经受累影响范围

六、颈椎的特殊检查

（一）臂丛神经牵拉试验

患者取坐位，头稍前屈后，向健侧侧屈。医者一手抵住患侧头部，另一手握患者腕部，两手反向牵拉，患肢有疼痛或麻木感为阳性，提示臂丛神经受压（图 8-8）。

（二）椎间孔挤压试验

患者取坐位，头部侧屈后伸或单纯后伸。医者双手按压患者

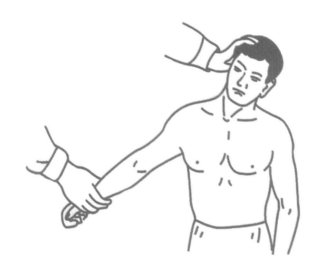

图 8-8　臂丛神经牵拉试验

头部，如引起颈部疼痛并向上肢放射者为阳性，亦提示臂丛神经受压（图 8-9）。

（三）击顶试验

患者端坐，医者左手放在患者头顶，以右手掌击左手，造成椎间孔的突然缩小，神经根受刺激出现根性疼痛或麻木者，为阳性（图 8-10）。

（四）椎动脉压迫试验

该试验适用于头昏症状者，医者一手扶其头顶，另一手扶其后项部，将其头后仰并向左（右）侧旋转 45°，约偏 15°，如出现头昏者为阳性，为对侧颈动脉供血受阻。

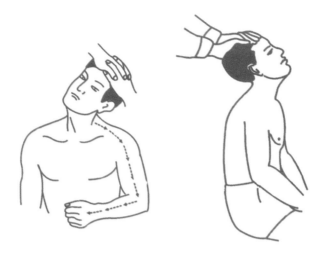

图 8-9　椎间孔挤压试验

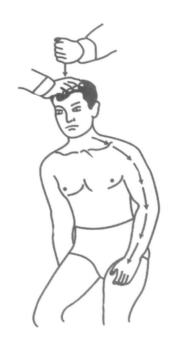

图 8-10　击顶试验

第二节　颈椎病的分型

根据受累组织和结构的不同，颈椎病分为：颈型（又称软组织型）、神经根型、脊髓型、交感型、椎动脉型、其他型（目前主要指食管压迫型）。如果两种以上类型同时存在，称为"混合型"。

一、颈型颈椎病

颈型颈椎病是在颈部肌肉、韧带、关节囊的急慢性损伤，椎间盘退化变性，椎体不稳，小关节错位等的基础上，机体受风寒侵袭、感冒、疲劳、睡眠姿势不当或枕高不适宜，使颈椎过伸或过屈，颈项部某些肌肉、韧带、神经受到牵张或压迫所致。多在夜间或晨起时发病，有自然缓解和反复发作的倾向。30 ~ 40 岁女性多见。

二、神经根型颈椎病

神经根型颈椎病是由于椎间盘退变、突出、节段性不稳定、骨质增生或骨赘形成等原因，在椎管内或椎间孔处刺激和压迫颈神经根所致。在各型中发病率最高，占 60% ~ 70%，是临床上最常见的类型。多为单侧、单根发病，但是也有双侧、多根发病者。多见于 30 ~ 50 岁者，一般起病缓慢，但是也有急性发病者。男性比女性多 1 倍。

三、脊髓型颈椎病

脊髓型颈椎病的发病率占颈椎病的 12% ~ 20%，由于可造成肢体瘫痪，因而致残率高。通常起病缓慢，以 40 ~ 60 岁的中年人为多。合并发育性颈椎管狭窄时，患者的平均发病年龄比无椎管狭窄者小。多数患者无颈部外伤史。

四、交感型颈椎病

由于椎间盘退变和节段性不稳定等因素，从而对颈椎周围的交感神经末梢造成刺激，产生交感神经功能紊乱。交感型颈椎病症状繁多，多数表现为交感神经兴奋症状，少数为交感神经抑制症状。由于椎动脉表面富含交感神经纤维，当交感神经功能紊乱时常常累及椎动脉，导致椎动脉的舒缩功能异常。因此交感型颈椎病在出现全身多个系统症状的同时，还常常伴有椎 – 基底动脉系统供血不足的表现。

五、椎动脉型颈椎病

正常人当头向一侧歪曲或扭动时，其同侧的椎动脉受挤压，使椎动脉的血流减少，但是对侧的椎动脉可以代偿，从而保证椎 – 基底动脉血流不受太大的影响。当颈椎出现节段性不稳定和椎间隙狭窄时，可以造成椎动脉扭曲并受到挤压；椎体边缘及钩椎关节等处的骨赘可以直接压迫椎动脉，或刺激椎动脉周围的交感神经纤维，使椎动脉痉挛而出现椎动脉血流瞬间变化，导致椎 – 基底供血不全而出现症状，因此不伴有椎动脉系统以外的症状。

六、青少年型颈椎病

青少年型颈椎病主要由于生活、学习、不良姿势及过早体力劳动导致，颈椎周围肌肉韧带等软组织损伤，日久使颈椎骨骼及软组织的保护能力减退，导致颈椎曲度发生改变，诱发临床症状，严重影响了青少年的生活、学习，因此日益受到医学界的重视。

第三节　颈椎病的临床表现

一、颈型颈椎病

颈项强直、疼痛，可有整个肩背疼痛发僵，不能做点头、仰头及转头活动，呈斜颈姿势。需要转颈时，躯干必须同时转动，也可出现头晕的症状。少数患者可出现反射性肩臂手疼痛、胀麻，咳嗽或打喷嚏时症状不加重。

临床检查：急性期颈椎活动绝对受限，颈椎各方向活动范围近于零度。颈椎旁肌、T1 ~ T7 椎旁或斜方肌、胸锁乳头肌有压痛，冈上肌、冈下肌也可有压痛。如有继发性前斜角肌痉挛，可在胸锁乳头肌内侧，相当于 C3 ~ C6 横突水平，扪到痉挛的肌肉，稍用力压迫，即可出现肩、臂、手放射性疼痛。

二、神经根型颈椎病

颈痛和颈部发僵，常常是最早出现的症状。有些患者还有肩部及肩胛骨内侧缘疼痛。

上肢放射性疼痛或麻木。这种疼痛和麻木沿着受累神经根的走行和支配区放射，具有特征性，因此称为根型疼痛。疼痛或麻木可以呈发作性，也可以呈持续性。有时症状的出现与缓解和患者颈部的位置和姿势有明显关系。颈部活动、咳嗽、喷嚏、用力及深呼吸等可以造成症状的加重。

患侧上肢感觉沉重、握力减退，有时出现持物坠落。可有血管运动神经的症状，如手部肿胀等。晚期可以出现肌肉萎缩。

临床检查：颈部僵直、活动受限。患侧颈部肌肉紧张，棘突、棘突旁、肩胛骨内侧缘及受累神经根所支配的肌肉有压痛。椎间孔部位出现压痛并伴上肢放射性疼痛或麻木，或者使原有症状加重，具有定位意义。椎间孔挤压试验阳性，臂丛神经牵拉试验阳性。仔细、全面的神经系统检查有助于定位诊断。

三、脊髓型颈椎病

多数患者首先出现一侧或双侧下肢麻木、沉重感，随后逐渐出现行走困难，下肢各组肌肉发紧、抬步慢，不能快走。继而出现上下楼梯时需要借助扶手才能登上台阶。严重者步态不稳、行走困难。患者双脚有踩棉感。有些患者起病隐匿，往往是自己想追赶即将驶离的公共汽车，却突然发现双腿不能快走。

出现一侧或双侧上肢麻木、疼痛，双手无力、不灵活，写字、系扣、持筷等精细动作难以完成，持物易落。严重者甚至不能自己进食。

躯干部出现感觉异常，患者常感觉在胸部、腹部或双下肢有如皮带样的捆绑感，称为"束带感"。同时下肢可有烧灼感、冰凉感。

部分患者出现膀胱和直肠功能障碍。如排尿无力、尿频、尿急、尿不尽、尿失禁或尿潴留等排尿障碍，大便秘结，性功能减退。病情进一步发展，患者需拄拐或借助他人搀扶才能行走，直至出现双下肢呈痉挛性瘫痪，卧床不起，生活不能自理。

临床检查：颈部多无体征。上肢或躯干部出现节段性分布的浅感觉障碍区，深感觉多正常，肌力下降，双手握力下降。四肢肌张力增高，可有折刀感；腱反射活跃或亢进：包括肱二头肌、肱三头肌、桡骨膜、膝腱、跟腱反射；髌阵挛和踝阵挛阳性。病理反射阳性：如上肢 Hoffmann 征、Rossolimo 征、下肢 Barbinski 征、Chacdack 征。浅反射如腹壁反射、提睾反射减弱或消失。如果上肢腱反射减弱或消失，提示病损在该神经节段水平。

四、交感型颈椎病

头部症状：如头晕或眩晕、头痛或偏头痛、头沉、枕部痛、睡眠欠佳、记忆力减退、注意力不易集中等。偶有因头晕而跌倒者。

眼耳鼻喉部症状：眼胀、干涩或多泪、视力变化、视物不清、眼前好像有雾等；耳鸣、耳堵、听力下降；鼻塞、变应性鼻炎；咽部异物感、口干、声带疲劳等；味觉改变等。

胃肠道症状：恶心甚至呕吐、腹胀、腹泻、消化不良、嗳气及咽部异物感等。

心血管症状：心悸、胸闷、心率变化、心律失常、血压变化等。

面部或某一肢体：多汗、无汗、畏寒或发热，有时感觉疼痛、麻木但是又不按神经节段或走行分布。

以上症状往往与颈部活动有明显关系，坐位或站立时加重，卧位时减轻或消失。颈部活动多、长时间低头、在电脑前工作时间过长或劳累时明显，休息后好转。

临床检查：颈部活动多正常、颈椎棘突间或椎旁小关节周围的软组织压痛。有时还可伴有心率、心律、血压等的变化。

五、椎动脉型颈椎病

发作性眩晕，复视伴有眼震。有时伴随恶心、呕吐、耳鸣或听力下降。这些症状与颈部位置改变有关。

下肢突然无力猝倒，但是意识清醒，多在头颈处于某一位置时发生。

偶有肢体麻木、感觉异常。可出现一过性瘫痪，发作性昏迷。

六、青少年型颈椎病

经常发生颈肩背酸痛、沉重，有时颈部活动受限，颈椎旁有明显压痛点，个别患者伴有头晕、恶心、假性近视等，X线表现多以颈椎曲度变直、反弓或颈椎侧弯为主。

第四节 颈椎病的诊断标准

一、临床诊断标准

（一）颈型

具有典型的落枕史及上述颈项部症状体征；影像学检查可正常或仅有生理曲度改变或轻度椎间隙狭窄，少有骨赘形成。

（二）神经根型

具有根性分布的症状（麻木、疼痛）和体征；椎间孔挤压试验或/和臂丛牵拉试验阳性；影像学所见与临床表现基本相符合；排除颈椎外病变（胸廓出口综合征、"网球肘"、腕管综合征、肘管综合征、肩周炎、肱二头肌长头腱鞘炎等）所致的疼痛。

（三）脊髓型

出现颈脊髓损害的临床表现；影像学显示颈椎退行性改变、颈椎管狭窄，并证实存在与临床表现相符合的颈脊髓压迫；除外进行性肌萎缩性脊髓侧索硬化症、脊髓肿瘤、脊髓损伤、继发性粘连性蛛网膜炎、多发性末梢神经炎等。

（四）交感型

诊断较难，目前尚缺乏客观的诊断指标。出现交感神经功能紊乱的临床表现，影像学显示颈椎节段性不稳定。对部分症状不典型的患者，如果行星状神经节封闭或颈椎高位硬膜外封闭后，症状有所减轻，则有助于诊断。

1. 耳源性眩晕

由于内耳出现前庭功能障碍，导致眩晕。如梅尼埃病、耳内听动脉栓塞。

2. 眼源性眩晕

屈光不正、青光眼等眼科疾病。

3. 脑源性眩晕

因动脉粥样硬化造成椎 – 基底动脉供血不足、腔隙性脑梗死；脑部肿瘤；脑外伤后遗症等。

4. 血管源性眩晕

椎动脉的 V1 和 V3 段狭窄导致椎 – 基底动脉供血不足；原发性高血压、冠心病、嗜铬细胞瘤等。

5. 其他原因

糖尿病、神经症、过度劳累、长期睡眠不足等。

（五）椎动脉型

曾有猝倒发作，并伴有颈性眩晕；旋颈试验阳性；影像学显示节段性不稳定或钩椎关节增生；除外其他原因导致的眩晕；颈部运动试验阳性。

（六）青少年型颈椎病

参照第七届全国颈椎病会议制订标准：

● 16 岁以下少儿经常发生颈肩疼痛沉重，并有明显的压痛点，颈椎活动受限。

● X 线片在侧位上表现为生理曲度消失、变直或反折（正常的生理曲度应为弧顶向前，约 5°的弧线）。

二、易与颈椎病混淆的疾病

（一）急性颈髓中央损伤综合征

杨伟民等报道的 17 例中，12 例为颈过伸位损伤，2 例为屈曲损伤，3 例不详。临床特点为上肢瘫痪重于下肢，手腕重于上臂及肘部，四肢运动受累；16 例有排尿障碍；瘫痪肢体的触觉、位置觉、震动觉仍存在，而痛温觉在损失平面以下减退或消失。过伸及垂直压缩性损伤都可发生颈脊髓中央损伤。恢复顺序：下肢→膀胱→上肢→手部（或不恢复）。

（二）枕颈部畸形

常见枕部畸形有：齿状突发育不良（短小、骨化不全）、齿突畸形、寰椎椎弓发育不良、枕寰融合（单、双侧）、寰椎枕骨化、寰椎椎动脉沟环畸形、枕骨大孔狭窄等，常使颈脊髓在枕骨大孔和寰椎前后弓部位受压，变细。畸形同时常合并有寰枢椎半脱位、颅底扁平或凹陷。MRI 常可见到小脑、延髓及脊髓的发育异常同时存在。可见小脑扁桃体症（Arnold-Chiari 畸形），延髓变长变扁，其下端下移至枕骨大孔下方或进入椎管。

1. 诊断

无诱因突然起病或慢性发病，也可在外伤诱发下发病，出现下肢无力或麻木，逐渐加重。

（1）局部症状：如上颈部或枕颈部不适、疼痛，运动（尤其旋转运动）受限较明显。

（2）眩晕：孙静宜报道 3984 例颈性眩晕症，其中 493 例是由上颈段病损引起，上颈段病损中又以先天性畸形为多数，先天性畸形中又以寰椎椎动脉沟环畸形最多，通过直接对椎动脉刺激压迫而产生眩晕症状；也可通过交感神经反射使椎动脉痉挛而产生眩晕症状。

（3）神经系统症状：① 单纯上颈段神经根刺激或压迫症状，如枕大神经痛、耳大神经痛等。② 颈脊髓压迫症，如下肢跛行无力、步态不稳，严重者瘫痪不能离床活动。③ 枕骨大孔区综合征，表现为上颈神经根压迫症、后 4 对颅神经损害、颈髓压迫症和小脑损害。④ 脊髓压迫症合并上颈神经根损害。

骨性畸形 X 线片即可识别，临床症状并非完全取决于畸形类别和程度，不是畸形越严重症状越重。有的患者显示齿状突畸形、寰枢椎移位。MRI 见硬膜囊有压迫而症状并不严重，但一些畸形并不严重的患者症状很重。临床症状在一定限度内和其不稳定程度有关；不稳定程度越大，症状和体征越重。

2. 治疗

应用颈牵和颈围、高位颈硬脊膜外注射疗法等常可收到一定效果，必要时采用颅底牵引、手术减压、枕颈植骨融合，有呼吸困难者行气管切开。

（三）颅底凹陷症

属上颈椎与颅底先天性畸形的一种，为先天性骨发育异常或后天继发于软骨病、畸形性骨炎、成骨不全等疾病。颅底凹陷症是寰枕部畸形中最常见、最具临床意义的一种。其他尚有扁平颅底、寰枕融合、颈椎融合、枕骨大孔狭窄、齿状突发育不全及寰枢椎先天性脱位等，而神经组织畸形主要为小脑延髓下疝。

1. 临床表现

本病临床表现：① 疼痛性斜颈、后发际低下。② 进行性四肢痉挛性瘫痪和感觉异常。③ 小脑共济失调，步态不稳易摔跤。④ 水平性眼颤、听力障碍、发音或吞咽困难。⑤ 可因某次头颈部的轻度外伤而加速症状的出现，并反复发作逐渐加重。产生这些症状有 3 种原因：与椎动脉供血改变有关，与颈椎退变程度有关，与寰椎椎管的内径大小有关。

本病初发症状往往较轻，病情进展缓慢。儿童期可出现上述第一组症状及颈部僵硬，活动不灵，但不出现神经症状。损伤或颈椎退变可加速症状出现。

X 线片示颈椎发育不良，颈枕融合，枕骨大孔窄小。腭枕线（又称 chamberlain 线）为硬腭后端至枕骨大孔后唇间连线，本病齿状突超过连线。自硬腭后缘至枕骨最低点划线称 Mc Gregor 线，齿状突超过连线 8 mm（女性高于 10 mm），对诊断本病有助。测量寰椎前结节后缘到齿状突前缘距离对诊断慢性寰枢关节脱位有助，此时该距离超过 3 mm。于颅骨前后位片上，两侧乳突内侧面与颅底交接点之间的连线称为二腹肌沟线（Fischgold 线），在正常情况下，齿突尖应位于此线下方 4 mm 多，如距离减小乃至齿突尖高出此线以上，则为颅底凹陷症。另一方法为作两侧乳突最低点之间的连线，如齿突尖高出此线 12 mm 以上，则为颅底凹陷症。

2. 治疗

无神经症状者采用药物治疗及颈围固定，并随访观察；对神经症状轻者采用颅骨持续牵引，待症状减轻或消失后做头颈胸石膏固定 3 个月，以巩固治疗；对神经症状较重者，特别伴有慢性寰枢关节脱位未能整复者，采用枕颈融合术；对神经症状严重、病程长、经牵引治疗 3 周无效者，应采用枕骨大孔后缘扩大，C2 棘突、椎板及硬膜外瘢痕广泛切除，充分减压松解；对寰枢关节不稳者，加做枕颈后路骨融合。本病采用高位颈硬脊膜外注射疗法，在一些病例也可取得良好效果。

（四）恶性肿瘤转移、浸润所致肩臂痛

偶有甲状腺癌浸润右侧臂丛，引起右臂部剧烈疼痛。周玉珍报道 11 例因恶性肿瘤引起的颈肩痛，其中肺尖癌 4 例、胃癌 5 例、胸壁肉瘤 1 例、甲状腺癌右肱骨转移 1 例。疼痛表现颇似颈椎病或肩周炎。

Pancoast 综合征为肺尖部肿瘤侵犯臂丛所致。肩部及上肢剧烈疼痛并随病变进展逐渐表现为患手无力，鱼际肌萎缩和霍纳综合征。若肿瘤先侵犯星状神经节，则霍纳综合征早期出现。检查常可在锁骨上窝触到肿块，X 线片示肺尖致密阴影。

三、影像学及其他辅助检查

X线检查是颈椎损伤及某些疾病诊断的重要手段，也是颈部最基本最常用的检查技术，即使在影像学技术高度发展的条件下，也是不可忽视的一种重要检查方法。

X线片对于判断损伤的疾病严重程度、治疗方法选择、治疗评价等提供影像学基础。常拍摄全颈椎正侧位片，颈椎伸屈动态侧位片，斜位摄片，必要时拍摄 C1 ～ C2 开口位片和断层片。正位片可见钩椎关节变尖或横向增生、椎间隙狭窄；侧位片见颈椎序列不佳、反曲、椎间隙狭窄、椎体前后缘骨赘形成、椎体上下缘（运动终板）骨质硬化、发育性颈椎管狭窄等；过屈、过伸侧位可有节段性不稳定；左、右斜位片可见椎间孔缩小、变形。有时还可见到在椎体后缘有高密度的条状阴影——颈椎后纵韧带骨化。

颈椎管测量方法：在颈椎侧位 X 线片上，C3 ～ C6 任何一个椎节，椎管的中矢状径与椎体的中矢状径的比值如果小于或等于 0.75，即诊断为发育性颈椎管狭窄。节段性不稳定在交感型颈椎病的诊断上有重要意义。测量方法：在颈椎过屈过伸侧位片上，于椎体后缘连线延长线与滑移椎体下缘相交一点至同一椎体后缘之距离之和 ≥ 2 mm；椎体间成角 >11°。CT 可以显示出椎管的形状及颈椎后纵韧带骨化（OPLL）的范围和对椎管的侵占程度；脊髓造影配合 CT 检查可显示硬膜囊、脊髓和神经根受压的情况。

颈部 MRI 检查则可以清晰地显示出椎管内、脊髓内部的改变及脊髓受压部位及形态改变，对于颈椎损伤、颈椎病及肿瘤的诊断具有重要价值。当颈椎间盘退变后，其信号强度亦随之降低，无论在矢状面或横断面，都能准确诊断椎间盘突出。磁共振成像在颈椎疾病诊断中，不仅能显示颈椎骨折与椎间盘突出向后压迫硬脊膜囊的范围和程度，而且尚可反映脊髓损伤后的病理变化。脊髓内出血或实质性损害一般在 T2 加权图像上表现为暗淡和灰暗影像。而脊髓水肿常以密度均匀的条索状或梭形信号出现。

经颅彩色多普勒 TCD、DSA、MRA 可探查基底动脉血流、椎动脉颅内血流，推测椎动脉缺血情况，是检查椎动脉供血不足的有效手段，也是临床诊断颈椎病，尤其是椎动脉型颈椎病的常用检查手段。椎动脉造影和椎动脉"B 超"对诊断有一定帮助。

第五节　颈椎病的治疗

颈椎病治疗的基础是矫正不良姿势，唯一例外的是急性疼痛的患者，因其疼痛而采用代偿性姿势，以缓解疼痛。作为姿势矫正的一部分，应进行锻炼以加强颈深屈肌、下斜方肌及颈阔肌、胸锁乳突肌、三角肌等，以调整和加强脊柱肌肉力学的动力平衡，对预防和治疗颈椎病有十分重要的意义。对急性期的患者首要的目的是通过实施轻柔的放松理筋手法，达到恢复肌肉组织正常的营养状况，以促进纤维按其正常的排列顺序愈合。治疗亚急性或慢性颈椎病的患者首要的目的是降低肌张力，松解已痉挛的肌肉和筋膜，增强颈椎的运动度。以达到增加肌力与颈椎的稳定性。对诊断为颈间盘突出的患者，应采用轻柔的放松理筋手法对高张力肌肉或痉挛的、条索状的肌肉筋膜进行手法松解，可达到使椎间盘减压。临床发现对此类患者不宜进行大手法或深层肌肉松解，因为深层肌肉在一定程度的紧张状态下有助于稳定椎间盘。符合中医学"急则治其标，缓则治其本"及"重病轻治"的理论。对颈椎病急性期的患者切忌采用大手法、重手法进行治疗，以免加重病情，因为临床发现手法的刺激量越大，患者的软组织反应就越大，痛苦就越大。在民间有一句名言叫"三分治，七分养"，临床中许多医生都认为患者疗效不佳是患者没有保证休息造成的疗效差，对自己的治疗思路没有进行反思。认为"三分治，七分养"是主要针对患者而言。笔者认为"三分治，七分养"也对医生的治疗思路具有指导性。疾病的治疗光靠医生一个人的力量是不行的，必须要激发患者自身的能量来配合医生的治疗，才能达到最佳的效果。具体到临床上，就是要求医生在治疗脊柱相关疾病时，不要使用太大的力量来完成治疗，只需要使用有限的力量就可以，目的很简单，就是通过医生有限的治疗，达到激发患者自身调整的最佳状态，来完成治疗。大部分颈椎病患者经非手术治疗效果优良，仅一小部分患者经非手术治疗无效。

目前报道 90% ~ 95% 的颈椎病患者经过非手术治疗获得痊愈或缓解。凡是能直接或间接达到调整脊柱内外平衡，消除临床症状的方法都可称为整脊术。在该理论的指导下，笔者创新提出"1+X"治疗新模式，其中"1"代表中国整脊术，"X"代表 X种治疗方法，即推拿、针灸、药物、刮痧拔罐、药物熏蒸疗法、激光理疗、心理治疗等。该治疗模式融合各疗法之所长，优于单一疗法。临床因人、因病、因症辨证施治，经十多年临床观察，疗效显著。同时，也符合目前医学发展的趋势，下面将几种常用辅助治疗方法做简单介绍。

一、推拿

运用传统推拿手法，放松患部及相关肌肉，以达到改善局部循环，消除组织水肿和炎性渗出物质对神经根血管软组织的刺激，提高局部组织的痛阈，松解肌肉的痉挛，为理筋法和整脊术治疗奠定了良好的基础。

传统推拿手法分类：可以根据手法的不同特点对推拿手法进行分类。下面就介绍几种分类方法。根据推拿手法的作用可以分为四类：放松类手法、温通类手法、助动类手法和整复类手法；根据推拿手法的动作形态特点可以将其分为：摩擦类、摆动类、挤压类、叩击类、震动类和运动关节类手法。

传统推拿的作用：推拿对软组织损伤、关节错缝等病症的治疗有其独特的疗效，是通过理筋整复这一作用实现的。引起疼痛的原因是多方面的，从中医角度看，气滞血瘀、经络不通、感受外邪、肝阳上亢、外伤瘀血、肌肉痉挛、劳损、粘连、变性等均可引起疼痛。推拿通过相应的手法，在一定穴位疼痛点上操作，可使动脉血流暂时阻断，放松压迫时则血液向远端骤然流去，使循环得到改善，也可使神经暂时失去传导功能而使痛点转移，从而起到理气活血、舒筋通络、平肝潜阳、解表祛邪、消肿散瘀、解除痉挛、松解粘连、疏通狭窄等治疗作用，达到止痛的目的。温通、补泻作用适用于因寒湿凝滞阻于经脉，关节屈伸不利，肌肉痿弱不用者，在推拿治疗中，通过手法在肢体局部或一些穴位上进行操作，可以起到温经散寒、舒筋活络、滑利关节的治疗作用，达到温养经脉、通利关节的目的。

二、针灸

根据中医学"不通则痛"理论，说明经络气血运行不畅是导致疼痛的主要原因，针刺后疏通经络是治疗疼痛的重要法则，同时经络还与自主神经系统有密切关系，针刺后自主神经功能可以得到稳定，而达到调整机体内环境的作用，阻断疼痛的传导，从而产生镇痛的效果。

针灸的治疗作用：古代医家总结针灸的治疗作用有调和阴阳、疏通经络、扶正祛邪。现代医家通过临床研究显示，针灸对机体的作用是多方面的，但主要反应在镇痛、对机体各系统功能的调整和增强机体防御免疫功能三方面。

三、药物

中医学认为颈肩腰腿痛虽然表现为局部症状，但与人体五脏六腑及经络有密切的关系。人是统一的整体，各种损伤后，必然使其正常的生理功能受到影响，因此治疗时应遵循局部与整体并重，外伤与内伤并重的原则；其二，通过药物治疗，使患者的疼痛及临床症状得到及时控制和缓解，患者抗病、抗痛能力增强，有效地控制病情的发展，为进一步治疗打下基础，更体现出了中医"急则治其标，缓则治其本"的思想。

四、刮痧火罐

此法具有激发体表皮肤充血，促进人体新陈代谢，疏通经脉，活血散寒的作用。

五、熏蒸疗法

用中药煎煮产生药气熏蒸人体，透皮吸收时，提高药物的利用度，促进血液及淋巴循环，有利于缓解局部痉挛，消除炎症，通过药物熏蒸可直接作用局部，达到温经散寒，祛风通络，活血止痛作用，该法可通过温热作用，使药物经皮肤渗透到"病变"部位，加速对炎症代谢产物的吸收。

六、激光理疗

促进细胞再生，组织修复，具有消炎止痛，增强免疫，调整神经功能，改善血液循环，减轻局部水肿，对急性疼痛效果尤佳。其他如超短波疗法、超声波疗法、磁疗、电兴奋疗法、音频电疗、干扰电疗、蜡疗等疗法也是颈椎病物理治疗经常选用的方法，选择得当均能取得一定效果。

七、心理治疗

对不同性格、不同职业、不同病症、不同年龄、不同性别的人，选择心理治疗的切入点，引导和鼓励患者消除紧张和焦虑的情绪，提高患者痛阈水平，促进医患之间的交流与沟通，使患者积极主动地配合治疗，提高疗效。

八、运动治疗

采用合适的运动方式对颈部等相关部位直至全身进行锻炼。运动治疗可增强颈肩背肌的肌力，使颈椎稳定，改善椎间各关节功能，增加颈椎活动范围，减少神经刺激，减轻肌肉痉挛，消除疼痛等不适，矫正颈椎排列异常或畸形，纠正不良姿势。长期坚持运动疗法可促进机体的适应代偿过程，从而达到巩固疗效，减少复发的目的。

颈椎运动疗法常用的方式有徒手操、棍操、哑铃操等，有条件也可用机械训练。类型通常包括颈椎柔韧性练习、颈肌肌力训练、颈椎矫正训练等。此外，还有全身性的运动（如跑步、游泳、球类等）也是颈椎疾病常用的治疗性运动方式。可以指导颈椎病患者采用"颈肩疾病运动处方"。

运动疗法适用于各型颈椎病症状缓解期及术后恢复期的患者。具体的方式方法因不同类型颈椎病及不同个体体质而异，应在专科医生指导下进行。

九、矫形支具应用

颈椎的矫形支具主要用于固定和保护颈椎，矫正颈椎的异常力学关系，减轻颈部疼痛，防止颈椎过伸、过屈、过度转动，避免造成脊髓、神经的进一步受损，减轻脊髓水肿，减轻椎间关节创伤性反应，有助于组织的修复和症状的缓解，配合其他治疗方法同时进行，可巩固疗效，防止复发。

最常用的有颈围、颈托，可应用于各型颈椎病急性期或症状严重的患者。颈托也多用于颈椎骨折、脱位，以及经早期治疗仍有椎间不稳定或半脱位的患者。乘坐高速汽车等交通工具时，无论有还是没有颈椎病，戴颈围保护都很有必要。但应避免不合理的长期使用，以免导致颈肌无力及颈椎活动度不良。

无论哪一型颈椎病，其治疗的基本原则是先非手术治疗，无效后再手术治疗。这不仅是由于手术本身所带来的痛苦和易引起损伤及并发症，更为重要的是颈椎病本身，绝大多数可以通过非手术疗法使其停止发展、好转甚至痊愈。除非具有明确手术适应证的少数病例，一般均应先从正规的非手术疗法开始，并持续3～4周，一般均可显效。对个别呈进行性发展者（多为脊髓型颈椎病），则需当机立断，及早进行手术。

目前非手术治疗主要是采用上述治疗模式结合中西药达到消炎镇痛、扩张血管、利尿脱水、营养神经、活血通络等目的，对治疗颈椎病疗效十分显著。

第六节　颈椎病的预防

随着年龄的增长，颈椎椎间盘发生退行性变几乎是不可避免的。但是如果在生活和工作中注意避免促进椎间盘退行性变的一些因素，则有助于防止颈椎退行性变的发生与发展。

一、正确认识颈椎病

颈椎病病程比较长，椎间盘的退变、骨刺的生长、韧带钙化等与年龄增长、机体老化有关。病情常有反复，发作时症状可能比较重，影响日常生活和休息。因此，一方面要消除恐惧悲观心理，另一方面要防止得过且过的心态，放弃积极治疗。

二、关于休息

颈椎病急性发作期或初次发作的患者，要注意适当休息，病情严重者更要卧床休息 2 ～ 3 周。从颈椎病的预防角度说，应该选择有利于病情稳定，有利于保持脊柱平衡的床铺为佳。枕头的位置、形状与选料要有所选择，也需要一个良好的睡眠体位，做到既要维持整个脊柱的生理曲度，又应使患者感到舒适，达到使全身肌肉松弛，调整关节生理状态的作用。

三、关于保健

（一）积极进行保健操的锻炼

无任何颈椎病症状者，可以每日早、晚各数次进行缓慢屈、伸、左右侧屈及旋转颈部的运动。加强颈背肌肉等长抗阻收缩锻炼。

颈椎病患者戒烟或减少吸烟对其缓解症状、逐步康复的意义重大。避免过度劳累进而减少咽喉部的反复感染，避免过度负重和人体震动进而减少对椎间盘的冲击。

（二）避免长期低头姿势

要避免长时间低头工作，银行与财会专业人士、办公室伏案工作、电脑操作等人员，这种体位使颈部肌肉、韧带长时间受到牵拉而劳损，促使颈椎椎间盘发生退变。工作 1 小时左右后改变一下体位。改变不良的工作和生活习惯，如在床上阅读、看电视等。

（三）颈部放置在生理状态下休息

一般成年人颈部垫高约 10 cm 较好，高枕使颈部处于屈曲状态，其结果与低头姿势相同。侧卧时，枕头要加高至头部不出现侧屈的高度。

（四）避免颈部外伤

乘车外出应系好安全带，并避免在车上睡觉，以免急刹车时因颈部肌肉松弛而损伤颈椎。出现颈肩臂痛时，在明确诊断并除外颈椎管狭窄后，可行轻柔按摩，避免过重的旋转手法，以免损伤椎间盘。

（五）避免风寒、潮湿

夏天注意避免风扇、空调直接吹向颈部，出汗后不要直接吹冷风，或用冷水冲洗头颈部，或在凉枕上睡觉。

（六）重视青少年颈椎健康

随着青少年学业竞争压力的加剧，长时间的看书学习对广大青少年的颈椎健康造成了极大危害，从而出现颈椎病发病低龄化的趋势。建议在中小学乃至大学中，大力宣传有关颈椎的保健知识，教育学生们树立颈椎的保健意识，重视颈椎健康，树立科学学习、健康学习的理念，从源头上堵截颈椎病。

第九章
胸源性综合征

　　胸源性综合征是指胸段脊椎的骨骼、关节、椎间盘及其周围软组织，因损伤、退行性变而导致胸段脊髓、神经根及交感神经继发性损害出现的临床症候群。由于发病胸椎不同，受累的组织不同，其临床表现有很大的差异。胸源性综合征主要包括骨关节损变型、关节功能紊乱型、软组织损变型和混合型。常导致胸部功能障碍与疼痛的易发因素有：姿势不当，久坐，关节功能障碍，肌肉失衡，健康状况恶化，疲劳，运动模式改变，情绪紧张等。

一、发病原因

　　胸椎有 12 个，每个椎间有 6 个小关节，即节后关节、肋小头关节和肋横突关节各一对。椎体间还有椎间盘，故整段胸椎有大小关节 84 个。由于胸椎各关节活动度较小，均属微动关节，而支持上肢强力活动的背阔肌、斜方肌都附着于胸椎上，因此上肢活动及腰背负重会使胸椎承受的剪性应力较强。当外伤、突然扭伤、突然的前俯后仰或活动姿势不良、用力过猛等，其旋转力、伸展力或压力超过椎间软组织的弹性限度时，极易使这些只适宜微动的小关节发生劳损，而逐渐造成活动范围失控，导致其错位、半脱位或骨膜嵌顿，成为胸源性综合征的主要原因。

胸部的扭挫伤或撞击除直接损伤胸椎外，也可通过肋骨受暴力而传至胸椎，损害其小关节。胸椎的连接与颈椎相同，但其前纵韧带、后纵韧带及棘上韧带相比颈椎薄弱；肋小头关节由放射韧带连接于上下椎体及椎间盘上，使关节稳固性加强，当此韧带损伤后，椎间关节即失稳。

胸背部有强大而厚实的肌群，负担着上肢活动和伸展脊柱。斜方肌、背阔肌等浅层肌肉均较强大，一般劳损较少（外伤除外），中层肌肉如菱形肌、夹肌、半棘肌及深层的多裂肌、骶棘肌（尤其是最长肌）较为薄弱，容易劳损。中深层肌肉均附着于胸椎棘突或横突上，损伤后的肌肉附着处若创伤修复差，将形成硬结或成为纤维性变，肌力因而减弱，导致胸段脊椎受自身肌力的失衡而活动变形，久之必发展成为胸椎的代偿性侧弯或各型关节错位，成为胸椎的肌性失稳。

胸椎的椎间盘生理活动度比较小，而且比较薄，髓核多在中央，因此胸椎椎间盘突出少见（严重外伤时发生）。但当老年性脊椎退行性变时，胸椎椎间盘也发生退变，导致周围韧带相对松弛而造成失稳，尤其在更年期内分泌失调时，会加剧退行性变。故 45～55 岁的妇女，55～65 岁的男性，此期间常出现胸背痛及胸闷、气短、心慌心悸、胃肠功能紊乱等，此时内脏多无明显器质性病变。胸椎的外伤与异常活动，都会导致或加重椎间盘及其附件的损害，出现或加重椎体及关节的骨质增生。骨质增生一方面是局部损伤的代偿性改变，能分担椎体的部分压力；另一方面也会刺激或压迫椎间及其周围的软组织，成为继发性损害的起源，此种病因引起的腰背痛在老年患者中为常见症状，称为肥大性脊椎炎。

无论是由于胸椎失稳，发生椎关节错位使椎间孔横径变窄而压迫或刺激，或因骨质增生的压迫，直接损害了神经根（前根中含交感节前神经）和脊髓（胸髓侧角为交感神经低级中枢）；或因椎关节错位引起椎周围软组织紧张而牵拉、扭转和推移，致使椎旁交感神经链（节）受到刺激；或由于损害导致椎间软组织无菌性炎症而引起神经根发炎，均为胸源性综合征的病因。

二、症状表现

（1）疼痛：背痛、胸痛、胁痛、腹痛，上肢麻痛、肋间神经痛。

（2）感觉异常：肩背部麻木感、冷厥感、蚁行感、虫蠕感、瘙痒感、灼热感等。

（3）运动障碍：双下肢无力，背肌不自由跳动。

（4）活动受限：胸椎活动范围变小，颈肩活动受限。

（5）自主神经功能紊乱：多汗或无汗、胸闷、心悸、头昏、失眠、胃肠功能紊乱。

三、分型

（一）骨关节损变型

此型好发于中老年患者，除上述症状外，病情缓慢发展，时轻时重，常于久卧久坐时加重，起床活动后好转，但疲劳时又发作或加重，休息后又可改善或消除症状。触诊患椎无棘突偏歪，旁有压痛，局部叩拍有酸痛而舒适感，X线片示患椎间盘变性及椎体骨质增生、无关节错位，传统称为肥大性脊椎炎。

（二）关节功能紊乱型

此型好发于青壮年，具有胸椎综合征症状，病情多突然发作或时轻时重，部分患者有外伤史。触诊患椎棘突有偏歪或侧弯、驼背等变形，椎旁压痛明显，胸椎活动受限或活动时在某一方向可诱发症状。X线片无椎间盘变性和骨质增生，或有此改变，但与神经定位诊断不在同一节段上，平片可出现小关节排列不正常。本型患者是急性背痛和慢性背痛的好发者。单一关节错位引起的肋间神经痛者，俗称"岔气"。

（三）软组织损变型

此型好发于有严重软组织损伤者。背部中、深层肌肉或筋膜因外伤或肌纤维炎形成坚实的块状硬结，也可引起局部神经、血管的压迫和刺激，出现胸椎综合征的症状。触诊除软组织有硬结，局部有压痛且可诱发症状外，棘突无偏歪，椎旁无压痛，X线片示胸椎正常，或骨质增生部位与神经定位诊断不相符。

（四）混合型

此型好发于中老年患者，多为突然发作，或以往有轻微不适而突然加重。骨关节损变型并发关节功能紊乱型者最多，软组织损变型发展而并发关节功能紊乱型者为次，三型混合者较少。

第十章
腰源性疾病

第一节　腰源性疾病诊查

一、问诊

（一）患病时间

患病时间是指首次发病到现在就诊的时间段。

（二）发病的原因

描述不清时，要提示患者当时在做何工作，肢体处在什么姿势或体位。常见原因有：① 搬重物。要询问约有多重，是否搬起，搬物姿势，腰部是否出现弹响，当时即痛，还是以后痛等。

② 久坐、久行、久站。③ 遇风、受寒或卧湿地。④ 体育运动。⑤ 弯腰劳作（如拖地、洗衣）。⑥ 受外伤等。对有外伤史者应着重了解有关致伤的全过程，问诊要求同颈部问诊。

（三）疼痛部位

让患者用手指指出疼痛的部位，或划出疼痛范围，要求患者说清首发痛区、曾经痛过的部位及现在就诊时的痛区。如有放射痛，一定要指出放射部位。一般腰椎病向臀、大腿、小腿及足放射；胸椎病多沿肋间或背腹放射。放射部位与受累神经根（支）密切相关，对定位诊断有意义，如 L3、L4 椎间盘突出主要影响股神经，疼痛向股前及小腿内侧放射；而 L4 和 L5、L5 和 S1 间椎间盘突出多为典型根性坐骨神经痛，疼痛起于腰骶，沿大腿后外侧及小腿放射至足外侧，如果影响到脊髓圆锥及马尾，则向肛门会阴部放射。

对患者疼痛部位的描述要尽可能准确定位。通常采用的定位方法是利用椎骨和相邻结构的解剖关系或自身的解剖特点，通过触摸来定位。

胸、腰椎表面解剖标志的定位法：

（1）纵线：将棘突至竖脊肌外缘分为 3 条平行线（图 10-1）。① 正中线：棘突连线，为棘上韧带、棘间韧带所在部位。② 椎板间线：距正中线 1.5 cm 处的纵线，相当于椎板、关节突关节及椎弓根部位。③ 竖脊肌外缘线：距正中线 3~6 cm，相当于竖脊肌外缘、横突尖部。

（2）水平线（图 10-1）：① 两侧肩胛骨上角连线，相当于

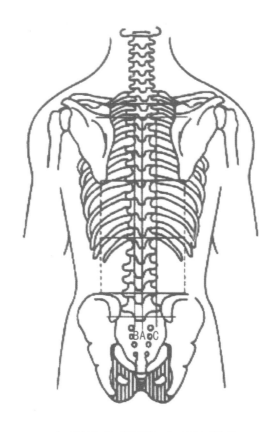

A. 正中线　B. 椎板间线　C. 竖脊肌外缘线

图 10-1　腰背部表面解剖标志，纵线及水平线

T2 平面。② 两侧肩胛冈内侧端的连线，相当于 T3 平面。③ 两侧肩胛骨下角连线，相当于 T7 平面。④ 肩胛下角与髂嵴最高点连线中点，相当于 T12 平面。⑤ 两侧髂嵴最高点连线，相当于 L4、L5 椎间平面。⑥ 两侧髂后上棘间连线，平 S1 棘突，骶髂关

节之上部，蛛网膜下腔终点。

（3）前后线（图 10-2）：① 乳突下 1 横指，对 C1 横突。

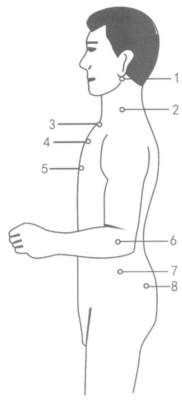

1. 乳突下 1 横指（C_1 横突）
2. 环状软骨水平（C_6 横突）
3. 胸骨柄切迹（T_2）
4. 胸骨角（T_4）
5. 胸骨体与剑突连接处（T_9）
6. 下肋缘（L_2）
7. 髂嵴水平（L_4）
8. 髂后上棘（骶髂关节上部）

图 10-2　腰背部表面解剖标志，前后线

② 环状软骨水平，对 C6 横突。③ 胸骨柄切迹，对 T2。④ 胸骨角，对 T4。⑤ 胸骨体与剑突连接处，对 T9。⑥ 剑突与脐连线中点，对 L1。⑦ 下肋缘，对 L2。⑧ 脐，相当于 L3、L4 间隙。

（四）疼痛性质和程度

疼痛的性质与疾病有关，疼痛的程度除与疾病相关外，还与个体耐受性、痛阈高低及性别、年龄等多种因素有关。疼痛性质分为胀痛、酸痛、麻痛、刺痛、烧灼痛、牵拉痛、绞痛、刀割样痛、断裂样痛、电击样痛等。对于软组织慢性劳损及陈旧性损伤，患者描述为酸痛、胀痛、麻痛；急性韧带、关节囊、滑膜损伤表现为刺痛、刀割样痛；神经根受挤压表现为牵拉痛、放射痛、烧灼痛；绞痛多为内脏疾病如肾结石、胆结石、冠心病；电击样痛多为椎管内病变的表现，称为脊髓型疼痛或脑干型疼痛（如丘脑型疼痛）。

由于每个人的疼痛阈高低差异甚大，因而同样的疼痛刺激可出现不同的反应，痛阈低的人感到疼痛十分难忍，而痛阈高的人则感到并不严重。临床上常采用强度量表和问卷表来进行疼痛强度评价，详见总论。

（五）疼痛在一天中的变化

1. 夜间疼痛加剧

必须用哌替啶类药物，否则无法入眠者，多提示椎管内或脊柱肿瘤，尤其是恶性肿瘤。强直性脊椎炎多表现夜间疼痛加重，除体位性压迫之外，还与激素的日夜分泌规律有关，激素在夜间分泌减少，晨起后增多。

2. 黎明前腰痛复现或加剧多系增生性脊柱炎

此外尚有上午痛重、下午痛重、上半夜痛重、后半夜痛重及特定日痛等。

（六）工作情况与腰痛

1. 在湿冷环境长期工作者

多由于通风不良及湿度过大而易出现风寒性腰背筋膜纤维织炎。

2. 长期重体力劳动

尤以搬运工及挑夫等，除易引起腰肌扭伤、腰椎增生肥大及劳损性纤维织炎，还易引起腰椎椎弓根崩裂。此外，芭蕾舞演员、举重运动员等多伴有腰椎椎弓根崩裂症。

3. 长期坐位工作者

易出现腰肌劳损，尤其是频繁变动体位或长期被迫体位者（如汽车司机、售票员等）。

（七）疼痛与气候变化的关系

1. 风湿性腰痛（包括风寒所致的纤维织炎）

多在气温较低、湿度增加的情况下发病。

2. 增生性脊柱炎

与潮湿关系密切，因此易在南方俗称"黄梅天"诱发或症状加剧。而秋高气爽的天气常使腰痛患者症状减轻。

（八）全身发热情况与腰痛的关系

高热后腰痛明显者，应考虑到化脓性脊柱炎或腹膜后感染；咽喉部炎症后伴有腰痛者，可因溶血性链球菌感染之变态反应所致的风湿性疾病；长期低热伴腰痛及活动障碍者，应注意脊柱结核，尤以青少年多见；某些转移性肿瘤者亦可先以全身发热开始发病。

（九）疼痛与日常活动的关系

（1）难以步行者，多属病情较重之疾病。

（2）有间歇性跛行者，以腰椎管狭窄症多见，但应排除下肢栓塞性脉管炎。

（3）步态不稳及蹒跚者，应排除颅内及脊髓病变。

（4）坐位时须要用手支撑躯干，以减轻对患椎的压迫，可见于脊柱结核。

（5）卧位时疼痛消失，站起后疼痛又发生，应排除肾下垂症。腰椎间盘突出症、脊柱肿瘤、脊髓痨等，常在咳嗽、大便用力、打喷嚏等动作时疼痛加剧。

（6）肋间神经痛、胸膜炎等，可因深呼吸运动、咳嗽等动作使背痛加剧。

（十）疼痛与病程的关系

1. 急性疼痛

见于外伤、肌纤维组织炎，原为慢性疼痛如姿势不良引起的背痛，一旦扭伤即可引起急性背痛。无任何原因的突然腰痛，应注意排除转移性肿瘤的可能，尤其是老年及疼痛剧烈者。

2. 亚急性疼痛

见于脊柱的感染疾病等。

3. 慢性疼痛

见于劳损性腰痛、强直性脊柱炎、脊柱先天性畸形等。

（十一）疼痛与活动的关系

多数脊椎病患者表现为某一体位时疼痛减轻，而另一体位时疼痛加重。活动时造成挤压的一侧，可引起骨与关节的疼痛。造成牵拉的一侧，可引起韧带和关节囊的疼痛。

（1）腰前弯时，引起腰痛及下肢放射性疼痛，常见于腰椎间盘突出症。若疼痛在浅层，见于病变在棘间韧带或棘上韧带。

（2）腰部后伸疼痛，可见于椎体小关节的负重压力加大，或棘突相靠引起。伴有向下肢放射痛，见于椎管内的黄韧带和小关节囊压迫神经根所致。压痛部位表浅，在棘突之间，见于吻性棘突的接触痛。

（3）劳动开始腰痛，稍活动后疼痛减轻或消失，见于增生性脊柱炎。

（4）背痛早晨较重，轻度活动后疼痛可减轻，但活动过多后又加剧见于强直性脊柱炎、肌纤维组织炎。

（5）腰部伸展运动引起的疼痛，重于屈曲运动，见于强直性脊柱炎等。

（十二）其他因素与腰痛的关系

（1）因盆腔内疾病（以女性附件炎为多见）所致的腰部（酸）痛，多与月经周期有关。

（2）产后性腰痛，以致密性骶髂关节炎为多见。

（3）更年期女性慢性腰背痛与全身骨质疏松性改变（亦包

括脊柱）有密切关系。

（4）泌尿系炎症、结石也常引起腰痛。

二、步态

● 患者不敢伸直患侧下肢，躯干重心集中在健侧下肢，脊柱向健侧偏斜，足外旋、跛行。多见于腰椎间盘突出症。

● 行走步伐短小缓慢，两髋及两膝微屈，腰部挺直不动，斜肩，手扶髋部，蹒跚而行。见于急性腰部扭伤或挫伤。

● 直腰行走，稍坚持一段时间继而出现间歇性跛行，且腿痛、腿麻等。可见于腰椎管狭窄症。

● 行走时躯干僵直（由于背部肌肉强直），特别是转身时缓慢而困难。见于脊柱外伤。

● 走路轻慢，为了减轻身体震动，尽量仰头和腰部伸展，以躯干后仰的姿势前进。见于脊柱结核。

● 跨阈步态：由于踝部肌腱、肌肉松弛，患足下垂，行走时高抬患肢起步，见于腓总神经损伤。

● 蹒跚步态：走路时身体左右摇摆（鸭步）。见于佝偻病、进行性肌营养不良等。

● "挺胸式"步态：见于进行性肌营养不良症等。

三、站位检查

（一）站的姿势

患者为缓解疼痛而采取的保护性体位。

1. 不能站立

因疼痛肢体不能负重。

2. 单足站立

下肢诸关节和骶髂关节有疾病时，为了减轻患肢的负重以避免疼痛，站立时多以健肢负重，使患肢稍屈曲在休息姿势。

3. 需扶物站立

借助上肢的支撑力量以减轻腰及下肢负重，才能站立。

4. 双手叉腰站立

由于腰部不能持重，患者常以双手叉腰支撑。

其他如偏髋位站立等。

（二）站位有无畸形

1. 一般情况

腰背部各结构及骨性标志是否正常、对称，两肩是否等高，两肩胛骨是否对称，肩胛下角是否在同一水平，有无翼状肩胛；两侧髂嵴及大粗隆是否等高；腰骶菱形区（Michael 菱形区）是否正常；两侧臀皱襞是否对称。

2. 脊柱畸形

有无后凸、前凸及侧弯（凸）畸形，上身倾向何侧。

（1）后凸畸形：一个或多个椎体向后侧凸出，称为后凸畸形。

1）胸椎上段后凸：使胸椎生理性后凸加大，胸腔变短，胸腔前后径增长，有以下两种类型。

弧形后凸（又称圆背畸形）：见于先天性畸形、后天姿势不良、多发性楔形椎体、强直性脊柱炎、老年骨质疏松性后凸等。

角状后凸（又称驼背畸形）：见于脊椎结核、椎体压缩性骨折，老年人可能为转移性癌肿等（图10-3）。

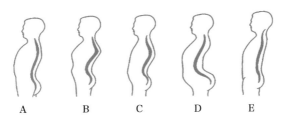

A. 正常　B. 驼背畸形　C. 圆背畸形　D. 挺腰畸形　E. 平背畸形

图10-3　脊椎侧面观察示意图

2）胸椎下段后凸：特别在 13 ~ 16 岁，多由于椎体骨骺炎影响发育所致，或青春期脊柱后凸畸形（又称脊柱骨软骨炎）。

3）胸、腰段后凸：主要见于外伤性脊柱骨折、脱位所致的成角畸形。

（2）前凸畸形：

1）腰段前凸增加（又称挺腰畸形）：常伴有腰骶角增大，骨盆倾斜角增大。见于脊柱滑脱症，两侧先天性髋关节脱位或炎症所致的髋关节屈曲畸形、膝屈曲畸形，水平位骶椎，进行性肌营养不良症等。另外，驼背、肥胖症、妊娠晚期、佝偻病等亦可引起前凸增加。由于腰前凸增大，容易引起腰部软组织劳损和腰椎间盘等组织退行性改变。

2）腰段前凸减小：腰椎结核、强直性脊柱炎、腰椎间盘突出常使腰椎的前凸减小，消失，甚至出现后凸。

（3）脊柱侧弯（凸）：脊柱侧弯是脊柱向侧方弯曲形成的曲线，由于耦联现象（在一个动作如旋转移位后，有另一个动作如屈曲动作发生，称为耦联现象），脊柱侧弯常伴有脊柱的旋转畸形。椎体旋向凸侧，附件旋向凹侧，凸侧肋骨旋向后方，凹侧肋骨旋向前方，凸侧背部隆起，前胸塌陷，凹侧则相反，背部低平，前胸肋骨隆起，侧凸程度愈大，旋转愈严重，畸形长期存在时，由于应力不平衡发生结构性变化。凹侧肌肉、韧带挛缩，椎体凹侧窄，前方低平，横突大而向前方偏斜，椎弓根短小。凸侧则相反，肌肉、韧带松弛，椎体凸侧宽，前方凸出呈楔形，横突小而向后偏斜。椎弓根长而粗，棘突向凸侧偏斜，椎管横径也不对称，椎间隙凹侧狭窄，凸侧较宽。肋骨变形，凸侧背部隆起呈"刀背"畸形，且向下倾斜，由于肋骨和胸廓的变形，减少胸腔容量可严重影响心肺功能。

一个单纯的脊柱侧弯仅向一侧弯曲，即只有一个侧弯曲线，但由于维持体位的平衡，脊柱可产生相反方向的代偿性侧弯，使脊柱呈"S"形，即有3个曲线，居中为原发性曲线，上下位代偿性曲线。也有的患者开始就有两个方向相反的侧向曲线，上下排列，互相代偿，称为双重曲线。根据曲线的部位，可分为3种类型，即腰椎侧弯、胸椎侧弯及胸腰联合侧弯（图10-4）。

对于脊柱侧弯，应说明侧弯的方向及部位是"C"形或反"C"形，"S"形或反"S"形，上身移向何侧。侧凸和后凸不明显者检查时可用滑动触诊法，即用中指放在棘突上，示指及环指在棘旁用力自上而下滑动按、摸，测定有无弯曲，同时，可观

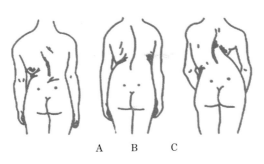

A. 腰椎侧弯　B. 胸椎侧弯　C. 胸腰联合侧弯

图 10-4　脊椎侧弯

察按、摸后棘突的充血带是否正直。亦可让患者向前弯腰，两上肢交叉于胸前，双手放于对侧肩上，这种姿势可使不明显的畸形暴露无遗。自枕骨结节悬一垂线，在脊柱无侧弯或侧弯代偿完全时，此线通过臀裂垂于地面；侧弯代偿失调时，则偏于一侧。此外要综合 X 线检查进一步观察。

脊柱侧弯仅代表某一疾病的体征，其原因很多。根据脊柱解剖结构是否发生改变，将脊柱侧弯分为功能性和结构性两大类。

1）功能性侧弯：此类脊柱侧弯，脊柱本身无结构性异常，脊柱骨、韧带、肌肉、神经等无器质性改变。这类侧弯是可逆性的，可以在某些姿势下矫正，如脊柱前屈或卧位时侧弯即消失，胸廓无畸形。单杠试验，即让患者双手悬垂于单杠之上，脊柱之侧弯即可消失，若为结构性脊柱侧弯，单杠试验侧弯畸形依然存在。此种侧弯发生的常见原因为：首先，习惯性姿势不良，可引起姿势性脊柱侧弯（图 10-5）。其次，脊柱代偿性侧弯，由于肢体缩短，两侧下肢不等长，髋关节内收或外展挛缩畸形等原

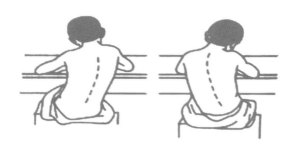

图 10-5　姿势性脊柱侧弯（脊柱呈"C"形）

因，造成骨盆倾斜，而引起继发性脊柱代偿性侧弯。所以在检查脊柱侧弯患者时，不要忽略对骨盆和四肢的检查。第三，肌肉痉挛、脊神经根受刺激（如腰椎间盘突出症、椎管内肿瘤）、脊柱炎症或腹腔脏器炎症（如阑尾炎）等引起腰背部疼痛及脊柱旁肌肉的痉挛，患者为了缓解疼痛，致使脊柱向某一侧倾斜，产生侧弯。

2）结构性侧弯（器质性侧弯）：由于椎骨、韧带、椎间盘、神经或肌肉等组织结构产生病变，或者由于功能性侧弯没有得到很好的纠正而逐渐发展成结构性侧弯，为不可逆性，不能用改变姿势体位的办法纠正。此类侧弯较重，曲度比较固定，脊柱前屈时更加明显，严重的侧弯往往伴有胸廓畸形。

脊柱侧弯按其发病原因，大体上分为骨性、神经肌肉性、原发性（又称特发性）及代偿性四类。

1）骨性侧弯：系脊椎骨及其附属结构的先天性发育异常或后天性疾病、创伤等破坏所致。先天性较常见的为胸椎半椎体或楔状椎体；后天性则可由创伤、结核、化脓性感染、肿瘤等造成的椎体破坏及一侧压缩所致，最后经 X 线片可确定。

2）神经肌肉性脊柱侧弯：是因神经或肌肉的疾病导致腰背部两侧肌力不平衡所致，最常见于脊髓灰质炎患者。其他如脑炎后遗症、脊柱裂与脑脊膜膨出、侧索硬化症、神经纤维瘤病等也可并发脊柱侧弯。

3）特发性脊柱侧弯：为临床最常见的一种类型，其发病原因尚不清楚，临床表现为脊柱有一个原发性侧凸和一个继发性代偿性侧凸，由于脊柱同时有旋转畸形，弯腰时一侧肋骨特别隆起，称为剃刀背畸形。

4）代偿性脊柱侧弯：指其他原因引起的代偿性脊柱弯曲，最常见的如下肢长度不等引起的骨盆偏斜，髋关节外展、内收、屈曲等畸形引起的骨盆倾斜等。骨盆倾斜后脊柱的基底部必然也发生倾斜，故其上部必发生代偿性侧弯，才能保持身体的平衡。

腰背痛与脊柱侧弯的关系比较密切，无论何种原因引起的脊柱侧弯，由于脊柱负重力线和生物力学的改变，造成腰背部筋膜、韧带、肌肉附着部位的牵扯和劳损，必然会产生不同程度的腰背痛。这种情况侧弯在先，腰背痛继发于侧弯，一般不很严重。另有一种是先有腰背痛疾病，随后出现侧弯，如急性腰部韧带、关节囊、筋膜等扭伤，引起保护性肌紧张和反射性肌痉挛，牵扯脊柱出现侧弯。仔细检查，往往可在棘突、后小关节、横突尖端或腰背筋膜找到明显的压痛点，尤以后小关节突部位更为多见。

腰椎间盘突出症患者常发生脊柱倾斜，其倾斜程度轻重不一，根据突出物和神经根的关系，脊柱可以向病侧倾斜，也可以向健侧倾斜。

四、临床上腰背部常见压痛点

（1）棘突间隙：即在上下两个棘突之间凹陷处有压痛，主要见于椎间盘突出及棘间韧带损伤等病症。

（2）棘突：即在棘突处压痛，主要用于检查椎体及椎弓的创伤或疾病，如脊柱结核、骨折、肿瘤等。严重的腰椎间盘突出，尤其是中央型突出也可出现疼痛，并引起坐骨神经放射痛。

（3）腰椎棘突与骶中嵴：主要是腰背筋膜（L1 ~ S4）附着处，根据无菌性炎症病变所在位置，可引起腰痛、腰骶痛、骶尾痛。单独发病者少见，多与腰部深层肌劳损同时发生。

（4）棘旁：是指上、下棘突间两侧旁开 2 ~ 3 cm 处的较深压痛，此处的深部组织为后小关节囊、黄韧带及椎间孔，这些部位的创伤或病变，均可发生压痛。腰椎间盘突出由于神经根常挤压于突出物与关节突及肥厚的黄韧带之间，故亦可发生明显的压痛及坐骨神经放射痛。如系 L3 和 L4 椎间盘突出，则受压的是第 4 腰神经根，此神经根参与股神经及坐骨神经的构成，除坐骨神经痛外，还可引起大腿前及膝前内侧的放射痛。

（5）肩胛部：附着于肩胛骨的肌肉甚多，这些肌肉在肩胛骨的附着处均可因创伤或劳损而形成压痛点，其中较多见的有肩胛内上角压痛点（肩胛提肌止点）、冈上窝压痛点（冈上肌起点）、冈下窝压痛点（冈下肌起点）、肩胛骨脊柱缘压痛点（大、小菱形肌止点）、肩胛骨腋缘压痛点（大、小圆肌起点）、肩胛冈上缘及下缘压痛点（斜方肌止点）等。

（6）腰椎横突：腰椎横突有诸多的肌肉、筋膜附着，在其前方有腰大肌、腰方肌，背侧有骶棘肌，在横突尖端有横架于横突和棘突之间的横突棘肌，上、下横突之间有横突间肌。此外腹横肌、腹内斜肌和腹外斜肌亦借助腰背筋膜起于L1～L4横突。这些肌肉的协同作用，可协助维持人体重心及脊柱的稳定，但如较强的外力或躯体不稳而使这些肌肉在瞬间作猛烈收缩以试图恢复稳定时，则同侧肌肉和筋膜的拉力及对侧肌肉和筋膜收缩引起的被动牵拉力，均可引起横突肌肉附着处的损伤，一般说肌肉的主动收缩引起横突损伤的机会更多，最严重者可引起横突骨折、广泛的肌肉及筋膜撕裂伤。而引起横突尖部慢性疼痛者多半是较轻的撕伤和反复的累积性损伤。

在各腰椎横突中，L3横突较长，受力集中，易受到损伤及劳损，引起疼痛及不同程度的放射痛，多见于L3横突综合征。L3横突尖部位置较浅，触诊时很易摸到，正常在重压时亦有疼痛，故必须在中等压力下有明显疼痛时才有意义，单侧腰痛者可与对侧做比较以助鉴别。

（7）髂嵴部：① 髂后上棘内侧压痛点，多为髂腰韧带附着处。② 髂后下棘压痛点，为骶髂韧带附着处。③ 髂嵴压痛点，在髂嵴最高处的稍后下方至髂后下棘处，为背阔肌、臀大肌和臀中肌的附着处，稍下处为臀上皮神经。④ 髂嵴外侧压痛点，位于髂前上棘稍偏后处，为阔筋膜张肌的起点处（图10-6）。

（8）肋间神经（常见部位有三处）：肋间神经常见部位：① 在肋间隙后端，近脊柱旁的肋间神经主干处。② 腋中线处肋间神经外侧皮支出发点。③ 胸骨外缘1 cm处肋间神经前皮支部位。

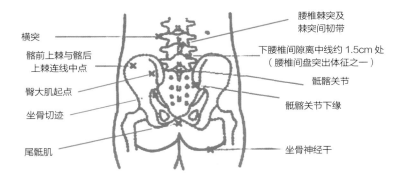

横突

髂前上棘与髂后
上棘连线中点

臀大肌起点

坐骨切迹

尾骶肌

腰椎棘突及
棘突间韧带

下腰椎间隙离中线约 1.5cm 处
（腰椎间盘突出体征之一）

骶髂关节

骶髂关节下缘

坐骨神经干

图 10-6　腰骶部常见的压痛点

（9）腰背肌：腰背部两侧肌肉局限性或较散在性压痛，见于腰肌劳损。

（10）肋脊角：在第 12 肋与骶棘肌外缘相交处。见于肾脏疾病、L1 横突骨折、腰方肌损伤。

（11）腰骶关节：见于该关节或骶棘肌附着处劳损，椎间盘突出症，同时可能有椎弓裂。

（12）骶骨背面：见于韧带损伤或劳损。

（13）髂腰角：见于 L5 横突、髂腰韧带损伤或劳损，一侧 L5 横突骶化，假关节形成等。

（14）腰三角区：即 L4、L5 旁 6 ~ 8 cm 处可触及点状压痛或皮肤过敏区，此压痛点（区）主要由于腰深筋膜纤维织炎或脂肪疝（中年妇女多见）致使末梢神经受卡压所致。

（15）骶髂关节下缘：此处深部有骶髂韧带，骶髂关节损伤时，此处特别敏感。

（16）骶尾交界处：见于骶尾部挫伤、韧带损伤或骨折、脱位。

（17）坐骨切迹：臀上神经由骶髂关节之前面经过，且由此出骨盆，任何使骶髂关节前面组织肿胀的病变，均可影响臀上神经而出现疼痛。

（18）骶棘肌附着处：① 骶棘肌下缘附着点，位于髂后上棘内缘，向下经骶髂关节内缘至骶骨背面。② 骶棘肌棘突附着处，位于 L1 ～ S5 紧靠棘突两旁。③ 骶棘肌下部的肌腹，位于 L1 ～ S1 的两侧椎板。

（19）髂胫束：位于髂前上棘与股骨大转子之间，为阔筋膜张肌、臀大肌与臀中肌联合部，髂胫束损伤则有明显压痛，且可摸到条索状物。弹响髋即是由髂胫束挛缩引起。

（20）臀上皮神经：位于髂嵴中部下缘 2 ～ 3 横指宽处，臀大肌与臀中肌劳损时有明显压痛，也可摸到条索状物。

（21）臀下皮神经：髂后上棘下缘 2 ～ 3 横指宽处，为臀下神经进入臀大肌处，此处有压痛，为臀大肌劳损。

（22）坐骨神经干：在股骨大转子与坐骨结节之间，为坐骨神经所经过，腰骶部有病变时压痛明显。

（23）坐骨神经干的梨状肌出口处：位于坐骨结节与骶骨裂孔的连线上中、外 1/3 的交点处，此处有压痛，为梨状肌劳损与坐骨神经粘连所引起。

五、腰部及骶髂关节的检查

（一）直腿抬高试验及加强试验

用来诊断 L4 ～ L5、L5 ～ S1 椎间盘突出。患者仰卧，下肢伸直，在膝关节伸直的情况下，医者向上抬起患侧下肢，计量下肢与床面的夹角。正常时，应达 60° 而不痛，若未达到 60° 而出现腰痛伴下肢放射痛，且直腿抬高受限者，则为直腿抬高试验阳性；此时将患肢下降 5° ～ 10° 至疼痛消失，突然背伸踝关节，再次出现腰痛腿痛者为直腿抬高加强试验阳性，提示神经根受压。后者较前者更具有诊断价值（图 10-7）。

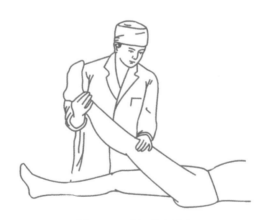

图 10-7　直腿抬高试验

一般正常人直腿抬高可达 80° ～ 90°，并且不发生疼痛。直腿抬高的程度在个体间可有较大的差异，舞蹈演员、练武术者、杂技演员等经过练习者直腿抬高往往可以大大超过 90°；幼年、青年人直腿抬高也大于中、老年人。检查时必须注意：①

主动与被动直腿抬高的度数及疼痛部位。② 如为单侧疾病，应进行两侧腿对比，并记录两腿的抬高度。③ 在抬高受限制的同时，必须有臀部、下肢的放射痛，方可定为阳性。④ 健侧抬高而患侧痛着亦有临床意义，一般称为交腿试验阳性，或健侧直腿抬高试验。

直腿抬高试验主要用于腰椎间盘突出症、腰椎侧隐窝狭窄、腰椎后小关节增生、腰椎神经根管狭窄及其韧带肥厚等刺激或压迫腰神经疾病的诊断与鉴别诊断，其原理是当直腿抬高时，坐骨神经受到牵拉而紧张，加重了突出椎间盘对神经根的压迫和刺激。临床中腘绳肌、阔筋膜张肌和膝关节后关节囊紧张亦可造成直腿抬高受限。

（二）"4字"试验

患者取仰卧位，医者站于患侧，将患侧小腿置于健侧膝关节上方，医者一手置于健侧髂前，另一手置于患侧膝部，两手向下按。如果髋关节疼痛则为阳性，提示病变部位在髋关节（图 10-8）。

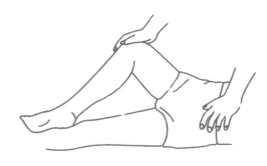

图 10-8 "4字"试验

（三）双侧膝髋屈曲试验

双侧膝髋屈曲试验又称骨盆回旋试验、腰骶关节试验。患者仰卧，使其双侧膝关节及髋关节尽量屈曲，检查者将手置于屈曲的小腿上段前方，将患者膝部尽量下压并推向头部方向，使臀部离开床面，腰部被动前屈。在此检查中患者的腰骶关节及骶髂关节均将发生活动，如这两个关节有病变即可引起疼痛，究竟属于哪一个关节病变，可根据疼痛的部位做进一步的检查来确定。此外，腰部软组织损伤、劳损，腰椎椎间关节病变或腰椎结核等均可使本试验阳性。但腰椎间盘突出症时此试验常为阴性。

（四）抱膝试验

患者仰卧，两手抱膝使髋、膝关节尽量屈曲，如有腰肌劳损、胸腰椎结核、腰骶关节疾病等，其患处出现疼痛。腰椎间盘突出症一般不出现疼痛。

（五）屈颈试验

患者仰卧，不用枕，双腿伸直，检查者一手按压胸骨，使胸腰椎不发生前屈运动，另一手置于枕部托起头部，使颈椎逐渐前屈，直至下颌部靠近胸部，出现腰及患肢疼痛，即为阳性。颈部前屈时，可使脊髓在椎管内上升 1 ~ 2 cm，神经根也随之受到牵拉，当椎管内有致压物使脊神经根或马尾神经受压，则屈颈时通过牵拉硬脊膜囊而加剧症状，以腰椎间盘脱出（突出）症及椎管内肿瘤为多见。此外在临床发现棘间韧带、棘上韧带损伤时，亦可出现阳性，有严重颈椎病者不宜做此试验。

（六）体位改变试验

体位改变试验又称阿莫斯征。患者取仰卧位，然后让其坐起，若需要用手支撑于床才能坐起为阳性，提示腰椎疾病。

（七）腘神经压迫试验

患者平卧，髋膝关节各屈曲90°，然后膝关节逐渐伸直，至开始有坐骨神经痛时停止，再将膝关节稍屈曲至刚刚不痛的体位。检查者在此位置上用手指深压股二头肌腱内侧腘窝部的腘神经，此时如有由腰至下肢的放射痛即为阳性。多见于腰椎间盘突出症，而其他腰部疾病多为阴性。因此本试验可以用来鉴别腰椎间盘突出症与腰部其他疾病。

（八）梨状肌紧张试验

检查时患者仰卧位，将患肢伸直，并做内收内旋动作，如坐骨神经有放射痛，再迅速将患肢外展外旋，疼痛随即缓解则为试验阳性。或让患者取俯卧位，屈曲患侧膝关节，检查者一手固定骨盆，另一手握持患肢小腿远侧，推动小腿做髋关节内旋及外旋运动，若发生上述反应则为试验阳性。

（九）踇趾背伸试验

患者仰卧位，检查者两手分别置于两侧踇趾背侧，嘱其用力将两侧踇趾背伸，正常时两侧踇趾背伸对称有力，如一侧无力或比对侧明显减弱即为阳性。因踇长伸肌一般为第5腰神经支配，腰椎间盘突出症时神经根受压，患侧踇长伸肌力减退，故踇趾背伸力减弱。

第二节　腰椎间盘突出症

腰椎间盘突出症是腰椎病专科的常见病及多发病，且临床上大多数患者腰痛伴坐骨神经痛，是由腰椎间盘突出症所引起的，其发病原因主要是腰椎的退行性变及在各种外力的作用下椎间盘的纤维环破裂，髓核突出或膨出、脱出，使相邻的神经根受到刺激或压迫从而产生腰痛及一侧或双侧下肢疼痛、麻木等症状。如突出物突入椎管，压迫脊髓或硬膜节，还可以造成腰椎管狭窄症。临床观察发现长期伏案工作、弯腰或搬重物的人群，由于腰肌长期处于紧张状态，发病率较高。工作环境寒冷、潮湿也是诱发该病的主要原因。同时临床发现青少年型腰椎间盘突出症有增无减，应引起人们足够的重视。

一、腰椎间盘的生理解剖

腰椎常为 5 节，位于活动角度较小的胸椎与固定在骨盆上的骶椎之间，是躯干多角度活动的枢纽。各节腰椎间盘有较大的活动角度，其运动轴心（支力点）在椎间盘中心略偏后处。各椎小关节在其范围内以滑动形式来导引椎体间的角度活动。腰椎是构成脊柱最重的负重组织，而组成脊柱的椎体之间都有椎间盘连接，共同构成稳定脊柱、缓冲震荡的作用。

脊椎与脊椎之间有间盘组织，相邻两个腰椎骨相互组成一个功能单位，称为活动节段。椎体与间盘前缘与腹腔相邻处有前纵韧带，后缘与椎管相邻处有后纵韧带，后部还有椎板及小关节。小关节由韧带及关节囊相连接，椎管后缘及两侧有黄韧带，向后还有棘突间韧带、棘上韧带和腰方肌、竖脊肌等有关肌肉，组成比较稳定的腰部综合结构。如果上述任何结构受到损失破坏，则会引起下腰部不稳，甚至造成间盘突出，随之出现相应的腰痛症状。

椎间盘的成分组成：① 软骨板。有上、下两个软骨板，它与椎体边缘紧密相连，上、下软骨板的间距形成椎间隙，软骨板为椎体的一部分。软骨板内下有层骨板，两者之间承担着较多的压力，当有退行性变时，软骨板可出现裂隙，当承受的压力超负荷过大时，软骨板则会破裂或形成空洞，椎间盘等软组织就会突出其间，形成斯莫若（schmorl）结节。② 髓核。位于纤维环中央略稍后，外观呈乳白色半透明胶冻状，富有弹性，占椎间盘的1/2 或 2/3 体积，它周围被纤维环及软骨板紧密包裹着。无论从何角度来的外力，只要传到髓核，都会立即被平均地分布到各个方向，外力瞬间被减少或缓解。当腰椎活动时，髓核如两个椎体间的弹性皮球，由小关节滑动的方法来引导这样的节段性运动。若压力加大，正常椎间盘不易破裂，而首先造成软骨板或椎体的部分破裂。③ 纤维环。是分层的，每层互相交叉形成 120° 角，有较强弹性。在组织学结构相互连接中，纤维环与软骨板经软骨细胞相连形成 30° 角。在相邻边沿，纤维环由斯海皮（sharpy）纤维直接与软骨板连接，促使四周更牢固结实。当垂直压力直接作用到纤维环时，就像日常橡胶皮网兜那样的纤维，可延伸收展而不断裂。在脊椎左右弯曲或处于剪力作用时，一部分纤维就会出现紧张，而另一部分同时出现松弛，当外力消除后，纤维的弹性又恢复到原来的相互平衡状态。如果下腰部突然进行超负荷的旋转运动，无论当时是否暴力，一般都会造成纤维环外层破裂，随之出现腰痛、腿痛等一系列临床症状。

椎间盘在椎体间隙形成一个密闭的具有流体力学特点的结构，由于它以胶状流体的形态在弹性组织中流动，可引起椎体间像摇椅一样的摇摆运动。椎间盘含水80%，它具有可变性，可变性只有变形而不是变小，在变形前后及过程中其容积是同等大小的。正常的椎间盘能承受300 kg的压力而不破裂，如果压力过大造成破裂，也往往首先是椎体破裂或压缩性改变。因椎间盘能对抗很大的压力，它像充满气的皮球，保持椎体间隙的正常距离，并吸收着大量来自多方向的震动力，以维护大脑脏腑肢体之间的神经信息传递和血液系统的运输。各个椎间盘、椎体后的小关节和各层韧带将脊柱紧密地连接在一起，使脊柱形成了很好的弹性和稳定整体的效应。若因外伤或疾病等条件刺激，使髓核失去充盈、弹性及内压力，则椎间盘不能发挥正常的膨胀和厚度，椎间隙就会变狭窄，这个节段就会失去稳定性而出现异常，1981年，耐克逊医生在观察第3与第4腰椎的间盘时发现，人体仰卧位与站立位相比，可减少椎间盘内压力50%~60%，如果无支持的坐位，椎间盘内压力比站立位的压力增大40%，这可能是久坐司机、职员较易发生腰椎间盘突出症的原因。试验证明，人弯腰40°时椎间盘应力点比站立位增大100%，如前弯加旋转时，其压力比站立位时增大400%。因此，目前多数骨科专家认为，经常或突然前弯并旋转运动及负重是引起腰椎间盘突出症的主要原因。另外突然咳嗽、喷嚏也会使椎间盘内压力明显增大。若前屈提举 20 kg 物体时，椎间盘内压力瞬间就会比仰卧位增大 10 倍。上述生物力学数据的变化，对腰椎的稳定性起着重要作用。

纤维环（如髓核）所需要的营养，靠通过纤维环周围微小血管及椎体内血管渗透而来的淋巴液。在脊椎活动挤压时，血管内物质可被推出椎间盘，在脊椎平静不动时，椎间盘内压力明显减少，血管内物质通过分子扩散形式进入椎间盘，椎间盘内因有较大的对抗体液流动的力量，因此，每迈步行走一次，可增加 10%~30% 的交换量。氧分子、葡萄糖分子和氨基酸分子扩散到椎间盘内的量大体相同，激素、酵母大分子进入椎间盘后则较长期存留使用。椎间盘劳损或突出后其含水量由正常的 80% 下降到 65% 时，新陈代谢功能明显降低，随后引起椎间盘退行性改变等一系列相关病症。

二、腰椎间盘突出症的中西医病理论述

中医学认为腰椎间盘突出症属于腰痛范畴，气血、经络、脏腑的功能失调与腰痛的发生有密切的关系。《灵枢·本藏》云："经脉者，所行气血而营阴阳，濡筋骨利关节者也。"《外科论治全书》云："诸痛皆由气血瘀滞不通所致。"不通则痛是腰椎间盘突出症的病理变化。

在 18 世纪，人们已对坐骨神经和腰腿痛有一定认识，这时从解剖学上虽然已经了解了椎间盘软组织的存在，但并没有意识到腰腿痛症状是由椎间盘突出引起的。直到 1932 年，美国青年医生巴尔在观察一例"椎管内囊肿"的病理切片时发现有部分不

是囊肿，而是突出的腰椎间盘，由此提出了腰椎间盘突出是腰痛和坐骨神经痛的主要原因。现代医学已经探明，腰椎间盘突出是由于髓核发生退行性改变，在各种外力的作用下，椎间盘的纤维环破裂，髓核组织从破裂处突出，压迫神经根，造成神经根周围组织水肿，从而产生腰腿疼痛、肢体麻木、肌肉萎缩等症状。腰椎间盘突出后可继发腰椎生理曲度变直、后凸、侧弯、旋转、椎间隙变窄或不等宽、椎体边缘骨质增生、椎管狭窄等一系列改变，给患者带来极大的痛苦。腰椎间盘突出的所有症状都是由于突出的髓核压迫神经，造成神经根水肿而引起的。因此在治疗过程中，治疗腰椎间盘突出的关键在于消除突出物，解除神经压迫。

1961 年医学家发现，正常人椎间盘内黏多糖随年龄增长而增加，但在破裂后则减少，透明质酸也减少，从而导致纤维环在软骨板相连接处松弛或脱落。破裂椎间盘生化改变主要降低黏多糖，增加胶原纤维沉积，增加不成熟的和退变的胶原纤维，增加低分子糖蛋白。椎间盘退行性改变则显示透明质酸及角化硫酸盐减少，低分子量糖蛋白增加，原纤维性变及胶原纤维沉积增多，从而使髓核胶状体功能下降，破坏了椎间盘弹性吸震功能，造成了椎间盘内容物突出。因下腰椎承受内压力最大，其破坏也最重，临床上可见 80%～90% 腰椎间盘突出发生在此处。当上一个间盘突出后，下一个间盘承受力明显加重，常常引起邻近椎间盘破裂，出现多个像糖葫芦一样连贯的椎间盘突出症。此症目前在我国占椎间盘突出症的 10%～25%，西欧各国也不少，严重者压迫马尾神经，表现为大小便失禁。当第 4 至第 5 腰椎间盘突出压迫第 5 腰神经根及经过此间隙的第 1 骶神经根时，有时可因神经根变异而使两条神经根共同经一个椎间孔窜出来，此患者则表现出双椎间盘突出症状。若是第 4 至第 5 腰椎间盘突出是极外侧面型，患者多表现第 4 腰神经根受压症状，无第 5 神经根症状。当第 4 至第 5 间盘只有破裂时，患者出现腰痛，但直腿抬高试验阴性，而股神经牵拉试验阳性，这一特殊症状要引起注意。

三、腰椎间盘突出症的发病机制

近 20 年来，无论是在推拿、整脊、中医正骨等治疗腰椎间盘突出症方面，还是在应用生物物理学对人体脊椎各间隙及力点进行生理到病理变化的观察研究方面，都具有了深刻的理解。不仅认识到脊椎间隙组织向周围膨挤力角度异常变化是引力在其间物质和能量的分布不均，引起间距组织弯曲而造成的，而且认识到在从正常到异常的转变中，病区间隙的物质能量越多，造成脊椎弯曲旋转就越大，其压力推动突出物损伤危害就越强。临床采用定向的物理力学反作用力效应，消除脊椎病区间隙弯曲，减少其间的物质能量过度释放，使引力、膨力与压力缓和趋向平衡，达到防治脊椎间盘突出症的理想效果。

（一）发病和疼痛机制

腰椎间盘突出症多发生于 20~50 岁的青壮年，少年和 60 岁以上老年发病较少。人们随着年龄增长和伸屈旋转脊椎活动，可使腰椎间盘内水分营养减少，出现退行性改变而使弹性下降，胶原纤维上升而椎间隙变窄，造成周围韧带松弛，椎体失稳移位，可能是腰椎间盘破裂甚者突出的原因。例如突然弯腰旋转提取重物时，此时，腰椎间盘不仅受到内压力，还要受到强大的张力和剪力作用，使髓核后移，直接冲击已有退变基础的纤维环，导致其破裂后挤入纤维环内。首先形成椎间盘内破裂，出现腰痛而无坐骨神经痛，如果继续发展引起椎间盘突出，突出的物质多数在无后纵韧带的椎体后外侧区，直接挤压神经根，此时出现坐骨神经痛（腿痛），如果继续发展，必然使其椎间隙更窄，骨质增生加快，形成不断加重的退行性腰椎病。

疼痛是腰椎间盘突出的主要症状，目前国内外研究学者有几种不同解释：一种解释认为，腰椎间盘内水分增多，压力也会升高，当外力损伤性操作或多次反复刺激时，可引起纤维环由内向外断裂，造成髓核向后突出，激活纤维环外层及后纵韧带的感觉神经而出现下腰疼痛，疼痛属牵掣性痛，但无真性坐骨神经疼痛。只有在神经根受邻近破裂椎盘产生的化学物质刺激（过敏或免疫反应），神经根出现无菌炎性反应及水肿，在突出物压迫或刺激水肿的神经根时，则出现真性坐骨神经疼痛。临床表现有运动改变及感觉改变（腰腿痛）等一系列症状时，才能诊断为"腰椎间盘突出症"。另一种解释认为，神经根一旦被突出的椎间盘顶起，神经根及其硬膜轴就会被拉长，引起神经根缺血缺氧而疼痛，这种解释不全面。多数认为神经根放射性疼痛因素第一是要有椎间盘破裂，产生化学物质，使神经根发炎或敏感反应。第二是突出物加压刺激神经根，使其缺血缺氧。经过合理的保守疗法显示，90%~95%腰椎间盘突出症者是可以治好的，不需要手术。这可能是手法等治疗能矫正腰椎位置，消除神经根水肿，恢复静脉回流和动脉供给量的效应。康复期加强腹肌和腰背肌锻炼，也能有效地降低复发率。

笔者结合多年临床实践对腰椎间盘突出症的病因和病机有新的认识，大多数腰椎间盘突出症不是由突出的髓核压迫神经根引起的，而是由于在诱因的作用下导致神经根及椎间盘的炎性反应出现，导致疼痛等临床症状的产生。通过有效的治疗，虽然突出的椎间盘依然压迫神经根，但临床症状却得到了缓解和消失。因此传统的机械性压迫理论得到了挑战。原因如下：

● 临床发现存在无症状的椎间盘髓核突出。

● 有的影像显示无髓核突出但有腰椎间盘突出症的典型症状。

● 有些患者有多节椎间盘突出，但引起症状和体征的多数为其中一节，而且并不一定是突出最严重的一节。

● 有的腰椎间盘突出症患者经推拿整脊等保守治疗后，症状和体征均已消除，但 CT 或 MRI 证明突出物仍然存在，从影像上看神经根仍有受压。

● 曾发现少数患者椎间盘髓核突出是在健侧而不是患侧。

● 经临床统计证明，80%~90%的腰椎间盘突出症患者可经非手术治疗治愈，而非手术疗法并不能将突出髓核消除。

● 突出物对神经根的压迫是持续性的，无论在何种体位都存在，但大多数患者只在活动时，特别是在脊柱软组织紧张或受牵拉时出现疼痛或麻木，而在卧位或适当位置时疼痛缓解。

● 宣蛰人教授曾做过只松解软组织不切除突出物治疗腰突症的手术，并获得成功，同时在手术中进行对神经根压迫的实验，出现的是相应神经支配区触电样麻胀感，而非腰椎间盘突出症平时的痛麻胀感。

（二）腰椎间盘突出症长期不愈因素

腰段椎骨间病理性位移、椎间力的平衡状态改变、椎间软组织损伤及机化粘连、相应神经根张力增加，是腰椎间盘突出症长期不愈的主要因素。理由是：

● 临床体征和影像学检查显示，腰椎间盘突出症患者的脊柱生理曲度被破坏，如出现变直、反张、旋转、侧凸或前凸增加，椎间隙变窄或增宽，前后左右间隙不等宽等。这种脊柱三维的变化与中医学所称的"骨错缝"相同。它可导致病变椎间受力不均，影响的不仅仅是椎间盘，同时还累及脊柱的肌肉、韧带、筋膜、硬脊膜、神经、血管和小关节。它是椎旁肌痉挛、黄韧带增厚、相邻椎骨骨质增生和小关节增生及关节囊肥厚的直接原因。

● 手术中发现，有顽固性腰腿痛的患者，其相应神经根及周围软组织均有明显粘连，张力增高。

● 骶髂关节错位的患者可出现与腰椎间盘突出症相同的沿坐骨神经的放射痛，错位纠正后，放射痛可立即消失。

（三）腰椎间盘突出症病因

腰段脊柱超负荷偏载或超限度活动是腰椎间盘突出症的根本病因。脊柱的活动范围和其承载能力是有一定限度的，当超过了限度就会造成脊柱软组织损伤。在长期临床实践观察中发现，患腰椎间盘突出症者都有外伤或累积性劳损或长期以不良姿势工作的经历。检查中可发现，椎间肌肉、韧带等软组织的损伤表现，如椎旁的压痛、结节、痉挛等。脊柱的退行性变是人人都发生的生理变化过程，将其列为病因似乎不妥。

（四）辨证看待椎间盘髓核突出

由于椎间盘髓核内为正压力，在各种超负荷压力和扭转的作用下所出现的纤维环破裂多从内层向外层逐渐断裂，当髓核突破纤维环外层而脱出时，一则损伤了纤维环，会出现创伤反应，引起疼痛和P物质释放；二则髓核由于无血液供应，血液中的免疫细胞不认识这种物质，一旦突出，会作为异体蛋白对待，出现排异反应（即自身免疫反应），出现无菌性炎症。这些损伤和炎症会刺激位于其附近的痛觉神经引起腰痛和相应神经管理区域的疼痛。同时，还会使脊柱出现保护性特殊姿势，即减少对损伤部位的再损伤和促进局部修复的体位，使纤维环的破坏处收缩，出现闭锁反应（或称自锁反应），尽量减少髓核的脱出。在初次纤维环破裂髓核突出时，由于突出物为流体状态，且突出物并不一定很多，再者椎管容积比位于其内的马尾神经的体积大很多，有相当大的空间，因此对神经根影响不大或只对神经根有一定影响，至多是接触，而不会造成引起疼痛的压迫。这时，如及时卧床休息并给予适当治疗，则无菌性炎症会逐渐消失，突出物被机化封闭，体积也有所缩小；若未造成神经根与突出物或其周围软组织的粘连，则椎间盘突出物虽然仍会存在，但患者的症状和体征会逐渐消失。这就是常见到的有椎间盘突出而无症状的现象。这时，机化的突出物在某种程度上起到了积极的作用，即防止继续突出的作用。若突出物在机化时有与神经根的粘连，则可能出现受累神经根的代谢障碍及功能障碍，出现相应神经管理区域的症状和体征。当松解了粘连或经自身调整，使受累神经又恢复了其正常代谢及生理功能，则症状和体征又会消失。

由于在椎间盘髓核突出的同时还有相应的椎间软组织的损伤及椎间相对位置的三维改变，其已成为脊柱的薄弱环节，一旦再有超负荷偏载或超限度活动，就会造成再损伤，这时髓核还是从内向外突出，将原已突出机化的瘢痕组织向外推移，则再出现前述症状和体征，并可压迫神经根。当炎症过后，若神经根只是单面受压或造成弯曲，但无代谢及功能障碍时，则无炎症出现。如此反复发作，突出物就会越来越大，当马尾神经被挤得无退路时，就成了真正的压迫，会出现相应神经管理区的症状和体征，如鞍区麻痹、大小便失控、一侧或双侧下肢的麻木或瘫痪，这时用一般非手术方法就不容易治愈了，手术就成了最终选择。

四、腰椎间盘突出症的临床表现

（一）腰背痛

约50%的患者表现为先腰痛后腿痛，33%的患者腰痛和腿痛同时发生，17%的患者先腿痛后腰背痛。

（二）坐骨神经痛

95%的腰椎间盘突出症发生在L4和L5、L5和S1，故患者多有坐骨神经痛，疼痛呈慢性进展性，也可为放射痛，疼痛部位常由腰骶部、臀后部、大腿后侧、小腿外侧至足跟或足背部，少数也可由下向上放射，为缓解疼痛，患者常取弯腰、屈髋、屈膝位，当咳嗽、打喷嚏、排便时由于腹压增高，则可诱发或加重坐骨神经痛。

（三）间歇性跛行

患者行走时，随着距离的增多，而出现腰背痛或患侧下肢放射痛，或麻木感加重，严重者出现跛行，取蹲位或坐位休息几分钟，症状缓解，再行走症状又反复出现，临床常分脊髓源性跛行、神经源性跛行、血管源性跛行，因此临床诊断时应加以鉴别。

（四）麻木

当腰椎间盘突出症刺激了本体感觉和触觉纤维，则引起肢体麻木而无疼痛。

（五）患肢发凉

因患肢疼痛，反射性地引起交感神经性血管收缩，或因刺激了椎旁交感神经纤维引起坐骨神经痛及小腿足跟皮温降低，多为 L5 和 S1 之间的间盘突出压迫 S1 神经根。

（六）下腹部及大腿前侧痛

多为高位腰椎间盘突出症压迫所致，但低位也可出现，此种疼痛性质多为牵涉痛，临床发现 L4 和 L5 之间间盘突出常引起大腿外侧痛，L5 和 S1 之间间盘突出多引起内侧及会阴疼痛，此症状应与髋关节转移瘤、结核、股骨头坏死相鉴别，以免误诊。

（七）马尾综合征

多为中央型，患者可有左右交替出现的坐骨神经痛和会阴麻木感，严重者出现大小便失禁及下肢功能障碍。

（八）下肢肌肉萎缩

神经根严重受压时，使神经根麻痹，肌肉萎缩。特别是L4和L5间盘突出时，L5神经根受压，出现麻痹、足下垂等病症。

（九）小腿水肿

个别患者出现小腿水肿，临床应加以鉴别。

五、腰椎间盘突出症的临床检查及定位诊断

（一）看步态

轻者无明显变化，重者行走跛行，强迫体位，多由人陪同而来。

（二）压痛点

多在棘突间或旁开 1 ~ 2 cm，多为深压痛。急性期压痛明显，且向下肢放射痛；慢性期压痛不明显，向下肢放射痛减弱或消失。压痛点对腰椎间盘突出症的诊断和定位有重要意义，主要反应神经根炎性水肿的程度，找到了压痛点就找到了错位的椎体。

（三）腰椎活动度

急性期活动完全受限，以前屈、侧屈、旋转受限为主。慢性期活动尚可。

（四）腱反射改变

L3 和 L4 间盘突出症：膝反射消失或减弱。L4 和 L5 间盘突出症：膝跟腱反射无变化。L5 和 S1 间盘突出症：跟腱反射消失或减弱。

（五）直腿抬高试验或加强试验

试验结果为阳性则可诊断。

（六）定位诊断

L3 和 L4 间盘突出症：疼痛多由大腿前方下行至小腿内前方及足背内前方。

L4 和 L5 间盘突出症：放射痛经大腿外后侧胭窝到小腿外侧、足背及脚趾。

L5 和 S1 间盘突出症：放射痛经大腿后胭窝到小腿外侧、足底部及小趾。

六、几种特殊类型的腰椎间盘突出症

（一）坐骨神经瘫痪型椎间盘突出症

此症占腰椎间盘突出症的 1%~4%，80% 为单一神经根型，L5 常见。急剧臀部疼痛后不久就有下肢肌肉的瘫痪、跛行，肌肉萎缩发展快。早期手术，瘫痪可望得到恢复，瘫痪后 1 个月再手术则效果差。

（二）少年椎间盘突出症

青少年椎间盘正处于发育阶段尚未发生退行性变化，纤维环不易破裂，因而不易发生椎间盘突出。本病发生年龄小于 20 岁，占腰椎间盘突出症的 1%~2%，石道原报道为 3.71%，青少年腰椎间盘突出症仅在椎间盘存在缺陷或较明显外伤时发病。临床表现与成年人有很大差异，症状轻而体征相对明显。腰腿痛较轻，神经功能改变较少，而腰部异常僵硬，脊柱异常后突或侧弯，病变多发生在 L4 和 L5 之间；皮肤感觉障碍少，有臀部或下肢痛症状。1973 年 Bulos 指出：脊肌痉挛、脊柱活动受限、腰前屈困难等症状比成人常见。直腿抬举试验呈强阳性。青少年型腰椎间盘突出症，体检常不易确诊及定位，X 线片常无特殊发现，造影对诊断是必要的。由于常见明显外伤史致软骨终板破裂，且与局部纤维环一起突入椎管，一般突出较大，非手术疗法常无效。手术应将突入椎管内之软骨板及纤维环一并摘除，手术效果满意，优良率可达 94%，比成年人手术效果好。

（三）马尾神经综合征型腰椎间盘突出症

当马尾神经被巨大的突出物或游离椎管内的椎间盘突出碎块压迫时，双下肢会出现全部或部分的瘫痪，包括括约肌的功能失调。急性或亚急性发作，L5 和 S1 常见，其次为 L4 和 L5。但临床上这两平面所致症状常缺少差别。运动障碍，即瘫痪常波及胫前肌和小腿肌。当 L3 和 L4 受累可造成膝无力，L4 和 L5 平面被挤压时，可造成双足下垂；L5 和 S1 平面被挤压时，除足背屈无力外，同时有括约肌功能失调。只有急性发作后早期手术才能得到充分的恢复，括约肌功能得到控制；病程较长者手术效果差。故每一例有马尾神经综合征的腰椎间盘突出症患者，原则上均要尽早手术。

（四）妊娠期和产后瘫痪型腰椎间盘突出症

妊娠期间的特殊体位，分娩时机械损伤，产后肌肉张力下降及内分泌改变等，可使腰椎间盘突出症发生于妊娠期或分娩期。

（五）高位腰椎间盘突出症（L1～L3间隙）

此症占腰椎间盘突出症的 3%~9.25%。上腰部突出可引起大腿前疼痛（股神经痛）、大小便障碍或低位截瘫，弯腰试验阳性，股神经牵张试验阳性。高位腰椎间盘突出症中有慢性或复发性下腰痛者只占 15%。高位腰椎间盘突出症下肢肌肉瘫痪重，感觉减退广泛，不能用单一神经根受压来解释，临床表现较复杂，腰背部压痛范围较广。

（六）孤立性（单个性）腰椎间盘吸收症

1970 年由 Crock 首先提出，1976 年提出这是引起神经管狭窄的重要原因，1981 年报道了 108 例，双侧神经根受压占多数。

（1）临床表现：① 病程长，症状模糊，有缓解期。② 腰痛、臀痛及下肢放射性痛较顽固，病重者可有马尾损害症状。③ 感觉反射减退不具特异性。④ 神经根牵拉征阳性少。

（2）X 线平片：① L5 和 S1 间隙前缘小于 15 mm，后缘小于 5 mm。② 邻近椎间盘的两椎体终板硬化。③ 真空症，即椎间隙显示黑色阴影。④ 骨赘形成，椎间后部可有骨桥形成，侧位片可见关节突进入椎间孔。

有腰痛者 48% 椎间隙狭窄，无腰痛者只有 6% 椎间隙变窄。

（3）治疗：由于本病症状模糊，甚至造影阴性。症状重而影响生活、工作者，是手术指征。手术时切除 L5 下关节突内缘和 S1 上关节突内缘和尖端，使 L5 和 S1 神经管得到充分减压。

（七）中央型腰椎间盘突出症

此症发病率为 3.6%~11.5%，方国华报道为 47%。临床症状多不典型，无明显强迫侧位体征。突出愈靠中央，单侧神经根受压症状愈轻，肢体抬高试验的阳性率愈低。中央型腰椎间盘突出症还会同时出现上下脊神经受压症状，如 L4 和 L5 中央突出会同时出现对 L5 和 S1 神经根的压迫。这需与同侧上、下两个单个突出压迫神经根相鉴别。一神经根受压症状出现后超过 3 个月再出现下一神经根受压症状，则为上、下两个单个突出压迫所致；第二神经根受压症状在 3 个月之内发生者，多是中央型椎间盘突出所致。

中央型椎间盘突出症也会出现两侧神经根轻度受压症状，常一侧稍重，一侧稍轻。巨大型中央椎间盘突出会出现马尾神经受压症状，如会阴部麻木、大小便困难，甚至双下肢运动障碍（瘫痪），应在密切观察下进行综合性非手术治疗，必要时应尽早手术。

七、腰椎间盘突出症引起症状的机制

（一）机械压迫学说

与肢体周围神经比较，肢体周围神经的外膜有很好的抗拉力，在神经外膜周围有大量的疏松结缔组织。神经根只有薄弱的神经内膜和束膜，保护结构较薄弱，对压力、张力的适应性很差。脊神经根受压的病理生理反应不仅决定于应力（压力、张力）的大小，而且决定于应力作用于神经根的方式。例如，对脊神经根的直接压迫大于同样压力的间接压迫；椎管狭窄症对马尾和神经根的作用是通过影响其周围的血液循环来实现的，是间接压迫，而椎间盘突出是对神经根的直接压迫，使神经根产生变形、移位和神经内压增高。由于压力对神经根或硬膜囊周围感觉神经纤维的直接刺激而产生了疼痛症状。此外，腰椎间盘突出症患者多有椎间隙变窄、脊柱小关节松动，上下关节突常会产生错位，有时还会发生滑膜嵌顿。而小关节囊滑膜含丰富的感觉神经纤维，这些机械性刺激也常会引起剧烈的腰痛症状。

（二）化学刺激学说

Macnab 在给患者椎板减压之后，放置两根导尿管，一根放于病变部位神经根出口处，一根放在病变上一节段的正常神经根出口处，患者清醒后，使两根导尿管分别膨胀起来，病变部位诱发下肢疼痛，而非病变部位只引起下肢麻木而无疼痛，这些用单纯机械压迫就很难解释，因而提出化学性神经炎学说。脊神经根与肢体周围神经显著不同，脊神经的神经外膜组织极不发达，神经内膜、神经束膜也非常薄弱，无化学屏障功能，因而易受周围刺激而产生化学神经炎。髓核内所含的烯糖蛋白对神经根有强烈的化学刺激性，突出髓核在神经根周围弥散性刺激，因而产生了化学性神经炎。炎症又诱使神经根周围血管通透性改变，大量释放组胺和 5- 羟色胺（血清素）、化学性刺激原，使神经根炎症加重，形成了恶性循环。Holt 在尸体研究中发现：椎间盘正常者，邻近的神经组织 92% 正常；而椎间盘有退变者，其邻近神经 60% 显示有神经内膜炎。Linclah 和 Rexeol 证明：在腰椎间盘突出症手术时做神经根活检，78% 有神经内膜炎。

（三）自身免疫学说

髓核组织是体内最大的无血管的几乎封闭的结缔组织，在正常情况时是排除在机体免疫机制之外的。髓核突破纤维环或后纵韧带包围之后，在修复过程中新生血管长入髓核组织内，髓核内的糖蛋白和 B 蛋白便成为抗原。机体在这种持续抗原的刺激下产生免疫反应，免疫性炎症对感觉神经的刺激而产生了疼痛症状。

以上机械压迫、化学刺激、自身免疫均会引起神经根或硬膜囊周围的无菌性炎症。粘连是炎症反应的后果之一，因此，无菌性炎症反应是发病的共同病理基础，突出髓核的持续性压迫只是引起神经根周围软组织无菌性炎症的因素之一，并不是唯一因素，在治疗时应予以注意。

八、腰椎间盘突出症整脊术治疗

目前国内外首选保守治疗，在保守治疗无效的前提下方可手术治疗，笔者采用中西医结合的"1+X"治疗模式，能改善并进一步改变突出物与神经根的相对位置关系，促进局部循环，消除无菌性炎症，消除致痛物质，调整或重建脊柱的力学平衡。指导思想主要以动静结合，筋骨并重，内外兼治，医患合作等为原则。

（一）脊诊诊法

腰椎间盘突出症多在 L1 ～ L2、T12、T8、T9、T4 有代偿性的阳性反应点，合并骨盆移位的患者，C2 常有阳性反应性。

（二）整脊术治疗

1. 急性期

患者多采用侧卧位，患侧在上，医者采用椎旁阳性点松肌理筋法，松解胸椎的阳性反应点，一般不做腰椎或突出部位的松解治疗及整脊治疗，以免加重对神经根的刺激或压迫，通过胸椎的调整，进而改善腰椎的力学平衡状态，减轻对神经根的刺激或压迫，缓解临床症状，因此，治疗模式为急性期—侧卧位—治代偿椎（胸椎）—治标（缓解疼痛）。

2. 慢性期或疼痛较轻者

患者俯卧位，采用胸腰椎松肌理筋法，及椎旁阳性点松肌理筋法、肘关节松肌理筋法，松解腰背部、臀部及患肢的软组织。采用腰椎系列整脊术及定点骶椎整脊术、骨盆矫正法、临床辨证施治，做到随症选法，法症相应，方可施治。因此，慢性期的治疗模式为慢性期—治本—整体治疗、标本兼治（患椎与代偿椎）—颈胸腰骨盆辨证同治—大整脊理念。

（三）药物治疗

急性期首要问题是治标，以缓解疼痛，消除临床症状为目的。治疗原则主要以消炎、消肿、止痛、松肌为主。病情较轻者，配合非甾体抗炎药及活血化瘀、祛风散寒的中成药为主；疼痛较重者采用甘露醇配合能量合剂或神经妥乐平静脉滴注为主。

（四）辅助治疗

根据病情因人、因病、因症可选用针灸、理疗、药熏、牵引、拔罐，配戴腰围，结合功能锻炼等。

（五）整脊术治疗要点

治疗要点：① 先矫正骨盆再矫正腰椎。② 检查两腿是否等长，因为两腿若不等长，患者腰痛就不可能治好。③ L4 和 L5、L5 和 S1 间盘突出时，胸椎有明显代偿反应，因此治疗时，不要只顾一点，要有整体治疗思想，充分体现中医的整体观念及辨证施治。④ 医者精神高度集中，达到"手摸心会"的境界，方可施治。

（六）临床治疗中常遇到的两种情况

（1）神经根受到轻或中度的压迫刺激后，其传导功能可出现明显减弱，当解除压迫刺激后则很快恢复正常水平，多见于髓核突出尚未变性时，其突出物与周围尚未形成粘连，故治疗比较容易。疗程较短，疗效满意。

（2）神经根受到重度压迫或多间隙突出时，神经传导功能迅速减弱，而且去除压迫后神经功能不能恢复到正常水平，当神经受压时，首先是静脉回流受阻，其次是毛细血管血流障碍，最后才影响到动脉供血。无论静脉充血还是动脉缺血，均可造成神经功能损害，该情况临床多见于病程较长，且反复发作，髓核已经退化变性，突出物与周围组织已形成粘连，故疗效较差，疗程较长，且病情多不稳定，因此需长期治疗及综合治疗，反之"欲速则不达"。

九、腰椎间盘突出症中医的辨证分型

（一）气滞血瘀型

多有明显外伤史，伤后即感腰部不能活动，疼痛难忍，有固定压痛，并向下肢放射，舌质紫暗，脉涩或弦数。

治法：活血行气，通络止痛。

方药：身痛逐瘀汤加减。

秦艽 12 g、川芎 12 g、桃仁 15 g、红花 15 g、甘草 6 g、羌活 12 g、没药 10 g、当归 12 g、香附 12 g、牛膝 15 g、地龙 12 g。

（二）风寒湿型

无明显诱因，逐渐感到腰腿部重者疼痛，转侧不利，渐渐加重，天气变化时症状加重，苔白腻，脉沉缓。

治法：祛风、散寒、除湿、舒筋、通络。

方药：独活寄生汤加减。

独活 12 g、寄生 10 g、杜仲 15 g、牛膝 12 g、细辛 3 g、秦艽 12 g、茯苓 12 g、肉桂 6 g、防风 12 g、川芎 10 g、人参 10 g、甘草 8 g、芍药 12 g、干地黄 15 g。

（三）肾虚型

腰腿疼痛，酸重无力，缠绵数年，时轻时重，面色苍白，气短乏力。

治法：滋补肝肾，舒筋通络，强筋壮骨。

方药：金匮肾气加减。

生地黄 18 g、川芎 15 g、山茱萸 12 g、泽泻 15 g、茯苓 15 g、牡丹皮 10 g、白芍 12 g、肉桂 3 g、制附子（先煎）10 g、杜仲 15 g、牛膝 12 g。

第十一章
骨盆疾病

在诊断脊柱移位失稳的同时，一个重要问题同样需要引起大家的注意，那就是骨盆移位。骨盆是脊椎的基石，如发生移位，就像高楼大厦发生偏斜一样。临床中髋关节病变引起的疼痛，多位于腹股沟部、大腿前面和膝部内侧，其解剖基础是沿闭孔神经前支放射。患髋关节结核或一过性滑膜炎的患儿，常有夜啼或哭诉膝部疼痛，医生如不了解髋关节疼痛的特点，只检查骨盆、膝关节，就会漏诊早期髋关节病变。

一、视诊

（一）骨盆是否平衡

骨盆是将躯干重力均衡地传至下肢的重要环节，骨盆的平衡是整个人体姿势的基础，因而检查时应首先注意骨盆是否平衡，有无前倾、后倾或左右倾斜等。

1. 骨盆前后倾斜

正常人站立时，骨盆入口平面（骶骨岬至耻骨联合的连线）与水平面成 60°（图 11-1）。大于 60° 为骨盆前倾，从外形观察腰椎段曲线明显前凸；小于 60° 为骨盆后倾，腰椎段前凸曲线减小或消失（图 11-2）。

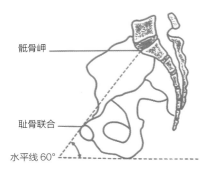

骶骨岬

耻骨联合

水平线 60°

图 11-1　正常骨盆倾斜度

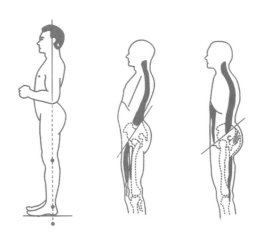

A. 正常姿势　　B. 骨盆前倾、腰椎前凸　　C. 骨盆后倾

图 11-2　骨盆前后倾斜

2. 骨盆左右倾斜

正常骨盆两侧髂嵴应在同一水平线上，否则表示有骨盆左右倾斜。测量方法：① 比较剑突至两侧髂前上棘之长度，若不等长，则表示存在骨盆倾斜（图 11-3）。② 自两侧髂嵴最高点作一连线，再作躯干纵轴线，正常两线相交成直角，如一侧呈明显锐角则表示骨盆倾斜（图 11-4）。

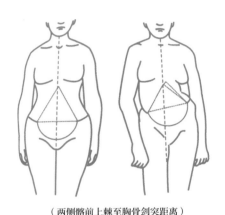

（两侧髂前上棘至胸骨剑突距离）

图 11-3　骨盆左右倾斜测量法（1）

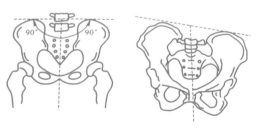

A. 正常　　　　　　B. 异常
（两侧髂嵴最高点连线与躯干纵轴线是否垂直）

图 11-4　骨盆左右倾斜测量法（2）

如站立时骨盆倾斜，而在坐位时恢复正常位置，说明站立时的骨盆倾斜是代偿性的体位，见于骨盆外病因。如站立位与坐位均见骨盆倾斜，则多为骨盆本身疾病引起。

骨盆本身疾病见于骶髂关节和耻骨联合同时向上脱位，髂骨体及耻骨同时骨折、向上移位等。

骨盆外病因见于继发性脊柱侧弯、髋关节疼痛、臀肌麻痹、内收肌痉挛、关节强直、双下肢不等长等。

髋关节轻微畸形时，因骨盆或腰椎代偿不易被发现，仰卧位，骨盆摆正后，可以显示。正常髋关节的两侧髂后上棘或髂嵴顶点连线应与双下肢轴线垂直，骨盆向一侧倾斜，引起"外观上的"下肢不等长（图 11-5）。若骨盆已摆正，任何一侧下肢轴线不垂直于上述连线，说明该侧髋关节有内翻或外翻畸形。

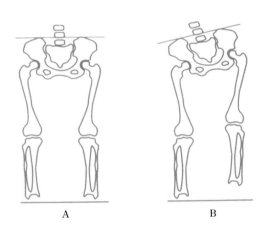

A. 骨盆与下肢垂直，两下肢等长
B. 骨盆侧方倾斜引起"外观上的"或假的下肢不等长

图 11-5　下肢长度观察

（二）两侧髂后上棘有无后凸畸形

骶髂关节脱位时，由于髂肋肌向上牵引，患侧的髂后上棘向上、向后移位，形成后凸畸形。

（三）外伤患者

应特别注意观察会阴、腹股沟、大腿内侧股生殖皱襞有无肿胀及瘀血斑，耻骨骨折常见上述部位异常表现。如疑有尿道或膀胱损伤时，宜进行导尿检查。

（四）肿块

实质性肿块常见于骨盆肿瘤，非实质性肿块常见于骨盆骨与关节感染，亦可见于血管瘤等。此外，还应检查局部有无窦道及瘢痕等。

（五）步态

注意异常步态。

1. 代偿性步态

主要由下肢缩短引起，一侧患肢短缩 1 ~ 2 cm 之内可由骨盆代偿，一般无跛行。如短缩在 2 ~ 3 cm 以上，则骨盆及躯干倾斜，患侧常以足尖着地，或屈曲对侧膝关节而呈跛行。

2. 髋关节强直步态

一侧髋关节强直时，身体侧转移动行走，患侧髋部呈整块地向前移动，即转动腰部及全骨盆，使患侧下肢向前迈步。常见于髋关节结核、化脓性髋关节炎等。

3. 臀肌无力步态

行走时手按压患侧臀部，挺胸、挺腹，头部前后摆动，患侧下肢迈步持重时，患侧手用力按压臀部同时向前送髋，将大腿甩出，躯干呈反弓形，然后向前再迈出健肢。常见于臀大肌瘫痪。

4. 摇摆步态（鸭行步态）

臀中肌为股骨外展肌，如一侧臀中肌无力，行走时即两腿分开，距离增宽，加上左右摇摆，如鸭行步态（或妊娠期妇女行走步态）。常见于先天性髋关节脱位、髋内翻或陈旧性股骨颈骨折愈合后等。

5. 疼痛性跛行步态

髋关节病变时，为了减轻其负荷，患侧足谨慎落地，在行走中迅速抬起，尽量设法缩短患肢的负重时间，即当用患肢着地时极快地收回正跨步的健肢，健肢跨步动作十分仓促。儿童突然发生者，见于髋关节结核、股骨头骨骺炎等；成年人逐渐发生者，以髋关节骨关节炎为多见。此外，一侧髋关节病变引起疼痛或不稳定时，患者常在对侧借助手杖或拐杖减轻疼痛，双侧髋关节病变时多用双拐行走。

（六）皮肤改变

观察髋关节周围有无瘢痕及窦道，局部有无红肿。臀部如果出现红肿，并伴有疼痛、高热等症状，提示臀部软组织有感染性疾病，如急性蜂窝组织炎等。

二、触诊

根据患者的症状，有目的地进行触诊。检查时患者取仰卧位，将骨盆摆正，两侧髂前上棘在同一水平线上。触摸骨盆有无压痛，依次按压髂嵴、髂前上棘、髂前下棘、耻骨联合、耻骨支、坐骨支、坐骨结节、骶尾部、骶髂关节等。

（1）髂嵴缘压痛：该处为腹外斜肌、腹内斜肌、腹横肌、腰方肌、背阔肌、臀筋膜等软组织附着处。软组织无菌性炎症病变时，局部压痛明显。

（2）髂前上棘压痛：见于阔筋膜张肌、缝匠肌损伤或劳损，撕脱性骨折等。

（3）髂前下棘压痛：见于股直肌损伤、撕脱性骨折。

（4）耻骨联合压痛：见于耻骨联合分离、耻骨联合软骨炎。耻骨联合分离时，还可触及其间隙增宽。

（5）耻骨支压痛：沿耻骨联合处向外触摸，即可触及耻骨上支。检查耻骨下支，男性须提起阴囊，在阴囊根部与大腿交界处触及，女性在大阴唇与大腿交界处触及，如某处出现疼痛，提示可能有骨折。

（6）坐骨结节压痛：见于撕脱性骨折，坐骨结节滑囊炎、骶结节韧带、股二头肌、半腱肌、半膜肌、股方肌损伤或劳损等。

（7）骶尾部压痛：见于骶骨骨折、骶尾部挫伤、尾骨骨折脱位、韧带损伤或劳损等。

（8）骶髂关节压痛：见于骶髂关节炎、骶髂关节错缝、骶髂关节结核。

（9）髂后上棘压痛：见于臀大肌、臀中肌损伤或劳损。此外髂后上棘可触及凹陷或隆起，见于骶髂关节错缝。若髂后上棘凸起，伴患侧下肢缩短，为向后错缝；髂后上棘凹陷，伴患侧下肢增长，为向前错缝。

（10）下腹部触诊：骶髂关节炎性病变时，腹股沟处可有明显的压痛。如有肿块，除局部急性淋巴结炎性肿大外，应想到髂窝脓肿的可能。消瘦的患者在腹部有时可清楚地触及到骶骨体前部的肿块，易与腹部肿块相混淆，有怀疑时可用手加压于该肿块，进行侧位 X 线片检查。

（11）髂后上棘诊查法：患者俯卧位，医者双手拇指分别放于两侧髂后上棘对比，是否在一水平线上，当一侧有上移压痛者，为骶髂关节错位所致（图 11-6）。

（12）双足跟目测法：患者仰卧位，双下肢自然伸直并拢足跟，观察是否等长，不等者提示骶髂关节病变（图 11-7）。

（13）两侧髂前上棘触诊：患者仰卧位，医者双手拇指分别放在两侧髂前上棘上，观察是否等

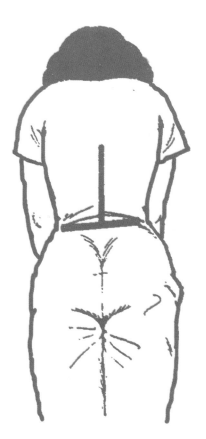

图 11-6　髂后上棘诊查法

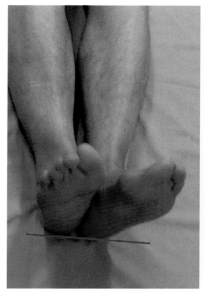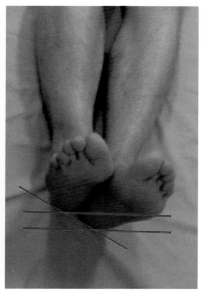

A. 双足跟不等长   B. 双足跟等长

图 11-7　目测双足跟法

高，是否在同一水平面上。如骨盆向右倾斜，同时有代偿性腰椎左侧弯则提示右髋关节有外展畸形，但要鉴别这两者中哪个是原发的。任何原因引起的下肢长度不等，均可继发骨盆倾斜，同时出现下腰椎代偿性侧弯。测量下肢缩短程度或准确数值，一般检查方法是患者两腿并拢，两足跟着地放平，取立正姿势，医生用双手拇指分别压在患者两侧髂前上棘部，然后用简便的目测方法，观察高低相差数值。另一方法即垫高法。用皮尺测木板的厚度，即为下肢短缩的真实数值。在髋关节疾病中，引起肢体短缩常见于髋关节结核、股骨头坏死、小儿股骨头骨骺炎、骨骺滑脱等（图 11-8）。

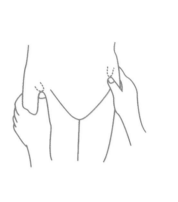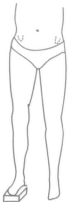

A. 直立位检查两髂前上棘的高低　　　B. 测定两下肢长短不齐，用已知厚度的
　　　　　　　　　　　　　　　　　　　　木块垫高短肢使两髂前上棘相平

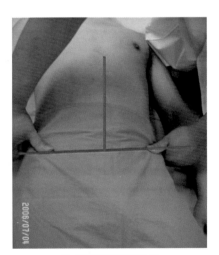

C. 仰卧位观察髂前上棘

图 11-8　髂前上棘触诊

（14）耻骨联合触诊：患者仰卧，医者一手拇指及示指、中指二指触摸耻骨联合处是否等高，若出现台阶式改变，提示骶髂关节病变（图11-9）。

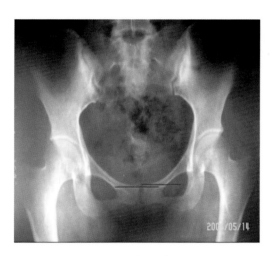

图11-9　耻骨联合触诊

（15）对比两侧腹股沟：检查时应注意观察皮纹深度和位置是否对称，因腹股沟中点稍下方正是髋关节的前部，关节内有肿胀必然引起腹股沟的改变。如果有轻微肿胀，则仅有皮沟变浅。若不做双侧对比检查就不易发现。严重的肿胀，则局部非常饱满，如局部凹陷变深，有股骨头脱位的可能。

（16）股骨大粗隆的位置：大粗隆向上移位，表现髋部增宽，大粗隆明显向外突出，与髂前上棘距离变短，常见于股骨颈骨折和髋关节脱位，如为双侧性，则出现会阴部增宽，或有明显的双侧髋内翻表现。多见于双侧股骨头无菌性坏死和小儿双侧先天性髋关节脱位。

（17）两侧臀大肌是否丰满对称：髋部如有慢性疾病或长期疼痛，使患肢不能负重，可出现臀大肌失用性肌萎缩，表现患侧臀部变得平坦。如有一侧臀部高突，则常见于髋关节后上脱位，股骨头占据位置所致。如臀部出现条索状沟凹，并伴有臀肌萎缩，这是由于臀筋膜挛缩或臀大肌纤维条索形成所造成的特有外观形态。

（18）两侧臀横纹是否对称：观察两侧横纹是否对称。

（19）髋关节有无畸形：髋关节不能伸直，可呈屈曲、内收、外展及旋转畸形。

1）屈曲畸形：患者髋关节不能伸直呈屈曲状态。站立时多有"点脚"，或腰椎前凸。

2）内收畸形：患肢超过躯干中线，呈内收位不能外展，同侧骨盆高于对侧。

3）外展畸形：患肢处于外展位而不能内收，同侧骨盆低于对侧。

4）旋转畸形：观察足趾或髌骨，向外偏时为外旋畸形，向内偏时为内旋畸形。

当髋关节后脱位时，出现患肢屈髋屈膝、内收、内旋、短缩畸形。髋关节前脱位时，患肢呈变长、外展、外旋而微屈髋畸形。股骨颈骨折时，呈现屈髋、屈膝、外展、外旋、短缩畸形，若是关节囊外骨折其旋转角度加大。在股骨大粗隆骨折时，患肢呈内收、外旋、短缩畸形。在髂耻滑囊炎时，患侧下肢往往处于屈曲位。髋关节骨关节炎时，呈现屈曲、外旋、内收畸形。

触诊时首先寻找体表标志如髂前上棘、大粗隆等进行定位，触摸髋部有无压痛、肿胀，有无肿物、异常隆起、肌紧张、痉挛等。

腹股沟中点下方 2 cm 是髋关节的前壁及股骨头所在处，如触之隆起、饱满，说明髋关节肿胀；如触到凹陷，则是股骨头脱出。压痛多见于髋关节炎症、股骨颈骨折、风湿性关节炎、股骨头无菌性坏死、髋关节结核等。

大粗隆触及囊性肿物，其后方生理凹陷消失，伴有压痛，可见于大粗隆滑囊炎。在弹响髋屈伸髋关节时，可触及一粗而紧的纤维带在大粗隆上来回滑动。股骨粗隆间骨折、髋关节后上方脱位、股骨头无菌性坏死时，可触及大粗隆上移。

股三角上界为腹股沟韧带，内侧为长收肌，外侧为缝匠肌缘（图 11-10）。长收肌的一部分、耻骨肌和髂腰肌形成股三角的底部。股动脉和淋巴结在髂腰肌的表面，髋关节在髂腰肌的深面，股三角中还有股静脉和股神经通过。

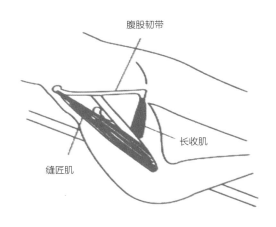

图 11-10　股三角

检查股三角部位的软组织时，患者取仰卧位，被检查一侧的下肢屈膝位，足跟放在对侧膝关节上。这种体位使髋关节处于屈曲、外展、外旋位。股动脉约在腹股沟韧带中点的下方通过，在该韧带的下方，可触动动脉搏动。正常时，脉搏有力。髂总或髂外动脉如有部分闭塞，搏动就可能减弱。股骨头位于股动脉深部，因为有增厚的前部关节囊（髂股韧带）及肌腱和髂腰肌覆盖，所以触不到。股神经位于股动脉外侧。耻骨上支下缘是闭孔神经出口部，闭孔神经痛的患者，在此部位有特别敏感的压痛点，并有向闭孔神经降支或后支的放射痛。还要注意触摸腹股沟淋巴结有无肿大，对判断髋部炎症及肿瘤有重要意义。

三、骨盆运动功能检查

骨盆环是一个完整体，除骶髂关节可做轻微的上、下、前、后滑动，以及在前、后滑动的同时伴有旋转运动外，基本不能单独活动。只能通过运动骨盆周围的关节，间接观察骨盆关节疾病的表现。

（一）站立位腰部运动

腰骶关节有病变时，腰部各方向运动明显受限。骶髂关节有病变时，患者常用健侧下肢支撑体重，使患肢松弛，患侧髋关节呈屈曲状，腰部前屈及旋转活动受限，但后伸及侧屈活动受限较小。

（二）坐位腰部运动

骶髂关节病变时，在坐位时常将患侧臀部抬起，离开凳面，身体向健侧倾斜。腰部前屈时，由于骨盆相对固定，其疼痛及活动受限程度比站立时大为减轻，或完全无限制。腰骶关节病患者在坐位时，所做的腰部各方向运动与站立时情况相同，疼痛与运动幅度均无明显改善。

（三）卧位运动

1. 卧位屈伸

髋关节、骶髂关节有病变时，可引起该关节疼痛。对于该关节松弛的患者，检查者用一手置于骶髂关节处，同时伸屈同侧髋关节，可清楚地感到髋关节运动的同时伴有滑脱响声，严重者在响声出现时有剧烈疼痛，但响声之后疼痛可完全消失，此为不平滑的骶髂关节面相互摩擦之故。

2. 卧床翻身运动

骶髂关节有病变时，患者向患侧卧位引起疼痛，故常向健侧卧，双下肢屈曲。翻身时有疼痛，感到困难，需用手扶着臀部转动，为严重体征。

四、特殊检查

（一）骨盆旋转试验

患者取坐位，检查者立于患者对面，用两下肢紧夹患者双膝稳定骨盆，再用两手分别扶住患者的两肩，将躯干左右旋转，若骶髂关节出现疼痛，即为阳性，提示骶髂关节有病变（图 11-11）。

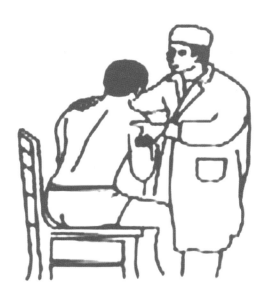

图 11-11　骨盆旋转试验

（二）骨盆分离试验

患者取仰卧位，医生两手分别放置于患者的两侧髂前上棘处向外侧用力按压，使骨盆分离，若出现疼痛，为阳性，提示骨盆骨折、骶髂关节病变（图 11-12）。

（三）骨盆挤压试验

患者取仰卧位，医生两手分别放置于其两侧髂前上棘的外侧，同时向中心挤压，或患者取侧卧位，医生双手置于上侧髂嵴上，然后向下用力按压，如出现疼痛，即为阳性，提示骨盆骨折或骶髂关节病变（同图 11-12）。

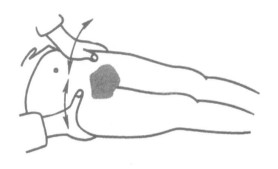

图 11-12　骨盆分离或挤压试验

（四）骶髂关节定位试验

患者取仰卧位，检查者右手抱住患者的双膝关节后方，使髋关节屈曲至 90°，嘱患者肌肉放松，小腿自然下垂放于检查者右臂上。检查者左手压住膝部，使骨盆紧贴检查台，然后以双大腿为杠杆，将骨盆向左和向右挤压。一侧受挤压，对侧被拉开。骶髂关节疾病时，向患侧挤压时疼痛较轻，而向对侧挤压时因患侧被拉开而疼痛剧烈（图 11-13）。

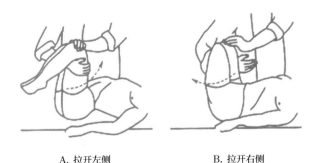

A. 拉开左侧　　　　　　　　B. 拉开右侧

图 11-13　骶髂关节定位试验

（五）骶髂关节试验

患者取仰卧位，一侧下肢悬于床外边，对侧下肢伸直，检查者一手按压髂骨固定骨盆，另一手按压悬于床外边下肢的膝部向后，使骶髂关节韧带过度拉紧，如骶髂关节疼痛加剧，即为阳性。见于骶髂关节韧带损伤（图 11-14）。

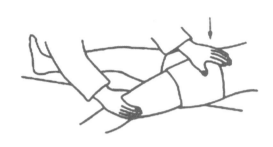

图 11-14　骶髂关节试验

（六）双膝双髋屈曲试验

患者仰卧，医者将患者屈曲的两下肢同时屈向腹部，如活动受限、疼痛，提示腰骶或髋关节病变；如将一侧屈曲的下肢屈向对侧腹部引起骶髋关节疼痛，提示骶髋关节韧带损伤或关节病变（图 11-15）。

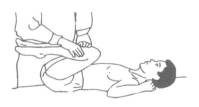

图 11-15　双膝双髋屈曲试验

（七）床边试验

患者仰卧，患侧臀部靠床边，健侧下肢屈髋屈膝以固定骨盆，医者将其患肢移至床外并使之尽量后伸，使骶髂关节牵张和移动，若骶髂关节疼痛者，提示骶髂关节有病变（图 11-16）。

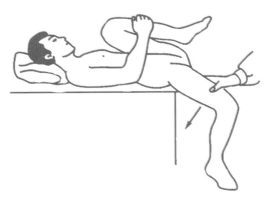

图 11-16　床边试验

（八）跟臀试验

患者俯卧，双下肢伸直，医者用手握住患者的足踝，使足踝触到臀部，若腰骶关节病变则引起疼痛（图 11-17）。

（九）单腿站立试验

单腿站立试验又称髋关节承重功能试验、臀中肌试验、Trendelenburg 征。嘱患者先用健侧下肢单腿站立，患侧下肢抬起，患侧骨盆向上提起，该臀肌皱襞上升为阴性。再使患侧下肢独立，健侧下肢抬起，则健侧骨盆及臀皱襞下降为阳性。此试验反映髋关节的稳定情况，任何髋关节结构的改变（如先天性或外伤性髋关节脱位、股骨颈骨折等）或肌肉的瘫痪、无力，而影响臀肌特别是臀中肌的作用，甚至发生麻痹性髋脱位时，本试验呈阳性（图 11–18）。

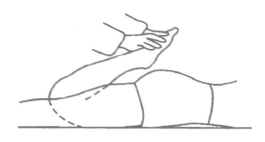

图 11–17　跟臀试验

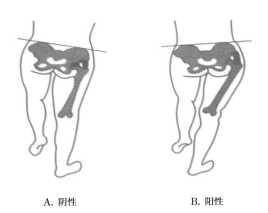

A. 阴性　　　　　　　　　　　B. 阳性

髋关节承重功能试验（右侧）

图 11–18　单腿站立试验

五、骨盆移位的临床表现与诊断

脊椎骨的移位进一步发展，可导致肩关节移位、肘关节移位、腕关节移位、手指关节移位。不仅如此，肋小头的各关节也发生移位。同样，髋关节的移位可致膝关节移位、踝关节移位、趾关节移位。初看来仅仅是骨盆的歪斜，但不久就会给全身各关节带来不良影响。

（一）在面部和身体动作中的表现

一只眼睛细小，上眼睑一双一单，上下眼睑一个肿胀、一个舒展，一侧眉毛下垂；单侧额皱纹下垂，单侧出现眉间纵向皱纹；鼻梁不垂直，鼻孔不等大，人中沟不直，一侧鼻唇沟消失，口角不在同一水平，下巴偏向一侧；两耳不在同一水平，有一侧下垂等。这些症状若在面部出现一个或几个，即可诊断骨盆移位。

（二）在身体上的表现

头形不正，一眼就能看出单肩下垂、两臂不等长、水蛇腰、K型腿，D型腿、O型腿、X型腿，双脚不等大、腰带不在水平线上，斜颈、走路姿势不自然，单侧乳房明显小、有难产史。除采用以上对照条目的方法观察骨盆移位外，还可以对着镜子观察腰骶或骨盆的骨性标志的变化，来判断骨盆正常与否。例如：在正常腰骶部有菱形窝，是骶部4个小窝组成的菱形四边形，其上角的小窝为腰上棘突所在处，约在两髂后上棘连线中点与两髂嵴连线中点之间，两侧角的小窝在髂后上棘处；其下角在臀沟上端终点处，相当于骶尾关节处。其上角为直角，小角为锐角，

419

两侧角为钝角。菱形窝两侧角的连线为菱形窝横径，正常平均 9.4 cm；上下角连为竖径，正常平均为 10.5 cm。正常菱形左右两半对称（图 11-19）。当骨盆移位后，左右两半就失去对称关系，脊柱随之侧凸，从前方观察，以髂前上棘为主要标志。髂前上棘至剑突的距离应两侧相等，如果一侧短一侧长，表示骨盆移位，走路呈"歪臀"跛行姿势。

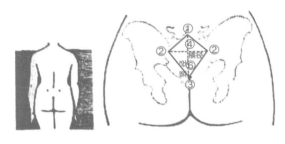

A. 菱形窝位置　　B. 菱形窝组成（① 上角；② 侧角；
　　　　　　　　　③ 下角；⑥竖径下段；④竖径上段）

图 11-19　正常菱形窝

（三）根据姿势特点诊断

1. 骨盆移位的表现

（1）俯卧位：髂嵴连线偏向右上，用双手拇指按压髂嵴，就能感到右侧偏高，按压时形成的皮肤皱纹变偏向右上。右髋关节难以张开。俯卧时，右臀部明显偏上，左腿会无意识弯曲，右腿伸直。

（2）仰卧位：两脚交叠，左腿在右腿上，右腿伸直，左腿弯曲；左脚外展，脚尖贴近于床板，而右脚尖与床板尚有一段距离。

（3）侧卧：双腿交叠，左腿在上。

（4）坐位：上半身向右歪，头就会自然向左歪斜。双腿交叉时，右腿总是在后，如有意识地把右腿放在左腿前，就有不自然的感觉；如把左腿放在右腿上，就有困难，而且疲劳。双腿不交叉时，左腿比右腿外展明显。两腿并拢，左脚尖位于右脚尖前方。如为女性，并拢两腿时，身体就会向左侧倾斜。

（5）站立：因为右腿短，则左侧骨盆变高，髂棘连线左高右低。行走时，人体重心只好偏向左腿。为了保持平衡，脊柱则向右弯曲，身体向右倾斜。受其影响，左肩也下垂了。为了取得全身平衡，头反而向左偏斜。一眼就能看出肩下垂的人，其骨骼已弯曲得相当严重，应尽早进行调整骨骼的治疗。

（6）下楼：左腿有向外画弧的感觉，即使是走得很慢，左腿也是甩着走。

2. 其他表现

（1）肚脐的偏斜情况：右侧骨盆移位型者，肚脐偏向右侧。左侧骨盆移位型者，肚脐偏向左侧。

（2）鞋底磨损情况：右侧骨盆移位型者，因为右脚不敢持重，体力大部分由左脚承担，所以左鞋底磨损较重，但不是均匀磨损。左侧骨盆移位型者，与右侧者相反。混合型骨盆移位者，左右鞋底的一侧磨损严重。

（3）脚拇指情况：右侧骨盆移位型者，因为左脚负担过重，所以左脚拇趾明显外展，甚至位于第2脚趾的上或下面。左侧骨盆移位型者，与右侧者相反，改变在右脚上。混合型骨盆移位者，双脚拇趾同时外展，程度比单侧者严重。正常人的体重均匀地分布在左右脚上，所以脚趾不出现外展，即使有也很轻微。

（4）根据症状来确定：右侧骨盆移位型者，右侧头痛、右眼视力减弱、右侧鼻塞和牙痛、右中耳炎、右肩酸痛、右颈酸痛、右背痛、右腕关节活动困难、右侧肋间神经痛、右侧腹痛、腹泻，总是出现于右侧上半身的症状。左侧骨盆移位型者，与右侧出现的症状相反，腹泻变成便秘。

（5）下肢的支撑情况：右侧骨盆移位型者，双脚分开，与肩同宽，腰下弯，双手尽量接近两脚，右腿的肌肉有激烈的拉痛感。或者坐着，使腿伸直分开，让胸部尽量接近右下肢，此时右下肢出现激烈的拉痛感。

第四篇

CHAPTER 4

脊柱相关疾病

脊柱相关疾病的中医诊断和辨证

脊柱相关疾病的诊治

第十二章
脊柱相关疾病的中医诊断和辨证

  《中医诊断学》是中医学基本理论与临床各科之间的桥梁，是中医基本理论、基本知识和技能的具体运用，既有理论知识，又有实际操作。所以一定要深入理解、掌握中医诊断的基本理论和基础知识。另一方面要重视实践锻炼，无论是实践操作或临床实习，或课后练习，都要多看多练，掌握四诊、八纲、辨证分析，以及病历书写的基本技能。

  中医诊断通过直观地望、闻、问、切进行诊断和辨证，这一传统的四诊方法是科学的。但由于历史条件的限制，也并不是完美无缺。如何运用现代科学技术成果使四诊内容、辨证分析逐步规范化（如疾病诊断，证候辨别的内容标准化、系统化，各种证候的客观实质及其微观变化等），尚需进行深入的研究。在临床中对疾病的诊断过程，其实也是对疾病的认识过程，对疾病有所认识，才能对疾病进行防治。结合整脊术治疗脊柱相关疾病的实践总结和体会，笔者想强调一些问题，就是整脊术在临床治疗脊柱相关疾病时到底在整什么？想达到一个什么样的治疗结果？是以中医的理论为指导还是一味地以西医理论为指导呢？是强调局部的变化还是强调整体的变化呢？是以人为本还是以脊柱为本呢？想理解这些问题，医者们必须系统地学习中医相关理论知识，才能在临床中更好地用中医的理论来解读和传播中国的整脊术。

第一节 脊柱相关疾病的中医检查和诊断

颈肩腰腿痛疾病的检查与诊断和其他各科一样，应该将询问病史、临床表现及全面的体查三者结合起来，根据收集的资料进行综合分析，也就是把四诊取得的第一手临床资料，以脏腑、经络、气血、筋骨等理论为基础，进行辨病与辨证相结合，做出正确的诊断，以指导临床治疗。

中医诊断的核心理论是望、闻、问、切四个内容。即医者运用视觉观察患者全身和局部的颜色、形态变化，谓之望；凭听觉和嗅觉以知患者的声息和气味的变化，谓之闻；经询问患者或其家属以了解疾病的发生、发展经过及现在病症及其与疾病有关的情况，谓之问；叩击损伤局部及有关部位、切按脉象等以进行必要的物理检查，谓之切。

人体是一个有机的整体，局部病症可以影响全身，同样脏腑、气血等的病变，亦可以从五官、四肢、体表各个方面反映出来，故《丹溪心法》云："欲知其内者，当以观其外乎；诊于外者，斯以知其内。盖有诸内者行诸外。"所以通过望、闻、问、切等手段，诊察疾病表现在各个方面的症状和体征，就可以了解疾病的原因、性质和内在联系，从而为辨证论治提供依据。四诊各有其特定的作用，是调查了解疾病的四种方法，不能互相取代。因此，在临床运用时，必须有机地结合起来，四诊合参，才能做出全面的、正确的诊断。

一、望诊

对颈肩腰腿痛患者进行望诊时，除应对全身皮肤、气色、舌象等进行观察外，更重要的是对局部及相邻部位进行细致察看，望诊要求有足够的暴露范围，通过望全身、望局部，以初步确定病变的部位、性质和轻重等，指导临床辨证。

（一）望全身

1. 望神

神是人体生命活动的外在表现，又指精神意识活动，是脏腑气血盛衰的外露征象，通过机体的形态、动静、面部表情、语言气息等方面表现出来，对了解颈肩腰腿痛疾病的性质和轻重有一定的意义。

2. 望面色

望面色是指望面部的颜色和光泽。面色微黄，红润且有光泽谓之"常色"。面部的色泽是脏腑气血盛衰的外在反映，对诊断颈肩腰腿痛的轻重和推断病情的进退有重要意义。望面色能推断病情的变化。青、赤、黄、白、黑五色即代表不同的脏腑病变，又代表不同性质的病邪。

3. 望舌象

中医舌诊的临床意义在于作为辨证不可缺少的客观依据，无论八纲、病因、脏腑、六经等辨证方法，都以舌象为重要的依据。舌象的变化能较客观地反映人体气血的盛衰、病邪的性质、病位的深浅、病情的进退及判断疾病的转归及预后。虽然舌诊在颈肩腰腿痛临床中不能直接判断损伤的部位及性质，但心开窍于舌，舌为心之苗，又为脾之外候，而舌苔乃胃气之所熏蒸，它与各脏腑均有联系。一般来说，察舌质重在辨内脏的虚实，察舌苔重在辨病邪的深浅与胃气的存亡。故舌诊是中医诊断颈肩腰腿痛的重要依据之一。望舌主要是观察舌质和舌苔两个方面的变化。

正常舌象是舌体柔软、活动自如、淡红润泽、不胖不瘦，舌面上铺有薄薄的、颗粒均匀、干湿适中的白苔，常描述为淡红舌、薄白苔。

望舌质：可辨正气的虚实。望舌质主要是观察其颜色及形态的异常。正常的舌质淡红而润泽。淡白舌主虚寒证，为阳气虚弱、气血不足之征象，常见于阳虚、血虚之体。红舌主热证，若舌鲜红而起芒刺，可见于里实热证，如鲜红而少苔，或有裂纹，或光红无苔又可见于阴虚内热。紫舌有寒热之分，绛紫色深、干枯少津，多系邪热炽盛，阴液两伤，气血壅滞；青紫或淡紫而润，多因阴寒内盛、血脉瘀滞。舌有瘀斑瘀点，多为血瘀之征。

望舌形：主要是观察舌质的荣枯老嫩及形体的异常变化。舌体明润者为荣，为津液充足；舌体干瘪者为枯，为津液已伤。舌质纹理粗糙，形色坚敛者为老，属实证、热证；纹理细腻，形色浮胖娇嫩者为嫩，多属虚证、寒证。同时要注意观察舌体的胖瘦、大小、有无裂纹、齿痕及芒刺等情况。

4. 望形态

望形态主要包括患者形体的强弱、胖瘦和动静姿态及与疾病有关的体位。

形体的强弱、胖瘦与疾病的发生、发展及痊愈的快慢有着一定的内在联系。如形体肥胖、肤白无华、精神不振，多为形盛气衰、阳气不足；形瘦肌削、面色苍黄、皮肤干焦，为阴血不足；大肉已脱，多为精衰。这些患者易发筋伤疾病，且不利于病后康复。

在疾病发生的时候，由于局部病变，常可累及肢体的功能，而出现特殊的姿态和保护性体位。如落枕的患者头倾向患侧而下颌偏向健侧；腰部急性扭伤者身体多向患侧伛偻，以手护腰，弯腰屈背，俯仰转侧不能；行走困难者为腰腿痛；下肢屈而难伸，多为股腹疼痛；关节肿大，行走困难，多为痹证疼痛；四肢骨节变形，可知四肢久痛，见于风寒湿痹。

（二）望局部

望局部情况主要是观察发病部位、范围及其有无畸形、压痛、运动受限、肿块等，如有肿块当了解其大小、硬度、温度、活动度及触压痛。

1. 肿胀疼痛

肿胀疼痛多由于气血瘀滞、毒邪凝聚、经络阻塞所致。急性损伤多损及气血，以致气滞血瘀，瘀血积于肌腠则肿，泛注于皮下则出现青紫瘀斑。临床上必须认真观察其出现的部位、程度和色泽变化。肿胀的程度常与局部出血量的多少有密切关系，瘀斑的出现及面积的大小和色泽等常与损伤的时间、部位及损伤程度、出血量有关。慢性损伤由于局部气血循行迟滞，代谢障碍，津液停聚，亦可形成局限性肿胀。颈肩腰腿部皮肤无红不肿而有胀痛感觉者，多属内伤诸疾。如游走不定，疼痛无常者多属气滞；得暖则缓多为寒痛；得凉则减多为热痛；痛有定处、刺痛微热者多属血瘀；四肢关节皮肤有红色环状结节，多为风湿热痹证疼痛。

2. 畸形

观察有无脊柱侧弯或颈胸腰椎生理曲度的改变。颈肩腰腿痛常见的畸形：腰椎间盘突出症或长期慢性腰痛的患者常出现脊柱侧弯畸形；尺神经损伤的患者常见爪形手；桡神经损伤可见腕下垂；腓总神经损伤可见足下垂等。

3. 功能活动

正常的关节活动功能包括两个方面：一是关节应有的各方向的运动；二是在某一方向上的运动幅度。如肩关节的活动方向有前屈、后伸、内收、外展、内旋、外旋及高举运动，而肘关节只有屈伸运动，在肘关节伸直位时，没有侧向运动。当关节不能向应有的方向运动，或不能完成其正常幅度时，则说明某关节活动功能障碍。故应观察颈肩腰腿等部位的伸屈旋转运动，以确定有无功能障碍。

二、闻诊

闻诊主要包括听声音、嗅气味两个方面。而针对颈肩腰腿痛的闻诊，主要是注意关节肌腱的异常声响。关节异常声响的闻诊常需结合触摸及关节活动检查。检查时，一手放置关节之上，另一手移动关节远端肢体，观察是否有关节内声响，临床依据其声响不同大体分为三种。

（一）弹响音

多为低钝而清晰的声响，同时伴有组织弹跳感。如膝关节半月板或盘状软骨撕裂伤；关节内游离体、肌腱或筋膜在骨突上滑动所引起的弹响，如弹响髋以及狭窄性腱鞘炎等。

（二）捻砂音

为粗糙的关节摩擦音，多为关节软骨面磨损，不平滑时发出的声响。如髌骨软化症、髌股关节骨性关节病等。

（三）捻发音

多见于慢性滑膜炎。常为滑膜面粗糙之故。另外常见于急性渗出性肌腱周围炎，如前臂伸肌腱、大腿的股四头肌肌腱和小腿的跟腱部等。

正常儿童在运动时关节不应有摩擦感，如有摩擦感常说明为慢性滑膜炎或关节软骨疾病。老年人关节运动时大多有摩擦感，一旦原有的摩擦感消失，常表示关节已发生积液。另外正常的关节有时亦可发生无病性单一清脆响音，需与关节疾病的摩擦音相鉴别。

三、问诊

问诊是通过询问患者或其陪诊者，以了解病情的一种诊察方法。问诊时，医生要首先抓住患者的主要病痛，然后再围绕主要病痛进行有目的、有步骤的询问，既要突出重点，又要了解全面。同时，医生要以高度热忱的精神和认真负责的态度进行详细地询问，对患者要给予同情，说话要和蔼可亲，通俗易懂（不宜用医学术语询问），耐心细致，这样才能取得患者信任，使患者详细地叙述病情。颈肩腰腿痛问诊的主要内容是询问疼痛，因为疼痛是反映疾病的部位、性质、病势进展和消退的重要标志，是颈肩腰腿痛最主要且最常见的症状。

（一）问疼痛的时间

疼痛的时间包括疼痛发生或加重的时间和疼痛持续的时间。某些疼痛的发生有特定的时间，或有规律的休止，这些特定的时间和规律性，可以帮助医者在临床上诊断痛证。因此尤需询问清楚。此外，询问疼痛的时间还应和部位、特性、程度结合起来，以使诊断准确无误。

1. 特定日痛

某些疼痛总是发于某些特殊日子的前后，有的甚至准确无误，形成一种有规律性的疼痛。如寒湿腰痛，每逢阴雨天发作或加重；湿热腰痛，则每于闷热雨天发作或加重。

2. 特定时痛

有些疼痛固定于每日的某个时辰发作或加重，临床上以晨起、午后、夜晚比较多见。如腰痛入夜加重者，多为瘀血阻滞，经络不畅所致；四肢关节红肿痛剧，入夜尤甚者，此为化火伤津之热痹。夜间颈部的局限性、持续性阵痛加重提示有颈部肿瘤的可能，因为颈椎是乳腺、肺、前列腺肿瘤转移的好发部位。明确的炎症造成的炎性废物堆积，也可能使疼痛在夜间加重，但通常不是局限性、持续性的阵痛。

3. 月经前后痛

妇女在月经前后疼痛者，有实有虚。凡经前疼痛者，多为实证；经后疼痛者，多为虚证。如经前腰痛，多为寒湿凝滞，或湿热郁结等所致；经后腰痛，多为气虚血滞，或肝肾亏损所致。

（二）问疼痛的部位

1. 颈项痛

见于外感、落枕及太阳经脉病变。

若项痛连头，多为外感风寒，太阳经气郁滞。若颈痛引肩胛，为手太阳经脉病变。若颈项痛引肩背、腰部，为邪伤肾脏。扭伤性颈项痛多表现为单侧，痛向肩背放射，并有负重感。落枕所致颈项痛表现为一侧或两侧，转动时痛剧，其痛可向肩背放射。疼痛在早晨或夜间加重提示有炎症，这些患者通常需要较长的时间才能对治疗有反应，因为疼痛的原因是化学性的，而不仅仅是机械性的。慢性晨僵提示脊柱退变疾病，对这些患者需要进行姿势矫正与锻炼指导。有的疼痛患者在晨起好转，白天加重，通常提示疲劳是致病因素，这种疲劳可能是由于姿势不当，情绪紧张所致的肌紧张或软组织的功能性疾病所引起的。如果患者的肩臂部或手部疼痛是剧烈的且局限于某一皮节，则说明颈神经根受刺激可能是疼痛的主要原因。如果疼痛是牵涉痛，则四肢的运动范围正常且运动时无痛。患者主诉手臂疼痛较颈痛更为严重也很常见，常提示神经根受刺激。

2. 肩痛

常见于手太阴肺、手阳明大肠、手太阳小肠、手少阳三焦经脉病变；亦可见于心、肺等内脏病变。多由寒、痰、瘀血引起。

肩部肌肤疼痛，部位表浅，或牵扯背部、手臂作痛。肩关节活动正常者，为汗出当风，或夜卧不慎，感受风寒，客于肩背肌肤，营卫凝涩所致。肩部筋骨疼痛，部位较深，疼痛剧烈，经久不愈，肩关节活动障碍，局部发冷者，为肩部感受寒湿，留滞筋骨，凝聚为痰，使气血郁滞所致，见于"肩凝征"。肩部刺痛，经久不愈，则为瘀血阻于肩部经络，或因闪挫扭伤所致。

3. 臂痛

臂部疼痛，遇寒则剧，且有重着牵拉感者，为感受寒湿之邪。表现为内侧痛者，为手三阴经受邪；外侧痛者，为手三阳经受邪；上臂外侧痛，为手太阳小肠经受邪；若痛处不定，时上时下，为风邪偏盛。臂部筋骨剧痛，酸沉重着，多为痰湿留着，遏阻气血所致。

4. 背痛

病因多为寒邪、瘀血。背部疼痛，上连颈项，板滞不舒，为外感风寒。背部滞痛，部位固定，睡后加重，活动减轻，则为瘀血阻络。背部疼痛前引心胸，为素来胸阳不振，寒邪乘客于足太阳之脉，气血闭阻所致。若背部疼痛，噫气、嗳哕、叹息或惊恐不安，多为肝胃不和，经气不利。

5. 胁痛

两胁肋部疼痛，乳下两旁至肋骨尽处为胁。肋骨尽处之下，称季胁。两胁为足厥阴肝、足少阳胆经所过，故本证与肝胆疾病有关，外感、内伤均可引起。

胁肋胀痛，部位不定，此为肝气郁结。胁肋刺痛，部位固定，此为瘀血阻滞。胁肋隐痛，悠悠不休，则为肝阴不足。胁痛连及胸部、心下，肋间饱满，为悬饮。胁肋灼热刺痛，部位呈带状，或连及腰背，或连及心胸，为湿热蕴结肝胆之火丹。右胁肋疼痛，连及胃脘，为湿热蕴结，肝失疏泄。右胁隐痛，连及肩背者，为邪伤脾经，土壅木郁所致，盖脾脏居左，然其气机主行于右之故。两胁拘急冷痛，牵连少腹、阴器者为寒邪凝滞肝脉。

6. 腰痛

即腰部一侧或双侧疼痛。腰为肾之府，故腰痛与肾关系最为密切。外感、内伤均可致病，外感多是湿邪，内伤多为肾虚。

腰部冷痛重着，连及下肢逐渐加重，此为寒湿腰痛：① 腰痛引背者，病在太阳经。② 腰痛不可俯仰者，病在少阳经。③ 腰痛不可前后转动者，病在阳明经。④ 腰痛引脊者，病在少阴经。⑤ 腰痛引少腹，上至胁者，病在太阴经。⑥ 腰痛引阴器者，病在厥阴经。

腰部热痛，或突发绞痛者，属湿热腰痛；腰部胀痛，连及腹胁，走窜不定，属气滞腰痛；腰部刺痛，部位固定，属瘀血腰痛；腰部酸痛，连及背部，日久不愈，属肾亏腰痛。

7. 尾骶痛

尾骶痛即腰以下至尾骨部疼痛的症状。本病常见于外伤和先天不足。

外伤者，疼痛较剧，多发于体型肥胖的中年妇女；先天不足者，疼痛较轻，常见于先天骶骨闭合不全。

8. 腹痛

腹痛是指胃脘以下，耻骨毛际以上的部位发生疼痛的症状。腹部范围较广，其中脐以上为大腹，乃太阴脾所属；脐以下为小腹，为肾、肠、胞宫所属；小腹两侧为少腹，为厥阴肝经所过。

（1）大腹痛：① 大腹急暴疼痛，多为寒邪入腹。② 大腹胀痛攻窜不定，下连少腹，为气机郁滞于腹。③ 大腹隐痛，绵绵不休，则属中阳虚衰，气血不足。④ 大腹胀满疼痛，多是热结肠胃。⑤ 大腹刺痛，部位不移者，则为瘀血阻于腹部。

（2）小腹痛：① 小腹胀痛，小便不利者，为膀胱癃闭。② 小腹隐痛，乍轻乍重，多为下焦虚寒，气血失于温养。

（3）少腹痛：① 少腹拘急冷痛，并连及睾丸坠胀疼痛，此为寒凝肝脉。② 少腹掣痛，时缓时急，休止无常，多为肝气郁滞。③ 少腹绵绵作痛，以左侧为重，多属下焦虚寒。

9. 足痛

一侧或两侧足跟疼痛，夜间尤甚，不能久立者，为劳伤过度，肝肾阴亏，或大病以后，气血亏虚所致。单纯足心痛，则多为肝肾阴亏。全足部疼痛，阴雨寒冷天加重，为风寒湿侵袭之痹证。

10. 四肢痛

四肢痛主要指上肢或下肢肌肉、关节疼痛，多见于痹证，为风寒湿三邪合侵而成。四肢疼痛，关节红肿灼热，可涉及一个或多个关节，此为热邪挟湿之热痹。肢体关节刺痛，部位不移，夜间加剧，关节肿大变形，屈伸不利，此为瘀血阻滞之故。此外，四肢冷痛为脾肾阳虚，四肢重痛为水气不化，四肢烦痛则病在脾胃。

11. 身痛

身痛即周身疼痛。可以是关节、肌肉、经脉受邪所为，亦可是内脏疾病发于外之象。

身痛最常见于风寒束表，由卫阳郁遏，营阴郁滞所致。若身体酸痛或烦痛，肢体沉重，转侧不利，则为风湿留于肌表。若身体偏于一侧疼痛，多为患侧受邪，气血郁滞于腠理之间。若身体某一处突然疼痛如被杖，甚则不可忍耐，痛处不定，发作有时，发则身热，止则形寒，则为体虚受风所致。

（三）问疼痛的诱因

问疼痛的诱因，即询问疼痛诱发或加重的原因，它可以帮助判断疾病的寒、热、虚、实，尤其在某些无明显寒热虚实之象的痛疾中，就显得更为重要。

1. 寒冷

寒冷包括感受风寒、吸入冷气、阴雨天气等诱因。疼痛遇寒冷诱发或加重者，可见痛痹之四肢痛，寒湿困阻之腰痛和寒邪直中之腹痛；疼痛遇阴雨天气诱发或加重者，可见于寒湿腰痛及属于痛痹、着痹的四肢痛等。

2. 温热

温热包括感受风热、温热及闷热雨天等诱因。疼痛遇热或闷热雨天诱发或加重者，可见于湿热阻络之腰痛。

3. 情志

情志包括怒、喜、思、悲、恐等诱因。以怒为主的情志波动诱发或加重的疼痛，多为肝气郁滞所致。

4. 疲劳

因疲劳过度诱发或加重的疼痛多是虚证，由气、血、阴、阳不足引起。如肾精亏损之腰痛，气血虚弱之四肢痛等，皆可因疲劳过度诱发或加重。

（四）问疼痛的病史

1. 外伤史

外伤史包括跌、仆、闪、挫、撞、击、扭、碰、擦伤史。如为急性损伤，应仔细询问其暴力的性质（系扭伤还是挫伤等），以及暴力的方向、强度，受伤的部位和当时所处的体位。如为慢性劳损，则应询问职业、工作体位等。如颈项部突然后伸或长期低头牵拉，可致扭伤性颈项痛。如有肩部、腰部、尾骶部外伤史，分别可致该处瘀血疼痛。

2. 感受外邪史

外感头痛多有感邪史；寒湿足跟痛多有久立湿地或用冷水洗足史；风寒型肩周炎多有感受风寒之邪病史。

3. 其他病史

指因其他疾病所致或继发于其他疾病之后疼痛的病史。

（五）问疼痛的性质

疼痛的性质往往反映疾病的特性，因此，询问疼痛的性质是疼痛问诊中重要的一项。

1. 胀痛

多因肝郁气滞、肝阳上亢、感受风热及痰食内停所致，可见于多种痛证。

2. 刺痛

颈肩腰腿部刺痛，以胸背部多见，是瘀血疼痛的特点之一，多由瘀血阻滞、湿热蕴结、火热熏灼或寒热外感等所致。

3. 冷痛

冷痛即痛处有寒冷感，常见于胸腹背部的疼痛。冷痛多为寒邪凝滞、阳气虚衰所致。

4. 灼痛

灼痛即痛处有灼热感，常见于胸胁背部的疼痛。灼痛多为郁热内蕴、痰热内阻、湿热蕴结及阴虚火旺所致。

5. 割痛

割痛即疼痛如刀割般，多因热灼、瘀血阻滞所致。

6. 急痛

急痛即疼痛有拘急、挛急感，多为寒邪阻滞、经脉拘挛所致。

7. 牵引痛

牵引痛指一处疼痛向他处牵引，牵引疼痛多与经脉相连，或与邻近部位有关。

8. 放射痛

放射痛即一处疼痛放射到另一处，它不同于牵引痛，牵引痛往往是由一处直接引连到另一处，有时可牵引到较远的部位。而放射痛是由一处疼痛向外扩散，多放射到邻近组织。两者相比，放射痛程度较重，而牵引痛程度较轻。

9. 游走痛

游走痛即疼痛游走不定，常见于行痹和气机郁滞所致的疼痛。

10. 酸痛

酸痛即疼痛时有酸楚不适感，酸痛多由湿着肌表、气血不足或瘀滞及精气亏损所致，多见于身躯、四肢痛证。

11. 重痛

重痛即疼痛有沉重或重着之感，多见于腰背部。重痛多为湿邪困阻，这与湿邪重浊黏腻等有关。

12. 隐痛

隐痛指疼痛隐隐而作，或时隐时现。隐痛多属虚证，常因阴血亏损，或阳气不足，使筋脉失养所致，多见于腰背部疼痛。

13. 绵痛

绵痛指疼痛不甚，却绵绵不休，它与隐痛不同，两者虽都是疼痛不甚，但隐痛多是时断时续、时隐时现，而绵痛则多是持续不断、缠绵不休。绵痛多见于阳气虚衰。

14. 钝痛

钝痛指疼痛不甚，有厚钝、迟钝感。常发于风寒湿痹、瘀血之轻证者，可见于腰、肩等部位。

15. 麻痛

麻痛即疼痛有麻木感，多由于痰、湿为患，常发于四肢。

16. 坠痛

坠痛即疼痛有下坠感，多由肝郁气滞或中气下陷所致，多发于腹部、肛门、睾丸处。

（六）问疼痛的兼症

1. 表证

凡疼痛兼有恶寒发热（或恶风）、鼻塞流涕者，为病在表。其中恶寒重发热轻，鼻塞流清涕，无汗，为表寒；发热重恶寒轻，鼻塞流浊涕，有汗者，为表热。

2. 寒证

凡疼痛兼有恶寒喜暖、口淡不渴、肢冷蜷卧、小便清长、大便稀溏者，为内有寒邪。

3. 热证

凡疼痛兼有面红身热、口渴饮冷、烦躁不安、小便短赤、大便秘结者，为内有热邪。

4. 气虚

凡疼痛兼有少气懒言、肢体倦怠、头晕目眩、动则汗出者，为气虚。

5. 血虚

凡疼痛兼有面白无华、唇甲色淡、头晕眼花、心悸失眠或手足发麻者，为血虚。

6. 阴虚

凡疼痛兼有两颧潮红、口燥咽干、头晕耳鸣、五心烦热、腰膝酸软、遗精盗汗者，为阴虚。

7. 阳虚

凡疼痛兼有面色㿠白、畏寒怕冷、头眩不食、肢体水肿、五更泄泻者，为阳虚。

8. 气滞

凡疼痛兼有胸胁胀闷、情志抑郁、喜太息，妇人月经不调、乳房发胀者，为气滞。

9. 瘀血

凡疼痛兼有肌肤甲错、面色黧黑、唇甲青紫、皮下紫斑，但欲饮水而不欲咽者，为瘀血。

10. 痰饮

凡疼痛兼有咳喘咳痰、胸闷脘痞、呕恶纳呆、头晕目眩、肢体麻木、喉中痰鸣者，为痰浊内阻。

凡疼痛兼有胸闷咳喘、咳痰清稀、倚息不得平卧、食欲不振、肠鸣，泛吐清水或下肢水肿者，为饮邪内停。

第二节　脊柱相关疾病气血辨证

一、气血辨证

气和血是人体生命活动的产物，它既是脏腑功能的反映，又是脏腑活动的产物，人体病理变化无不涉及气血。从病理而言，脏腑发生病变可以影响气血的变化；而气血的病变，也必然要影响某些内脏，故气血病变的证候，就包括在脏腑不同证候之中。

（一）气病辨证

气的病变很多，一般可概括为气虚、气陷、气滞、气逆4种。

1. 气虚证

气虚证是脏腑功能衰退所表现的证候。多因劳累过度，年老体衰，久病失养，元气耗损，脏腑功能衰退或产后正气虚弱，致气行缓慢，经络痹阻。

（1）疼痛特点：颈肩腰腿部隐痛，久卧、久坐、久站、劳累及晨起时加重。

（2）全身症状：面色㿠白，头晕目眩，少气懒言，疲倦乏力，心悸自汗，食欲不振，小便清长而频数。

（3）舌、脉象：舌淡苔薄白，脉细弱。

2. 气陷证

气陷常为气虚病机的一种，是气虚更进一步的发展，以气的无力升举为其主要临床特点。多由久病年老体弱、饮食失调等原因，致元气不足、脏腑功能减退。

（1）疼痛特点：颈肩腰腿部（主要是腰部）坠痛。

（2）全身症状：面色无华，短气懒言，身倦乏力，脱肛或子宫脱垂等。

（3）舌、脉象：舌淡苔薄白，脉虚弱无力。

3. 气滞证

指人体某一部位或某一脏腑气机阻滞，运行不畅所表现的证候，多因情志不畅，饮食失调，感受外邪或用力努伤、闪挫等因素引起。

（1）疼痛特点：颈肩腰腿部胀闷疼痛，聚时有形，散则无迹，时轻时重，窜痛无常，每在嗳气或矢气后减轻，常与精神因素有关，喜缓怒甚。

（2）全身症状：胸痞脘闷，痰多喘满，气粗腹胀，大便秘结。

（3）舌、脉象：舌红苔黄、脉弦或数实。

4. 气逆证

气逆证指气机升降失常，逆而向上所引起的证候。一般多指肺胃之气上逆及肝气升发太过所致的肝气上逆的病理变化。多因郁怒伤肝，升发太过，气火上逆；或感受外邪，痰浊壅滞，肺气不降而上逆；或痰食阻滞气机，胃气失和而上逆。

（1）疼痛特点：颈肩腰腿部胀痛，走窜不定。

（2）全身症状：以肺气上逆为主者，其特点为咳嗽喘息；胃气上逆者则见呃逆嗳气，恶心呕吐；肝气升发太过则见头痛眩晕、昏厥或呕血。

（3）舌、脉象：舌红苔黄，脉弦数。

（二）血病辨证

血行脉中，内流脏腑，外流肌肤，无处不到。若外邪干扰，脏腑失调，使血的生理功能失常，就可出现寒热虚实的证候。血的病证颇多，概括起来主要有血虚、血瘀、血热、血寒四个方面，前两者的病因、病机既有区别又有联系，血热往往能引起出血，出血过多又往往导致血虚，血虚则行血不利而致血瘀。

1. 血虚证

血虚证是由于血之不足，不能濡养脏腑经脉而出现的证候。多由于失血过多或脾胃虚弱，化源不足或七情过度，暗耗阴血致脏腑百脉失养。

（1）疼痛特点：颈肩腰腿部酸痛麻木，活动不便，屈伸不利。活动后加重。

（2）全身症状：面色苍白或萎黄，唇舌爪甲色淡无华，头目眩晕，心悸怔忡，疲倦乏力或手足麻木，皮肤干燥，女子经行量少或闭经。

（3）舌、脉象：舌淡苔薄白，脉细无力。

2. 血瘀证

凡离经之血，不能及时排出和消散，而瘀滞于某一部位或体内血液运行不畅，淤积于经脉脏腑之内均属瘀血。血瘀证的证候特点是：致病因素多为有形之邪，属实证。由机体受外界致病因素的影响（如跌仆损伤、感受寒邪或心肝脾的功能发生障碍等）而引起。

（1）疼痛特点：颈肩腰腿部刺痛难忍，其痛拒按，夜间尤甚，痛处固定不移，或有肿块。

（2）全身症状：肌肤甲错，面色黧黑，女子经闭或有血块，肌肤浅表处有瘀斑或瘀血点。

（3）舌、脉象：舌质紫暗或有瘀斑，脉涩或扎。

3．血热证

血热证指血分有热或热邪侵犯血分的证候。多因感受热邪或情志所伤，或脏腑功能失调，或瘀血阻滞，郁而化热，均可致血热搏结或热伤血络，迫血妄行。

（1）疼痛特点：颈肩腰腿部疼痛，喜冷恶热，拒按，冷敷后稍轻，或见出血之象。

（2）全身症状：心烦躁扰发狂，口干不欲饮，身热以夜间为甚，或见各种出血症。女子月经前期量多。

（3）舌、脉象：舌绛红，脉细数。

4．血寒证

血寒证指寒客血脉。多因感受寒邪，寒客血脉，机体阳气受遏，寒为阴邪，其性收敛，则血凝涩不畅。

（1）疼痛特点：颈肩腰腿部凉痛，其痛拒按，得暖则减轻，遇寒加重。

（2）全身症状：形寒肢冷，口淡不渴，小便清长，大便溏薄；或有外邪客于肌肤，恶寒发热、头身疼痛等。

（3）舌、脉象：舌淡暗苔薄白，脉弦沉迟。

（三）气血同病的辨证

气属阳，血属阴。气和血具有相互依存、相互资生、相互为用的密切关系。"气为血之帅，血为气之母"，气对血有温煦、生化、推动和统摄的作用，而血对气有濡养、滋润和运载等作用。在正常情况下气血阴阳是处于相对平衡的，气血相辅而行，循行全身而不息。一旦气血的生理关系遭到破坏时，则运行失常，形成局部的气血凝滞，阻于肌肉或沉于筋骨，损伤脏腑或经络，导致气血同病。《素问·调经论》云："血气不和，百病乃变化而生。"如气虚无以生化，血必因之而虚少；气寒无以温煦，血必因之而凝涩；气虚无以推动，血必因之而瘀阻；气陷不能统摄，则血亦因之而外溢，反之，血虚则无以载气，则气亦随之而少；气失去血的濡养，则燥热诸疾由之而生；尤其是血脱，气无以附，可致阳气涣散不收，以致脱气亡阳等。故气血运行失常，气血凝滞既是颈肩腰腿痛的发病基础和主要病机，也是其病理变化的结果。

1. 气滞血瘀

多因情志不遂或闪挫扭伤等因素引起气机阻滞、血行瘀阻。

（1）疼痛特点：颈肩腰腿部胀痛，走窜不定或刺痛拒按。

（2）全身症状：性情急躁，胸胁胀满，或见痞块，女子可见月经闭止或痛经，血色紫暗有块。

（3）舌、脉象：舌质紫暗或有瘀斑，脉弦涩。

2. 气虚血亏

多因久病不愈，气血两伤所致，或气虚不能生化，或先有失血，气随血耗而致气血两虚。

（1）疼痛特点：颈肩腰腿部疼痛麻木，酸软无力。

（2）全身症状：少气懒言，乏力自汗，心悸失眠，面色萎黄或苍白。

（3）舌、脉象：舌质淡苔薄白，脉细数。

3. 气虚失血

气虚则统摄无权，血失气摄则离经，而溢于脉外，造成失血。

（1）疼痛特点：颈肩腰腿部空痛，麻木无力。

（2）全身症状：气短乏力，肢体倦怠，面色苍白，或见皮肤出血点，女子月经过多等出血症状。

（3）舌、脉象：舌质淡苔薄白，脉虚细或弱。

4. 气虚血瘀

"血随气行"，气虚则血行无力致瘀血。常因病久气虚，渐致瘀血内停而引起。

（1）疼痛特点：颈肩腰腿部疼痛如针刺，拒按，肌肤甲错。

（2）全身症状：身倦乏力，心悸失眠，女子可见月经量少有瘀块。

（3）舌、脉象：舌暗或有瘀斑，脉细涩。

5. 血虚血瘀

本为血虚，又因其他原因引起血瘀；或瘀血阻滞，新血不生，导致血虚；而各种出血之后，离经之血积滞于体内，瘀血阻络，血不循经，也是临床常见血虚血瘀证的形成原因。

（1）疼痛特点：颈肩腰腿部疼痛拒按，痛处固定不移，轻则俯仰不便，重则呼吸牵引作痛。

（2）全身症状：头晕眼花，心悸失眠，皮肤干燥，肢体麻木，女子经少有瘀块，少腹刺痛。

（3）舌、脉象：舌质淡有瘀斑，脉细涩。

第三节　脊柱相关疾病筋骨辨证

人体的肢体运动有赖于筋骨，但是筋骨的强劲有力离不开气血的温煦和肝肾濡养，脏腑经络功能的协调统一，特别是筋骨为肝肾之外合，所以筋骨与肝肾的关系尤为密切，筋骨的损伤，必然伤及气血和影响肝肾精气，而导致颈肩腰腿痛的发生。

造成筋骨损伤的原因主要是外力伤害和劳损所致，人体受到外来的暴力及劳损等伤害后，可以引起筋骨的损伤，在受伤部位可出现疼痛、肿胀、功能障碍等病理变化。

人体的内在因素和筋骨损伤有密切关系，人体正气强盛，机体受损伤的机会少，即"正气存内，邪不可干"。外界致病因素只有在机体虚弱或致病因素超过人的防御能力时，才能使人致病，即"邪之所凑，其气必虚"。致病的因素常与年龄、体质、局部解剖结构的异常及职业工种有密切关系。青年及肝肾气盛的人，筋骨强壮，不易损伤，即使筋骨损伤也易修复；年老体衰及肝肾亏虚的人，筋骨衰弱，易致筋骨损伤，且损伤后修复迟缓。

一、主要病因、病机及疼痛特点

（一）外力因素

外力因素指急骤的外界暴力，如撞伤、扭伤、跌仆、坠落等损伤，使筋脉受损、血溢脉外，停于肌肤经络之中，致瘀血凝滞，气血运行不畅、脉络不通、筋骨失精血濡养，久之致颈肩腰腿痛诸症发生。其疼痛特点多为刺痛，痛有定处，血瘀时还可在伤处出现青紫。

（二）筋骨失养

年老体衰或肝肾亏损，气血虚衰，血不荣筋，筋失所养，筋脉拘急挛缩而不用；骨失精血濡养、骨质疏松、运动不灵活，或夜寐露宿受风感寒，寒凝筋脉，而致颈肩腰腿痛的发生。其疼痛特点为腰背部空痛，伴眩晕耳鸣，腰膝酸软，活动不利。

（三）劳损因素

慢性劳损亦可引起筋骨损伤，如久卧、久行、久坐、久立或长期不正确姿势的劳动工作，或不良生活习惯而使人体某一部分长时间过度用力，积劳所伤，而致颈肩腰腿痛的发生。其疼痛特点为：颈肩腰腿部沉紧而痛，遇劳则甚，休息后稍减。

（四）风寒湿侵袭

单纯风寒湿邪侵袭所致的筋骨损伤临床比较少见，因外力或劳损后复感寒湿侵袭的筋骨劳损最为多见。其痛以颈肩腰腿部沉重疼痛，阴雨天加重为主要临床特点。

二、筋骨与气血的关系

气血是维持人体生命活动的物质基础，筋骨是依靠气血的温煦和肝肾精血之濡养发挥正常的生理功能。气能生血、行血、摄血，气为血之帅，气又赖血为载，由血得养，所谓血为气之母。

正是气血的互根互用使之周流不息，运行于全身，故在伤筋动骨疾病中，气血损伤多同时存在，而筋骨损伤又可导致气血生理功能失常，临床常见气滞血瘀和气血两虚两类。

（一）气滞血瘀

气运行于全身，以流通舒畅为宜。清气上升，浊气下降，维持其平衡。负重劳作或闪挫扭伤往往造成筋骨损伤，经络随之受伤，气机不利，血肿生成，使气血运行疏通发生障碍，导致颈肩腰腿痛的发生。"气伤痛，血伤肿"。气血损伤的颈肩腰腿痛常有伤气伤血之偏重。气滞重者，其特点为外无肿形，胀闷疼痛，疼痛范围较广，痛无定处，体表无明显压痛点。血瘀重者，外有肿形，刺痛固定不移，或在伤处出现青紫。

（二）气血两虚

对于颈肩腰腿痛，气血虚弱的原因常有两种，一是素体气血不足，伤筋动骨后使气血愈虚；二是因血瘀生成，瘀血不去，新血不生，日久则导致气血两虚，引起全身或某一脏腑器官组织出现功能不足或衰退，发生颈肩腰腿痛诸证。其特点为颈肩腰腿部麻木疼痛，痛势隐隐，并伴见面色无华，疲倦乏力，头目眩晕，肢寒，气短，手足麻木，筋挛僵硬，关节活动不利，脉细弱等气血双亏、筋脉失养的症状。

三、筋骨与脏腑的关系

脏腑是化生气血，通调经络，濡养皮肉筋骨，主持人体生命活动的主要器官。《杂病源流犀烛·跌仆闪挫源流》云："虽受跌仆闪挫者，为一身之皮肉筋骨，而气既滞，血既瘀，其损伤之患，必由外侵内，而经络脏腑并与俱伤……其治之法，亦必于经络脏腑间求之……"说明跌仆筋伤与脏腑的密切关系。但关系最为密切的为肝肾两脏。

（一）肝、肾

肝主筋藏血，肾主骨生髓，故筋骨与肝肾两脏关系最为密切。肝肾阴液相互滋生，肝阳充足，则下藏于肾，肾阴旺盛，则上滋于肝木，肝阴虚可下及肾阴，使肾阴不足，肾阴虚不能上滋肝木，致肝阴亦虚。

肝主筋，即全身筋肉的活动与肝有密切关系，运动属于筋，而筋又属于肝，肝血充盈才能使肢体的筋得到充分的濡养，以维持正常的活动。若肝血不足，血不养筋，则出现手足拘挛、肢体麻木、屈伸不利等症。肝藏血，指肝脏具有贮藏血液和调节血量的功能。凡跌打损伤之证，而有恶血留内者，则不分何经，皆以肝为主，因肝主血，故败血凝滞，从其所属，必归于肝。

肾主骨，主生髓，骨是支持人体的支架。因为肾藏精，精生髓，髓养骨，所以骨的生长、发育、修复，均须依赖肾脏精气的滋养和推动。《诸病源候论·腰痛不得俯仰候》云："肾主腰脚。"又云："劳损于肾，动伤经络，又为风冷所侵，血气搏击，故腰痛也。"《医宗必读》认为腰痛的病因"有寒有湿，有风热，有挫闪，有瘀血，有滞气，有积痰皆标也，肾虚其本也"。所以，肾虚者易导致腰部挫闪和劳损等，而出现腰酸背痛，腰脊不能俯仰，腿足痿软，行动不便等症状。肝肾亏虚主要发生在久病之后或年老体弱的患者。

（二）脾、胃

脾主肌肉、四肢；脾主运化，对气血的形成和维持正常活动所必需的营养起着主要的作用。《素问·阴阳应象大论》云："脾主肉，……在体为肉，在脏为脾。"《灵枢·本神》云："脾气虚则四肢不用。"脾胃运化功能正常，则消化吸收旺盛，水谷精微得以生气化血，输布全身，伤后也易修复。如果脾胃失其健运，则化源不足，无以滋养，势将影响气血的生化和筋骨损伤的恢复。

（三）肺、心

气血的周流循环，还有赖于心肺的健全，因肺主气，心主血，心肺调和，则气血循环输布得以正常，才能发挥煦濡的作用，而筋骨损伤才得以痊愈。《素问·五藏生成论》云："诸气者皆属于肺。"肺主一身之气，如果肺气不足，不但会影响呼吸功能，而且也会影响宗气的生成，从而导致全身性的气虚，出现体倦乏力、气短、肢寒等症状。《素问·痿论》云："心主身之血脉。"主要是指心气有推动血液循环的功能。损伤后出血太多，血液不足而心血虚损时，心气也会随之不足，出现心悸、胸闷、眩晕等症。

四、筋骨和经络的关系

经络是运行全身气血，联络脏腑肢节，沟通上下内外，调节各部功能的通路。《灵枢·本脏》云："经脉者，所以行血气而营阴阳，濡筋骨，利关节者也。"指出了经络有运行气血、营运阴阳、濡养筋骨、滑利关节的作用。跌仆伤筋，致经络受损，经络阻塞，气血之道不得宣通，而导致气滞血瘀，则出现肿胀疼痛。同样，如经络为病，气血瘀阻不通，又可导致筋脉失养，发生筋伤疾病，致其发病。也常累及经络循行所过部位，如腰为肾之府，肾之经络入脊内，贯脊至腰，络膀胱。膀胱经夹脊，抵腰，络肾，并行经臀及股后外侧沿小腿后行于足背外侧，止于小趾至阴穴。故肾与膀胱经脉的病变可引起腰背、臀部及向下肢放射性疼痛。

第四节　脊柱相关疾病病因辨证

脊柱相关疾病大多数表现在躯干部，易于辨证，但因导致脊柱相关疾病的原因十分复杂，如六淫、七情、跌仆外伤、饮食劳逸等，所以中医学认为，临床上没有无原因的症状，任何症状都是在某种原因的影响和作用下机体所产生的一种病变反应。对脊柱相关疾病的认识，除了可能作为致病因素的客观条件外，主要是以本病的临床表现为依据，根据各种病因的致病特点来推求疾病的病因所在，从而提供治疗用药的依据。即"辨证求因"或"审因论治"。

一、六淫

风、寒、暑、湿、燥、火在正常情况下，称为六气，是自然界六种不同的气候变化，是万物生长的条件，对人体是无害的；在气候异常骤变或人体抵抗力下降时，六气即成为致病因素，侵犯人体，发生疾病，此时六气称为"六淫"。

六淫致病多与季节气候、居住环境有关。六淫既可单独致病，也可两种以上同时侵犯人体而致病。且六淫之邪在一定条件下可以相互转化，其发病途径多侵犯肌肤或由口鼻而入。在六淫中以风、寒、湿邪为最常见的原因。其中风邪的致病特点：风为百病之长，善行而数变，具有病位行无定处，变化迅速，变幻无常的特性。故风邪所致脊柱相关疼痛疾病多有发病迅速，疼痛游走不定之特点。寒邪的致病特点：寒为阴邪，易伤阳气，其性凝滞沉伏，主痛，易痹着筋骨，收引作痛。故寒邪所致的脊柱相关病变，患处常有冷痛，其痛剧烈，痛处固定不移，畏寒喜暖之特点。湿邪的致病特点：湿为阴邪，其性重浊黏滞，易阻气机，损伤阳气。故湿邪所致的脊柱相关疾病常以疼痛重浊如裹，肌肤麻木不仁，病程长，缠绵难愈为特点。

二、七情

七情即喜、怒、忧、思、悲、恐、惊七种情志变化，属于精神致病因素。在一般情况下，七情是人体对客观外界事物的不同反应，属正常的精神活动范围，并不致病。只有突然强烈或持续的情志刺激，才能影响人的生理，使脏腑功能紊乱，导致脊柱相关疾病的发生。

当七情过度，引起喜伤心，怒伤肝，思伤脾，忧伤肺，恐伤肾等病变。情志的异常变化伤及内脏，影响脏腑的气机运行，使气机升降异常，气血功能紊乱，均可导致颈肩腰腿疼的发生。内伤七情，盛怒不止、郁怒伤肝，则诸筋弛纵，腰背疼痛连及胸胁；矢志则心血不旺，不能濡养筋脉，颈肩背部疼痛常伴随心悸、胸闷胸痛等症状；忧思伤脾，脾伤则胃气不行，颈肩腰腿疼常伴腹胀、嗳气、呃逆等症状。由于七情是直接影响相关脏腑而发病，故其疼痛特点及临床表现与五脏疾病相类似。此认识与现代医学认为颈肩腰腿痛的发生和人的精神心理因素有关的认识相一致。所有这些组织组成一个相互联系的整体，而且每一个组织不仅影响另一个组织，同时也影响一个人的情绪和心理。例如当按摩一块紧绷的肌肉时，同时可触摸皮肤、结缔组织、血管、肌肉和神经末梢，它们都与机体的其他部位相联系，触觉可刺激与其他肌肉、邻近关节、脊髓、接受感觉信息的大脑高级中枢部位，以及属于机体感情中枢的大脑边缘位置等相联系的感觉神经。触觉也可与自主神经系统联系，来调节血流、心率及呼吸。临床中当治疗一位患者时，不仅影响治疗的局部组织，而且也影响机体其他部位及患者的情绪和心理。充满关爱、温暖轻巧的治疗可使患者的情绪和心理放松，加上机体修复功能的增加，可以降低血压、减慢心率、松弛肌肉张力及减少焦虑。医生如果采用大力度、大角度、大幅度的强硬推拿整脊手法，会产生相反的后果，导致患者焦虑、肌肉紧张，从而影响临床疗效。

三、外伤

（一）直接外力

外力作用可损伤人体的皮肉筋骨，如跌仆、坠堕、撞击、扭力、压轧、负重、刀刃等可直接引起脊柱内外平衡失调，小关节紊乱或错位、脱位。

（二）间接外力

脊柱失稳发生于远离暴力作用的部位。损伤暴力性质不同可分为：

1. 传达暴力

传达暴力是指暴力作用于人体某部位，经传达到脊柱而引起损伤。如被拳击头部或面部，引起寰枢关节错位，出现头晕、耳鸣、眼花的颈椎病症状。

2. 扭转暴力

脊柱或四肢关节不协调运动所致的损伤，如扭伤踝关节的同时亦可扭伤腰部，引起腰椎错位，患者主要症状是足部肿痛，若只治疗足而忽视腰部治疗，这种腰椎源性足肿痛症状可数月难消。

3. 肌肉牵拉

肌肉是脊柱外源性稳定的因素，当脊柱周围某组肌肉强力收缩，使脊柱外平衡失调将引起移位。

四、劳损

正常的劳动有助于气血疏通，增强体力，不会致病。只有在过度劳逸的情况下，才能成为致病因素。《素问·宣明五气论》云："久视伤血，久卧伤气，久坐伤肉，久立伤骨，久行伤筋，是谓五劳所伤。"视、卧、坐、立、行为人体正常生理活动，如长时间连续单一姿势的工作、运动，不仅损伤气血筋骨，也可导致气滞血瘀，更进一步加重肌肉、关节慢性劳损而使脊柱失稳，导致脊柱相关疾病的发生。

五、外邪侵袭

外感六淫诸邪或邪毒感染可致筋骨、关节发生疾病而致脊柱相关疾病。六淫诸邪中，以风寒湿邪的损害最为明显，长期遭受此三气侵袭，可引起骨质增生及加速关节退行性变。

六、瘀血阻滞

血液循行于脉管之中，流布于全身，运行不息。如全身血流不畅或因血溢脉外，局部有离经之血停滞，便出现血瘀的病理现象。瘀血阻滞经脉，使局部气血不通，引起经脉、筋骨、脏腑功能失调而导致脊柱失稳。

七、内因

先天禀赋不同，后天脾胃功能的差异，年龄、性别的不同，从事职业的不同，以及脊柱椎体构造和周围肌肉的解剖变异等，都是影响脊柱稳定的内在因素。临床显示脊柱病变的产生是脊柱内外环境失衡的结果，即内源性稳定失衡和外源性稳定失衡两大类。外源性稳定失衡多有明显的外伤史或外力所致的内伤，导致脊柱力学平衡的破坏。进而影响脏腑气血的循环和神经功能异常，促使体内某部位或脏器出现不适或症状者，此为脊柱病整脊治疗中的实证，临床治疗多以调整椎体为主，辅以药物治疗。

内源性稳定失衡多由于体内长期患有某种疾病，尤其是脏腑之症对人体的影响较大。因久病入络，致使气血瘀阻，筋脉受损，与其对应的脊神经系统通过脊柱将病变反映于体表，出现脊柱附近软组织松解现象，好似只剩皮肤和骨头，而无筋肉（多见于体质弱或病情较长的患者）。也有的患者出现筋结和条索状反应点（多见于体质强壮、劳损较重的患者）等。虽然椎体位置良好，但与其他椎体相比已有症状者，影像检查此椎体退变较为严重。此多为脊柱病整脊治疗的虚症，临床治疗以脏腑调理和椎体治疗相结合。脏腑调理可整脊调整相对应的椎体，也可药物调整相关脏腑，即有的学者提出的药物整脊或针灸整脊等。总之，都是针对整脊中出现的虚点而言，因实点必须整脊矫正治疗。

人体是一个完整的机体，每一部分都相互联系。复杂的系统不仅是各部分的总和，而是像"树木和森林"的关系一样。临床医生不可能在没有各部分知识的情况下去理解整体，而且各部分也必须在整个系统中得到检验。临床整脊医生应该牢记人体中各部分在整体中的相互关系，以中医的整体观念与辨证施治为治疗的基本原则。例如踝关节的患者会加倍爱护受伤的腿，从而引起臀部和背下部肌肉紧张。背部肌肉出现平衡失调后可能影响颈部肌肉，出现头痛。在这种情况下，单一治疗某一椎体是不能解决问题的。

第五节　脊柱相关疾病脏腑辨证

　　脏腑理论是中医基础理论的重要部分，脏腑是人体内脏的总称。它包括五脏（心、肺、脾、肝、肾），六腑（胆、胃、小肠、大肠、三焦、膀胱）和奇恒之腑［脑、髓、骨、脉、胆、女子胞（子宫）］。脏腑之间通过经络的沟通将人体各组织器官相互联系成一个有机的整体。正如《灵枢·海论》云："夫十二经脉者，内属于脏腑，外络于肢节。"这里同时也强调脏腑与人体其他各部的重要关系，脏和腑属于两种具有不同生理功能的生命器官，又是人体不可以分割的两个组成部分。在脊诊整脊法中，脏腑理论是重要的理论基础，把脊柱看成是人体的一个整体，又把脊柱的各节段所对应位置按照五脏六腑划分，并根据脊诊的阳性反应点来判断脊柱所对应的位置，并且根据中医脏腑理论进行分析、判断病变的性质、正邪盛衰状况，所以中医脏腑理论在脊诊整脊术的诊断治疗上具有重要的指导作用。临床只有掌握了中医的脏腑理论才能够切实理解脊诊整脊术的真正含义。脊柱各节段与脏腑对应关系见图 12-1。

　　中医脏腑理论是以辨证论治为诊疗特点的医学理论体系。特色脊诊整脊术也不例外，在诊断治疗方法特点上也体现了整体观念和辨证论治的指导思想。

　　所谓整体就是完整性和统一性。中医学认为人体是一个有机整体，具有自身的统一性和完整性，同时也注意人体与自然界的和谐关系。中医理论强调"天人合一"的思想。把人体自身的内

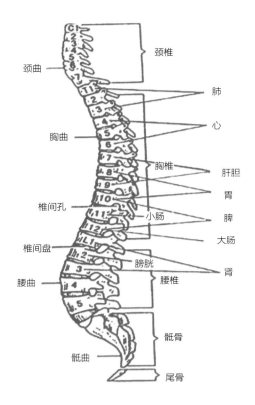

图12-1 脊柱各节段与脏腑对应关系图

环境与自然界相统一，形成了中医学的整体观念，在整个诊断治疗过程中具有重要指导意义。

脏腑理论是研究人体各脏腑和组织器官的生理功能、病理变化及其相互关系的学说，是指导临床各科辨证论治的基础。中医学认为：人体是由多个脏器和组织器官构成的。各组织器官都有各自不同的生理功能，但这些不同的生理功能又都是整体功能活动的组成部分，从而决定人体是一个统一的整体。人体各个组成部分在结构上是不可分割的，在生理功能上是相互联系、相互制约的，在病理上是相互影响的。同样，在诊断治疗上也要从整体观念出发，只有这样才能诊断正确，疗效显著。

中国整脊术在脏腑理论的正确指导下，认为脊柱是一个有机整体，每一脊椎的功能变化都会影响到其所对应的脏腑功能，因此，在人体脊柱两侧出现异常变化时，必须对其生理病理机制进行全面分析。首先要着眼于整体，任何局部的病变都可引起整体的生理病理反应，整体功能的失调也可以影响局部。因此，在临床中医生在了解判断脊柱两侧阳性反应点时，应从中医学整体观念出发，充分运用辨证论治的思想方法来诊治疾病。

一、脏与脏

脏与脏之间的关系，即五脏之间的关系。心、肺、脾、肝、肾五脏虽各自具有不同的生理功能和特有的病理变化，但脏与脏之间不是孤立的，而是彼此相互密切联系的。

（一）心与肺

心主血，肺主气；心主行血，肺主呼吸。这就决定了心与肺之间的关系，即气和血的相互关系。心与肺的相互配合，保证了人体气血的正常运行，维持了人体各脏器组织、器官的功能活动。心血与肺气是相互依存、相互为用的。血的运行依靠气的推动，而气也需要血的运载才能输布全身。故有"气为血之帅，血为气之母"之说。正如《医学真传·气血》云："人之一身，皆气血之所循环，气非血不和，血非气不运。"

全身的血液都通过经脉而汇聚于肺，通过肺的呼吸，进行气体交换，然后再输布到全身。所以《素问·经脉别论》云："食气入胃，浊气归心，淫精于脉，脉气流经，经气归肺，肺朝百脉，输精于皮毛。"

在病理上，若肺气虚弱，宗气生成不足，则推动心血无力，血运不畅，日久而形成心血瘀阻，就会出现胸痛、气短、心悸、唇青舌紫。反之，心主血脉的功能减退，血液运行不畅，也会影响肺的宣发肃降，从而出现咳嗽、气喘、胸闷等症。

（二）心与脾

心主血，脾生血，统血，脾气足则血有生化之源，而心所主之血自能充盈。血液运行于经脉之中，因赖以心气为之推动，但也必须靠脾气为之统摄，以维持其正常的运行。所以，心与脾的关系主要反映在血液的生成和运行这两个方面。

在病理上，心脾两脏常互为影响，如脾气虚弱，运化失职，血的化源不足，脾不统血而致心血不足；或思虑过度，耗伤心血，而影响脾之健运，也可出现心悸、眩晕、失眠、多梦、食少、肢倦、面色无华等为主要见症的"心脾两虚"之病理变化。

（三）心与肝

心与肝的关系主要表现在血液和神志两个方面。心主血，肝藏血。血脉充盈，则心有所主，肝有所藏，以维持它们的正常生理功能，若心血不足，则肝血也常因之而虚，肝血不足，心血也常因之而损。所以，血虚证常见心悸、失眠、多梦等心血不足病症，同时也会出现视物昏花，月经量少等肝血不足的病症。

心主神志，肝主疏泄，均与情志活动相关。因而在情志变化中，心肝两脏也常相互影响，并在心肝两脏的血虚、阴虚病变中，心烦失眠、急躁易怒等精神症状均可同时出现。

（四）心与肾

心与肾在生理状态下，是以阴阳、水火、精血的动态平衡为其重要条件的。心位居于上，其性属阳，五行属火，肾位居于下，其性属阴，五行属水。以阴阳水火的升降理论说，位于下者，以上升为顺；位于上者，以下降为和。在正常生理状态中，心中之阳下降至肾，能温养肾阳；肾中之阴上升于心，则能滋养心阴。心火下降，肾水上升，彼此交通，相互协调，这种关系，称为"水火相济""心肾相交"。在病理上不论心或肾本身出现阴阳失调，都可导致这种关系的破坏，从而出现相应的病症。若心火亢于上，不能下交于肾，或肾水不足，不能上滋心阴，那么心肾之间的生理功能就会失去协调，而出现一系列的病理表现，即称为"心肾不交"，临床以失眠多梦为主症的心悸、怔忡、心烦、腰膝酸软或男子梦遗、女子梦交等均属此证。

心主血，藏神，肾藏精，生髓，通于脑。精是神的物质基础，神是精的外在表现。精血之间又能互相滋生，所以肾精亏损与心血不足可以互为因果。

（五）肺与脾

肺与脾的关系，主要表现在气的生成和津液的输布代谢两个方面。

气的生成主要依赖于肺的呼吸功能和脾的运化功能，肺所吸入的清气和脾胃所运化的水谷精气，是组成气的主要物质基础。因此，肺的呼吸功能和脾的运化功能是否健旺，与气的盛衰密切相关。

在津液的输布代谢方面，肺的宣发肃降和通调水道，有助于脾的运化水液功能；而脾的转输津液，散精于肺，不仅是肺通调水道的前提，而且为肺的生理活动提供了必要的营养。因此，二者之间在津液输布代谢中存在着相互为用的关系。

在病理上，脾与肺也相互影响。若脾气虚损，运化力弱，常可导致肺气不足，而见体倦无力，少气懒言等症。脾失健运，水液不行，湿聚而成痰饮，可影响肺气的宣降，而出现喘咳痰多等症。所以有"脾为生痰之源，肺为贮痰之器"的说法。反之，肺有病也可影响到脾。如肺病日久，肺气虚，宣降失职，因而引起水液代谢的障碍。以致水湿滞留，脾阳受困，出现水肿、腹胀、便溏等症。

（六）肝与肺

肝与肺的关系主要表现在气机的调节方面。肺位居于上，其气肃降；肝位居于下，其气升发。肝的经脉由下而上行，贯膈注于肺，肝与肺协调，则人体气机能够正常地升降运行。

在病理上，若肝气郁结，郁而化火，不但可以上灼肺阴，出现胸胁疼痛、咯血等症，而且也会影响肺气的宣降，出现咳嗽，气喘等症，故临床称为"肝火犯肺"。相反，肺失肃降也可影响及肝，使肝失条达，疏泄不利，则在咳嗽的同时，出现胸胁隐痛胀痛，头晕头痛，面红耳赤等症。

（七）肾与肺

肾与肺的关系，主要表现在水液代谢和呼吸运动两个方面。另外，肺阴与肾阴又有互相滋养的关系。

水液代谢方面，肾为水脏，肺为水之上源，肺气宣降，则水道通调；肾的气化正常，则开阖有度。肺肾协调，对人体水液的正常代谢起着重要的作用。在病理上，如果肺与肾的功能失职，就会造成水液代谢的障碍，例如：肾阳不足，不能气化水液，水液溢于肌肤，不但可引起水肿，而且也会因水气停蓄，上迫于肺，出现咳嗽，喘息，不得平卧等病症。所以《素问·水热穴症》云："其本在肾，其末在肺，皆积水也。"

呼吸运动方面，肺的呼吸功能需要肾的纳气作用来协助。肾的精气充盛，才能使肺所吸入之气下纳于肾。所以有"肺为气之主，肾为气之根"的说法。在病理上若肾的精气不足，摄纳无权，气浮于上，或肺气久虚，伤及肾气，均可出现气喘，动则尤甚的"肾不纳气"病症。

肺阴与肾阴相互滋养。肺气正常，则精气输布于肾，而肾阴又为一身阴液之根本。故有"金水相生"的说法。

（八）肝与脾

肝藏血而主疏泄，脾统血而主运化，为气血生化之源，肝血有赖于脾运化吸收水谷精微而滋生。脾的运化与肝的疏泄又互相依赖，肝的功能正常，疏泄调畅，则脾得健运；脾功能健旺，血液化源充足，则肝血充盈，也有助于肝的疏泄。

在病理上，肝脾两脏互相影响，例如：脾气不足，消化吸收功能不健。血液生化之源不足，或脾不统血，失血过多，均可影响及肝，形成肝血不足，而出现食欲不振、腹胀、便溏、头晕目眩、面色淡白、妇女月经量少色淡等症。临床上称为"肝脾两虚"，若肝气郁结，疏泄失职，就会出现脾胃功能的紊乱，从而形成"肝脾不和"，或"肝胃不和"的证候。临床上常见大怒之后，出现胸胁胀满，食欲不振，腹胀，嗳气等症，就是肝失疏泄，影响脾运所致。

（九）脾与肾

脾与肾的关系，是后天之本与先天之本的关系。脾主运化，为后天之本；肾主藏精，为先天之本。脾阳要依靠肾阳的温煦才能发挥其运化功能；肾的精气也有赖于脾阳化生水谷之精的充养。脾与肾，两者相互资助，相互促进，以维持人体生命活动的进行。

脾主运化水湿，需有肾阳的温煦蒸化；肾主水，司关门开阖，使水液吸收排泄正常，但这种开阖作用，依赖脾的制约，脾肾两脏相互协作，共同完成水液的新陈代谢。

在病理上，脾与肾也相互影响，例如：肾阳不足，不能温煦脾阳，或脾阳久虚，进而伤及肾阳，均可形成腹部疼痛，下利清谷或五更泄泻，腰膝酸冷，水肿等脾肾阳虚证候。

（十）肝与肾

肝与肾的关系主要表现在精与血之间相互滋生和相互转化方面。

肝藏血，肾藏精，精与血是互相滋生的。肾精充足，肝血就可得到滋养；肝血充盈，使血化精，肾精才能充满，所以有"肝肾同源"之说。

血的化生有赖于肾中精气的气化，肾中精气的充盛亦有赖于血液的滋养，所以说精能生血，血能化精，故又称为"精血同源"。在病理上，肾精与肝血之间常相互影响，如肾精亏损，可导致肝血不足，反之肝血不足，也可引起肾精亏损。

二、脏与腑

脏与腑的关系实际上就是脏腑阴阳表里配合关系。脏属阴，腑属阳；脏为里，腑为表；一脏一腑，一表一里，一阴一阳相互配合，组成了脏腑的表里关系。

脏腑的表里关系，其根据有四：一是经脉络属，即属脏的经脉络于所合之腑，属腑的经脉络于所合之脏。二是脏器接近，如胆附于肝叶之间，脾与胃以膜相连，肾与膀胱之间有"系"（输尿管）相通。三是气化相通，脏行气于腑，如肝分泌胆汁而贮藏于胆，腑输精于脏，五脏主藏精气，须赖六腑传导化物的功能活动相配合。四是病理相关，如肺热壅盛，肃降失司，可致大肠传导失职而大便秘结等。反之，大肠热结，腑气不通，亦可影响肺气宣降，导致胸闷、喘促等。五脏不平，六腑闭塞；反之，六腑闭塞，五脏亦病。

脏腑表里关系，不仅说明它们在生理上的相互联系，而且也决定了它们在病理上的相互影响，脏病及腑，腑病及脏，脏腑同病。因而在治疗上也相应地有脏病治腑，腑病治脏，脏腑同治等方法。所以掌握这种理论，对指导临床实践有着重要的意义。

（一）心与小肠

心与小肠通过经脉的相互络属构成表里关系。

在病理上，如心火过亢，下移于小肠，可引起尿少、尿赤、排尿灼热等小肠实热的病症。反之，如果小肠有热，循经脉上熏于心，也可引起心火亢盛，出现心烦、面红、舌赤糜烂等症。

（二）肺与大肠

肺与大肠亦通过经脉的络属而构成表里关系。

在生理上，肺与大肠是协助的，肺气肃降，则大肠之气亦随之而降，传导功能正常；大肠传导通畅，有助于肺气的清肃通利。

在病理上，如肺气肃降失职，影响大肠的传导，可致大便困难；大肠壅滞不畅，也会影响肺的肃降功能，而引起咳喘胸满等症。

（三）脾与胃

脾与胃同居中焦，以膜相连，经脉互相络属构成表里关系。

在生理上，胃主受纳，腐熟水谷，脾主运化，两者互相配合，共同完成饮食的消化，吸收及营养的输送。胃气主降，脾气主升。胃气降，就能将受纳消磨的水谷传至肠中，做进一步的消化吸收；脾气升，才能将水谷精气上输，借心肺的作用布散全身。胃为阳腑，喜润而恶燥，脾为阴脏，喜燥而恶湿。脾与胃互相联系，纳运协调，升降相因，燥湿既济，维持着人体对饮食的消化吸收功能，起着受纳运化水谷，提取精微，化生气血，滋养全身的作用。

在病理上，脾与胃也互相影响，如脾为湿困，运化失职，清气不升，可致胃的受纳与降浊失司，出现食少、恶心、呕吐、脘腹胀满等症。反之，若饮食失节，食滞胃脘，浊气不降，也会影响脾的升清与运化，而见腹胀、泄泻、怠倦等症。

（四）肝与胆

胆附于肝，经脉互相络属，形成表里关系。

在生理上，胆汁来源于肝，肝的疏泄功能正常，保证了胆汁排泄无阻，而后者又反过来有助于肝的疏泄。

在病理上，肝病常累及于胆，胆病也会影响到肝，形成肝胆俱病。临床上，肝胆疾病有些是不能截然分开的。如肝火旺与胆火盛，都可出现胸胁痛、口苦、急躁易怒等症，在药物的运用上，泻肝火的药物同样具有泻胆火的功效，而泻胆火的药物，也具有泻肝火的作用，疏肝的药物也有利胆的作用。

（五）肾与膀胱

肾与膀胱的经脉互相络属，构成表里关系。

膀胱的排尿功能与肾气的关系极为密切，肾气有助于膀胱气化、司膀胱开合以约束尿液的作用。肾气充足，固摄有权，不但能使膀胱贮存尿液而不泄，而且能使尿液贮存到一定程度时得以及时排出体外。

在病理上，如果肾气不足，气化失职，可使膀胱开阖失常，出现小便不利和失禁、遗尿、尿频等症。所以有关尿液的贮存与排泄的病变，除膀胱本身外，多与肾脏有关。

根据中医脏腑表里关系，结合脊柱各节段与脏腑关系对应图，发现：

肺与大肠相表里，即可演变为 T5 与 T12 的表里关系，在临床治疗便秘时，除调整 T12 以外，同时对 T5 加以调整，疗效十分显著，同时对肺或大肠出现的功能性病变，通过综合调理，比单一治疗疗效显著。

心与小肠相表里，即可演变为 T6 与 T11 的表里关系；肾与膀胱相表里，即可演变为 L1 与 L2 的表里关系；肝与胆相表里，即可演变为 T9 与 T8 的表里关系；脾与胃相表里，即可演变为 T10、T8 的表里关系。

同时根据中医学中的肝开窍于目，肾开窍于耳和二阴的理论，结合脊诊诊法发现：肝开窍于目在 C2，肾开窍于耳在 C3，中医学所讲肝肾同源，即是因肝藏血、肾藏精等，实际上即是精和血之间存在着相互滋生和相互转化的关系。血液的滋生，有赖于肾中精气的气化，肾中精气的充盛，有赖于血液的滋养，即精能生血，血能化精，称为"精血同源"；在病理上，精与血的病变亦常相互影响，如肾精亏损，可导致肝血不足，反之肝血不足，也可引起肾精亏损。临床发现凡是有上述表现的患者，C2、C3 都会有不同程度的病理改变，通过对 C2、C3 椎体的整脊治疗，对由于肝肾功能失调而导致的系列临床表现疗效十分显著。

综上所述，全面掌握学习中医脏腑理论，了解脏腑之间的生理功能及病理变化，才能充分理解整脊术中的脏腑辨证关系的临床应用，脊椎所对应脏器功能一旦发生功能变化或脊椎位置异常时，就可运用脏腑理论全面进行分析、判断，进行行之有效的治疗。如临床上，脊诊查出胸椎第6节有阳性反应点，其所对应脏器为心脏，脏腑理论认为心与小肠相表里，故胸椎第11节所对应脏器小肠也会出现阳性反应，并根据两者的表里关系进行全面治疗，这样会大大提高整脊术的临床疗效。所以脏腑理论在整脊术中具有重要理论基础和临床意义。

第六节　脊柱相关疾病经络辨证

经络学说是研究人体经络的生理功能，病理变化及其与脏腑相互关系的学说，是我国传统医学理论体系的重要组成部分，是中医学理论各科的基础理论之一，特别是对针灸学、推拿学更具有重要临床指导作用。所谓经络，是经脉和络脉的总称。经，有路径的意思，经脉是经络系统中纵行的干线，大多循行于人体深部；络，有网络的意思，是经脉的分支，循行于较浅的部分，有的还显现于体表。经脉有一定的循行路线，而络脉则纵横交错，无处不在，网络全身。经络相贯，遍布全身，通过有规律的循行和广泛的联络交会，构成了经络系统，把人体所有的五脏六腑、器官孔窍及皮肉筋骨等组织连接成一个统一的有机整体。所以说经络是运行全身气血、联络脏腑肢节、沟通内外上下、调节身体各部分的一种特殊通路。正如《灵枢·经脉》云"夫十二经脉者，人之所以生，病之所以成，人之所以治，病之所以起，学之所始，工之所止也"，说明经络对生理、病理、诊断、治疗等方面的重要意义。

一、经络的生理功能

经络的功能活动称为"经气"。其主要生理功能表现在沟通表里上下，联系脏腑器官；通行气血，濡养脏腑组织；感应传导及调节人体各部分功能等方面。

（一）沟通表里上下，联系脏腑器官

人体是由五脏六腑、四肢百骸、五官九窍、皮肉筋骨等组成的，它们虽各有不同的生理功能，但又相互协同进行着有机的整体活动，使人体内外、上下保持协调统一，构成一个有机的整体。而这种有机的配合，相互联系，主要是靠经络沟通、联络作用而实现的。由于十二经脉及其分支的纵横交叉，入里出表，通达上下，相互络属于脏腑；奇经八脉联系沟通十二正经；十二经筋、十二皮部联络筋脉皮肉。这样，不仅使脏腑之间、经脉之间相互联系，而且使脏腑与五官九窍、外周肢节之间有机的联系起来，构成了一个以脏腑为中心的统一整体。所以《灵枢·本脏》云："夫十二经脉者，内属于脏腑，外络于肢节。"

（二）通行气血，濡养脏腑组织

经络是气血循环的通路。人体的各个脏腑组织，均需要气血的濡养，才能维持其正常的生理活动，而气血所以能通达全身，发挥其营养组织器官、抗御外邪、保卫机体的作用，则必须依赖于经络的传注。所以《灵枢·本脏》云："经脉者，所以行血气而营阴阳，濡筋骨，利关节者也。"

（三）感应传导作用

经络不仅有运行气血的作用，而且有感应传导的作用，所以经络也是人体各组成部分之间的传导网。针刺或手法及其他刺激，其感觉通过经络传导于脏腑，以达到调整脏腑功能的目的；脏腑功能活动的变化亦可通过经络的传导而反映于体表。所以针刺中的"得气"和"行气"现象就是经络传导感应作用的表现。

（四）调节机体平衡

经络能运行气血和协调阴阳，使人体机能活动保持相对的平衡。当人体发生疾病时，出现气血不和及阴阳偏盛偏衰的证候，均可运用针灸、推拿等治法以激发经络的调节作用，以"泻其有余，补其不足，阴阳平复"（《灵枢·刺节真邪》）。

二、经络学说在整脊术中的应用

（一）循行于脊背部的经脉在脊诊中的重要意义

循行于脊背的经脉是督脉和足太阳膀胱经。督脉走行于背部正中，总督一身的阳经，为"阳脉之海"。足太阳膀胱经上至巅顶，下达足趾，在背部分内外两支走行于督脉的外侧，临床中脊柱的所有病变，双下肢后侧的病变均与膀胱经相关。在正常的生理情况下，督脉与足太阳膀胱经有运行气血、感应传导的作用；在病理情况下，就会成为传递病邪和反映病变的途径。所谓传递病邪：当经气不利时，外邪侵袭背部皮毛肌肤、脊柱并可内传至五脏六腑。故《素问·皮部论》云："邪客于皮则腠理开，开则邪入客于络脉，络脉满则注于经脉，经脉满则入舍于脏腑也。"同样脏腑病变也可通过经络的沟通联系传变至脊柱肌肤反映于外表，并能表现在某些特定部位或其相应的穴位。所以，临床上通过脊柱两侧的异常变化就可察知内脏功能的变化。如脾胃有病，可反映于脊椎第8、第9、第10胸椎上；心脏病变可反映于第5、第6、第7胸椎上。

（二）督脉与足太阳膀胱经的循行

1. 督脉

（1）循行部位：起于胞中，下出会阴，沿脊柱里面上行，至项后风府穴进入颅内、络脑，并由项后头部正中线上行，经头顶、额部、鼻部、上唇至上唇系带处。

分支：从脊柱里面分出，属肾。

分支：从小腹内部直上，贯脐中央，上贯心，到喉部，再向上到下颌部，环绕口唇，向上至两眼下部的中央（图12-2）。

（2）生理功能：督有总管、统率之意，具有以下两方面功能：① 总督一身之阳经，六条阳经都与督脉交会于大椎，督脉对阳经气血有调节作用，故有"阳脉之海"之称。② 能反映脑、髓、肾的功能，督脉络脑，属肾，肾为先天之本，主骨生髓，脑为髓海，故督脉与脑、髓、肾的功能变化有关。

2. 足太阳膀胱经

（1）循行部位：足太阳膀胱经起于目内眦（睛明穴），向上到达额部，左右交会于头顶部（百会穴）。

分支：从头顶部分出，到耳上角部。

直行者：以头部分别向后行至枕骨处，进入颅腔，联络于

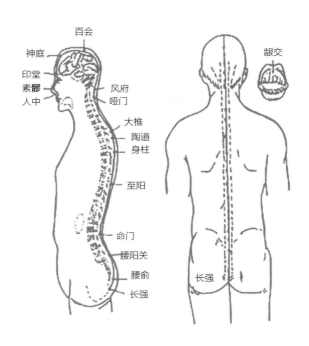

图12-2 督脉循行图

脑，回出，分别下行至项部（天柱穴），下行交会大椎穴，再分左右沿肩胛内侧，夹着脊柱两旁（1.5寸），到达腰部（肾俞穴），从脊旁肌肉进入腹腔，联络肾脏，属于膀胱。

分支：从腰部分出，沿脊柱两旁下行，穿过臀部，从大腿后侧外缘下行至腘窝中（委中穴）。

分支：从项分出下行，通过肩胛内缘直下，从附分夹脊（3寸）下行至髀枢，经大腿后侧至腘窝中与前一支脉会合，然后下行穿过腿肚内，出走于足外踝的后面，沿足背外侧缘至小趾外侧端（至阴穴），交于足少阴肾经（图12-3）。

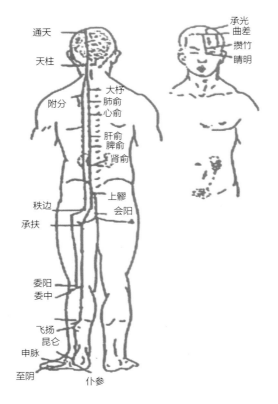

图12-3　足太阳膀胱经循行图

（2）功能主治：治疗头项强痛、痔、疟、狂、尿频、水肿、鼻衄、项背臀部以及双下肢疼痛等症状。

综上所述，整脊术的理论基础是在经络学说的基础上发展而来的。因为中医经络学理论是中医基础理论之一，被历代医家所重视，是中医的理论核心。

中医学认为经络是运行全身气血，联络脏腑肢节，沟通内外上下，调节体内各部分的一种特殊通路。循行于背部正中的督脉及循行于脊柱两侧的足太阳膀胱经在生理情况下，发挥着各自的正常功能，但在病理情况下也就成为传递病邪和反映病变的途径，即当外邪侵袭背部皮毛肌肤时，不仅引起局部病变，还可通过两条经脉而内传至脏腑。同样，脏腑病变也可通过经络的沟通联系传变至脊柱肌肤及其两侧相应穴位。现代研究认为，经络是身体上下、左右、内外各部分之间相互反射的联系通道（所谓穴位，既是体表上外界刺激信息较易输入的部位，也可以成为人体内部相应器官或组织生理或病理信息在体表的输出端）。人体内的周围神经、血管、淋巴管、肌肉、肌腱、皮下组织和皮肤等组织，特别是外周神经，是所谓经络在体表主要的物质基础，古人对经络的某些记载及现代观察到的大多数经络现象，都是身体各部的上述组织在中枢神经系统主导下，通过神经体液调节所表现出来的功能现象。

在临床实践中运用经络学理论，结合特色脊诊整脊术的诊断治疗特点，总结出脊柱两侧的阳性反应点是人体脏腑功能变化的"晴雨表"，是分析、判断脏腑功能的途径之一。马莳在《素问》注中云"包络当垂至第七节而止，故曰七节之旁有小心"。又有诸邪之在于心者，皆在于心包络 T6 之下为灵台穴，灵台与灵腑相通，亦是指心而言，因此，我们认为 T6 ～ T7 为心脏的病理反射区。又如，外邪侵袭人体常由皮毛而入以犯肺，并以风为之先导，T2 旁开 1.5 寸为风门穴，有风之门户的意思，因此，学者们认为 T3 ～ T5 为肺脏的全息反射区。

《丹溪心法》云："欲知其内者，当以观乎外，诊于外者，斯以知其内，盖有诸内者必形诸外。"《灵枢·本脏》云："视其外应，以知其内藏，则知所病矣。"当脊柱由于退变、劳损、畸形、外伤等因素出现病变，则可通过神经、经络的传导而影响到相应脏器功能发生改变，而脏器病变亦可反过来通过神经、经络的作用表现在外部。具体一点就是说当机体内部功能发生异常变化时，在体表特定区域或穴位内的各种软组织，尤其是皮下结缔组织或肌肉组织内出现形态或张力的改变。脊诊诊查可发现脊柱周围软组织的外观变化，如局部的隆起或凹陷，局部皮肤颜色的变化，或脱屑、皮疹、软疣等，然后运用触诊诊查脊柱骨关节位置的改变，软组织微小的突出或凹陷，局部张力的异常（如皮下硬结或触摸时的空虚感），以及压痛点，从而判断脊柱是否有移位而引起局部病变，并因此刺激或压迫神经、血管，导致相关脏腑病变。整脊疗法能够调整脊柱的平衡，纠正小关节紊乱，恢复肌肉、韧带、骨骼平衡，消除对神经、血管的刺激，可以消除病灶反应点，恢复神经调节作用，调整对应脏腑的功能；能够调整经络系统，恢复气血功能，达到"通则不痛"，从而消除局部与对应脏腑的病变。通过脊诊查出脊柱病变及相应脏腑功能变化，运用整脊手法作用于相应的阳性反应点，纠正脊柱病变，继而把干预信息送到需要修复的相应神经网络，通过改变其阈值而促进功能活动，向有利于生命活动的方面转化，使失衡部分恢复到正常平衡态，即脊柱的平衡及相应脏器功能的改善与恢复。或者可以说整脊手法作用于脊柱的阳性反应点，通过背俞穴的传输及经络的传导作用，将干预信息送至相对应的脏腑，从而起到改善与恢复其功能的作用。

综上所述，经络在病理上的作用，主要关系疾病的发生与传变，用于说明病理变化。其不仅是外邪由表入里的传变途径，而且也是脏腑之间病变相互影响的重要渠道。通过经络的联系，内脏病变可以反映到体表的一定部位，故临床可以根据疾病所出现的症状，结合经络循行的部位及所联系的脏腑，作为诊断疾病的依据。《灵枢·官能》云："察其所痛，左右上下，知其寒温，何经所在。"《外科大成》云："治病不知经络，犹捕盗不知界分，……惟经络一明，然后知症见何经，用何经之药以治之，了然无谬。"指出了经络对于指导颈肩腰腿的临床诊断及治疗的重要意义和作用。

第七节　脊柱相关疾病阴阳辨证

阴阳是辨别疾病性质的总纲领，其运用范围十分广泛，大之可以概括整个病情，小之可以用于一个症状的分析。脊柱相关疾病的症状虽然复杂多变，但总不外阴阳两大类别，因阴阳是中医学中八纲辨证的总纲，用于统括其余的六个方面，即表、热、实证属阳证，里、寒、虚证属阴证。

一、阴证

阴证是指体内阳气虚衰，寒邪凝滞的病变和征象。一般起病缓慢，病程长、病位深，初期局部症状和体征常不明显，随着病情发展而渐渐明显和加重。全身情况多在颈肩腰背疼痛的同时伴有虚证、寒证的正虚表现。

二、阳证

阳证是指体内热邪壅盛、阳气偏亢的病变和征象。一般起病急、病程短、病位浅、初期局部症状和体征比较明显，随着病情发展，而更加明显或严重，全身情况多有实证、热证的邪盛表现。

在脊柱相关疾病的临床辨证上，常常根据患者的症状和体征表现特点，用阴证和阳证进行归类，从而起到提纲挈领和对比鉴别的作用。一般来说，凡是表现为兴奋、躁动、亢进、明亮的征象，归属阳证。凡是表现为抑郁、沉静、衰退、晦暗的征象归属阴证。

笔者结合多年临床经验发现：凡晨起阳气上升病情较重的患者，而后逐渐减轻，至中午以后阳气衰减，阴气上升时症状消失，每日如此者，可判断为外因所致的实证，临床对症治疗即可。如有的腰椎间盘突出症患者诉说，晨起翻身起床穿衣困难，在床上活动一会后腰部疼痛减轻，全天腰也不像晨起那么重，此类患者多属外因（风、寒、湿、外伤）所致的实证。实证的患者受天气变化的影响较大。

凡晨起阳气上升一身轻松病情缓解，过中午后随阴气上升而自觉病情逐渐加重，精神不支，甚至活动困难，每日如此者多判断为内因所致的虚症。临床此类患者的治疗多以调整脏腑功能为主，以提高患者的免疫力和抗病能力，增强体质，并配合脊柱治疗，远期疗效佳。虚症的患者受天气影响较小。

阴阳本身的病变，即阴阳的相对平衡遭到破坏所引起的病变，除寒证、热证之外，还有阴虚、阳虚、亡阴、亡阳等证候。因此在辨证时，必须随时注意疾病的发展和变化，要注意分纲辨证，善于综合分析，对具体情况具体分析，抓住主要矛盾，认识疾病本质。

第十三章
脊柱相关疾病的诊治

第一节　弱视

　　弱视是儿童视觉发育障碍性疾病，也是儿童常见的一种眼疾，是指小儿的眼睛在配戴矫正眼镜后，视力仍达不到0.9，而又查不出影响视力的眼疾。国际上没有弱视的统一标准，严格地说视力低于正常者（1.0）都是弱视。1988年定的标准是治疗所有视力低于0.8的弱视，我国规定（1985年）将无明显器质性病变，而矫正视力低于0.9者列为弱视。按程度弱视可为分轻度弱视（视力为0.6～0.8），中度弱视（视力为0.3～0.5），重度弱视（视力≤0.1）。

一、病因病机

引起儿童弱视的主要原因有：斜视、屈光参差、形觉剥夺、屈光不正、先天不足等。

（一）斜视性弱视

患者有斜视或曾有过斜视，由于眼位偏斜而发生复视，为了解除或克服斜视所造成的复视，大脑视皮质中枢抑制由斜视眼传入的视觉冲动。斜视眼的黄斑功能长期被抑制而导致弱视。这种弱视是斜视的后果，是继发的、功能性的。

（二）屈光参差性弱视

由于两眼屈光差别较大，在两眼黄斑形成的物象清晰度不同或大小差别太大，融合困难，脑皮质中枢只能抑制来自屈光不正较大的物象，日久发生弱视，这种弱视是功能性的。

（三）形觉剥夺性弱视

在婴幼儿期，如有角膜混浊、上睑下垂、先天性白内障，甚至不当的遮盖一眼，使光线不能充分进入眼内，剥夺了该眼黄斑接受正常光刺激的机会，视功能发育受到抑制而发生弱视。

（四）屈光不正性弱视

多为双侧性。

（五）先天性弱视

发病机制目前尚不十分清楚，可能由于在出生后，视网膜或视路发生小出血而影响视功能的正常发育。

二、临床表现

● 视力减退，重度弱视的视力 ≤ 0.1，中度为 0.3 ~ 0.5，轻度为 0.6 ~ 0.8。

● 对排列成行的视标分辨力较单个视标差 2 ~ 3 行。

● 弱视眼常有固视异常，如旁中心固视，即是用中心凹以外的视网膜某一点注视目标。

● 常有眼位偏斜，有的伴眼球震颤。

三、诊断依据

（一）检查和矫正视力

鉴定注视性质、知觉视觉、融合功能、主体知觉屈光状态和眼底镜检查排除眼底器质性病变。

（二）有颈部不适感

常以活动颈部出现弹响声来缓解不适感，伴眼部干涩，喜揉眼睛来缓解不适感。

（三）脊诊诊法

脊源性弱视多在 C2、C3、T9 椎旁有阳性反应点，其中尤以 C2 的阳性反应点最为显著。

（四）X 线片

颈椎生理曲度变直或反张，齿状突两侧间隙不等宽，颈椎侧弯等。

四、整脊术治疗

（一）脊诊诊查

颈部肌肉紧张、僵硬，C2 和 C3 常有压痛，尤以 C2 压痛明显。临床发现阳性反应点同症状成正比，且患眼常常在同侧出现。

（二）松肌理筋法

采用颈部松肌理筋法松解颈肩部肌肉及椎旁的阳性反应点。

（三）双拇指对挤压调颈法

指压敷贴法调整颈部的阳性反应点。

五、预防保健

因脊源性弱视多见于儿童及青少年，因此预防保健极为重要，要求患者在平时的生活学习中注意养成良好的学习习惯、用眼卫生、正确的坐姿和坚持做眼保健操。

六、病案分析

赵某，男，8 岁。

因颈部疼痛由家长陪同前来就诊。查 C2 和 C3 右侧压痛明显，询问得知其右眼视力仅为 0.1，告知家长其视力低下与颈部疼痛有关，家长半信半疑。

X 线片示：颈椎生理曲度变直，轻度侧弯，齿突两侧间隙右侧宽左侧窄，余无异常。经治疗 2 周后，颈部压痛消失，查视力显示右眼视力恢复到 0.8，随后继续治疗半个月恢复到 1.0。患者终止治疗，1 年后其母亲前来复诊，询问得知视力恢复正常。

第二节　耳鸣与耳聋

耳鸣是在外界并无声音刺激的情况下，患者耳内或头内自觉有声音，音调或高或低，因听觉功能紊乱而引起。由耳部疾病引起的耳鸣，称为耳源性耳鸣。它一般为低音调，如刮风、火车或机器运转的轰鸣声。也可能是高音调的，如蝉鸣、吹哨或汽笛声。耳聋是指不同程度的听力障碍，轻者听力减退，重者全然不闻外声。耳鸣、耳聋常为某些疾病的症候群之一，若以耳鸣、耳聋为主要症状者，也可作为一个疾病对待。本书所讨论的耳鸣耳聋主要是神经性的耳鸣耳聋。

一、病因病机

（一）中医病因

本证发生的原因很多，除先天禀赋不足，或病后精血衰少，或恣情纵欲，肾精耗伤，髓海空虚，耳窍失濡外，多因急性热病致邪热蒙窍；或因嗜食肥甘厚味，或因饮酒过度，湿热内蕴，痰火上扰，壅塞清窍；或因情志抑郁，肝失疏泄，郁而化火；或因暴怒伤肝，肝胆之火循经上扰；或因久病、重病，脾胃虚弱，气血亏乏，不能上奉于耳；或因外感风热，邪气循经壅闭清窍等，均可致两耳失聪，发生耳鸣，耳聋。

（二）西医病因

听觉系统老化，职业噪声长期刺激，使用某些耳毒性药物，某些病毒、细菌、螺旋体、弓状体等感染侵犯内耳、听神经，内耳微循环障碍或病毒感染，外力造成内耳挫伤、神经刺激外耳道、中耳病变等引起耳鸣、耳聋。

二、临床表现

耳鸣患者以耳鸣为主要临床症状；耳聋患者以听力障碍、减退甚至消失为主要症状，耳鸣耳聋常常相伴出现。

三、诊断依据

（一）主要依靠患者主诉

患者以耳鸣为主要症状可诊断为耳鸣；以听力障碍、减退甚至消失为主要症状，可诊断为耳聋；两者兼有者，为耳鸣耳聋。

（二）客观听力检查

音叉试验结果，其结果可为感音神经性耳聋或混合性耳聋。纯音听阈测试结果，其结果可为感音神经性耳聋或混合性耳聋听力曲线。

（三）耳部及听觉系统检查

排除其他疾病。

（四）有颈椎病病史

患者曾有颈椎病确诊病史。

（五）脊诊诊查

C2 和 C3 椎旁压痛，其中以 C3 压痛明显。颈椎上段肌紧张，有条索状硬结或圆形肿物。

（六）X 线检查

颈椎生理曲度多变直或反张，以上段显著。多数伴有 C3 椎间孔变小，椎体后缘连线中断，C2、C3、C4 椎体呈双边征。

四、整脊术治疗

（一）脊诊诊法

脊诊诊查 C2 和 C3 椎旁压痛，有条索状物及痛性圆形筋结，颈肌紧张，尤以 C3 压痛明显，多数患者伴有 T9、L2 椎旁阳性反应点。

（二）松肌理筋法

采用颈部松肌理筋法即"五线十点"法，松解颈椎软组织，采用松肌理筋法松解 T9、L2 椎旁阳性反应点。

（三）采用"零角度"整脊术

调整椎旁阳性反应点。

（四）针灸治疗

取耳门、听宫、听会、翳风、中渚、外关、阳陵泉、足三里、三阴交、肾俞、脾俞等穴，根据情况，每次取局部和远端穴位 1～2 个，根据辨证证型进行补泻，每日 1 次，留针 15 分钟。

（五）辨证分型治疗

1. 风热外袭

治法：疏风泄热，宣肺通窍。

方药：银翘散加减。

金银花 12 g、连翘 12 g、菊花 10 g、薄荷 10 g、牛蒡子 10 g、桔梗 8 g、荆芥 10 g、防风 10 g、羌活 10 g、辛夷（包煎）3 g、石菖蒲 10 g。

2. 肝火上炎

治法：清肝泻火。

方药：龙胆泻肝汤加减。

龙胆 12 g、栀子 10 g、黄芩 12 g、柴胡 10 g、生地黄 15 g、当归 12 g、赤芍 10 g、泽泻 12 g、芦荟 12 g、车前子（包煎）12 g。

3. 肝阳上亢

治法：平肝潜阳。

方药：天麻钩藤饮加菖蒲、磁石。

天麻 15 g、钩藤 12 g、生石决明（先煎）20 g、杜仲 10 g、牛膝 12 g、桑寄生 12 g、石菖蒲 10 g、磁石（先煎）15 g、茯神 12 g、益母草 10 g、丹参 12 g。

4. 痰火壅塞

治法：化痰清火，降浊开窍。

方药：温胆汤加减。

半夏 6 g、陈皮 10 g、茯苓 15 g、黄芩 12 g、黄连 8 g、

柴胡 12 g、枳壳 10 g、石菖蒲 10 g、竹沥 15 g、甘草 8 g。

5. 瘀血阻滞

治法：行气活血，化瘀通窍。

方药：通窍活血汤加减。

桃仁 15 g、红花 10 g、赤芍 12 g、川芎 12 g、桂枝 10 g、枳壳 8 g、桔梗 10 g。

6. 心脾两虚，中气不足

治法：益气健脾，安神通窍。

方药：益气聪明汤加减。

党参 12 g、黄芪 15 g、当归 12 g、白术 10 g、白芍 10 g、葛根 12 g、升麻 15 g、蔓荆子 10 g、石菖蒲 12 g、珍珠母（先煎）15 g、磁石（先煎）15 g、甘草 8 g。

7. 肝肾亏损

治法：补益肝肾。

方药：耳聋左慈丸加减。

生地黄、熟地黄各 20 g、山茱萸 15 g、山药 15 g、牡丹皮 10 g、五味子 10 g、白蒺藜 12 g、牛膝 15 g、磁石（先煎）10 g、生龙骨（先煎）15 g、生牡蛎（先煎）15 g。

五、病案分析

张某，男，56 岁。

左侧耳鸣，听力下降 5 年余，伴颈肩部酸痛、沉重。近半个月来尤以左侧颈肩部酸痛较甚，伴耳鸣、视力下降来就诊。

检查：双侧颈肌紧张僵硬，C2 和 C3 左侧压痛，尤以 C3 左侧椎旁压痛明显，C1 ~ C4 横突后侧有条索状硬结压痛，T9、L2 椎旁有轻微的压痛反应。

X 线片示：颈椎生理曲度变直，C3 椎间孔变小，C2、C3、C4 呈双边征，颈椎轻度侧弯，C4 ~ C6 椎体前缘骨质增生。

整脊术治疗：采用颈部松肌理筋法松解颈肩部肌肉特别对椎旁的阳性反应点重点松解理筋，然后采用"零角度"整脊术调整 C3 椎旁阳性反应点；同时调整 T9 及 L2 的异常反应点。首次治疗后患者顿觉耳部轻松有通畅之感，治疗 10 次后，耳鸣消失，听力恢复正常。

六、按语

脊诊理论认为 C2 属眼，C3 属耳，T9 属于肝，L2 属于肾，中医所讲肾开窍于耳和二阴，肝开窍于目，加之"肝肾同源"。充分说明了肝肾功能正常对耳部功能的重要性。在临床中，根据中医理论及"大整脊"理念，充分发挥中医的整体观念及辨证施治的原则，上治 C2、C3，下治 T9、L2 以达到标本兼治的效果。

第三节　眩晕

眩晕是多个系统发生病变时所引起的主观感觉障碍。患者感到周围景物向一定方向转动或自身天旋地转，称旋转性眩晕或真性眩晕。眩晕常伴以客观的平衡障碍，如姿势不稳或躯体向一侧倾跌等。通常将内耳前庭至前庭神经颅外段之间的病变引起的眩晕，称周围性眩晕（耳性眩晕）。前庭神经颅内段，前庭神经核及其纤维联系，小脑、大脑等的病变所引起的眩晕，称中枢性眩晕（脑性眩晕）。

一、病因病机

（一）椎动脉的变化

椎动脉起于锁骨下动脉，垂直向上，穿过 C3 ～ C6 横突孔至寰枢椎时迂曲度较大，因而易受到牵拉和压迫。特别是年龄较大，有动脉硬化时，血管周围的交感神经末梢敏感性增强，易压迫脊神经而反射性引起椎动脉痉挛。在椎动脉从锁骨下动脉起始偏外时，可由于前斜角肌的痉挛而造成椎动脉的压迫，这在少数患者的发病中起一定的作用。另外如椎动脉发生变异，一侧粗大，一侧细小，当较大的一侧受到刺激或压迫时，就会出现症状。另一种椎动脉变异是由于一侧椎动脉入颅后成为基底动脉，而另一侧则成为小脑后下动脉，故任何一侧受到刺激或压迫时都易出现症状。

（二）钩椎关节的改变

在颈椎间盘退变变薄时，钩椎关节和关节突关节应力增大，可以出现创伤性反应，关节错位，继之出现增生、骨赘。钩椎关节可以从侧方、下方，亦可以从前方直接压迫椎动脉，或直接刺激关节囊、后纵韧带及椎动脉周围等部位的交感神经，引起椎基底动脉痉挛而发病。在有上述病变的基础上，颈部活动时尤易引起眩晕。

（三）椎间失稳

颈椎间盘退变使椎间隙狭窄，使颈椎总体长度变短，从而使椎体周围的纤维环、肌肉、韧带和关节囊松弛，使颈椎活动性增加，稳定性降低，在颈椎有旋转移位时，可以使椎间孔扭曲，由于钩椎关节活动度加大，钩椎伸向椎间孔压迫椎动脉和神经根，从而引起眩晕。

（四）脑干及颈脊髓的网状结构功能障碍

可能是产生颈性眩晕的重要原因。

（五）其他原因

如颈部外伤后瘢痕挛缩、胸廓出口综合征、椎动脉起始部（锁骨下动脉）受压迫等。

二、临床表现

（一）眩晕

眩晕是临床诊断颈性眩晕不可缺少的症状。多伴有复视、眼震、耳鸣、耳聋、恶心、呕吐等症状。头颈部活动和姿势改变诱发或加重眩晕是本病的一个重要特点。

（二）猝倒

猝倒是本型特有的症状。有的在剧烈或颈部活动时发生，可突然出现四肢麻木、软弱无力而跌倒，但神志清楚，多能自己起来。这种发作与头部突然活动或发病姿势有关，有人认为其原因是延髓橄榄体缺血所致，也有人认为是椎体交叉处突然缺血引起。

（三）头痛

头痛是由椎基底动脉供血不足引起侧支循环血管扩张而导致的一种血管性头痛，多呈发作性，持续数分钟、数小时或数日。疼痛呈持续性跳痛（搏动性痛）、灼痛或胀痛，往往在晨起、头部活动、乘车颠簸时出现或加重。多位于枕部、枕顶部或颞部，可向耳后、面部、牙龈部，甚至向眼眶区和鼻根部放射。发作时可有恶心、呕吐、出汗、流涎、心慌、憋气及血压改变等自主神经功能紊乱的症状，个别患者发作时有面部、硬腭、舌和咽部疼痛、麻木、刺痒或异物感等，因此与偏头痛的表现相似，有人称颈性偏头痛。

（四）其他症状

耳鸣耳聋、感觉障碍、运动障碍、记忆力下降、失眠多梦或嗜睡、纳食不佳、二便失调等。

（五）X线表现

1. 正位片

特别注意钩椎关节是否对称，两侧的钩椎关节间隙是否对称，有时尚可看到由于椎体的倾斜、旋转造成的关节错位，常常还可见到钩椎关节致密、增生、明显的骨赘，以及椎间隙的狭窄等。

2. 侧位片

椎间隙狭窄，椎体滑移，后关节位移，椎间孔改变以及项韧带钙化等。

3. 斜位片

可以更好地观察椎间孔的改变和钩椎关节的改变。

三、诊断依据

● 有发作性或慢性头痛、眩晕、猝倒、恶心、呕吐、视物不清及颈枕部不适、僵硬、疼痛等症状，体位和头颈部活动可使症状发作或加剧者。

● 颈部压痛、活动受限、棘突偏歪。

● 仰头和旋颈试验阳性。

● 颈椎 X 线片示有颈椎病改变。

四、鉴别诊断

1. 梅尼埃病

2. 良性阵发性位置性眩晕

3. 锁骨下动脉漏综合征

4. 前庭神经元炎

5. 迷路炎

五、整脊术治疗

（一）脊诊诊法

眩晕在脊诊诊查中通常在 C1 和 C2 横突有压痛，C2 棘突旁有压痛，其对侧或同侧的 C5 和 C6 椎体旁的横突或棘突均有不同程度的代偿性压痛和阳性反应点出现，个别患者在 T1 或 L2 有阳性反应点。

（二）松肌理筋法

采用颈椎松筋理肌法。重点松解颈肩部的肌肉，对 C1 和 C2，C5 和 C6 的椎旁阳性反应点做重点理筋松解，以达到松则不痛的效果。

（三）采用"零角度"整脊术

调整 C1、C2、C5、C6 椎旁阳性反应点，对 T9 及 L2 出现的阳性反应点可配合治疗以提高疗效，同时体现出中医的整体及辨证施治观念。

对眩晕较重的患者可采取仰卧位或俯卧位在治疗床上进行松肌理筋治疗，一般不做颈部整脊治疗，以免加重痛苦或患者的不适感，可配合针灸、药物、理疗等，待症状缓解后方采用整脊治疗以做到中医所讲的"急则治其标，缓则治其本"的治疗思想。

（四）针灸治疗

肝阳上亢型：风池、百会、侠溪、肝俞、太冲、颈夹肌等穴用泻法；太溪、肾俞穴用补法。

气血亏虚型：肝俞、肾俞、气海、足三里、血海、风池等穴，用补法。

肾精不足型：风池、百会、脾俞、肾俞、关元、足三里、三阴交等穴，用平补平泻法。

（五）拔罐、刮痧

隔日一次，以达到祛风止眩的目的。

（六）药物

眩晕较甚者可配合睡前服用盐酸氟桂利嗪胶囊（西比灵）及非甾体抗炎药，以消除炎性反应对神经、肌肉及椎动脉的刺激和压迫，缓解临床症状，血压偏高者，配合服用抗高血压药。

（七）辨证分型治疗

1. 肝阳上亢

治法：平肝潜阳，滋养肝肾。

方药：天麻钩藤饮加减。

天麻 12 g、钩藤 18 g、石决明（先煎）30 g、栀子 12 g、黄芩 15 g、牛膝 15 g、白芍 20 g、茯神 15 g。

2. 气血亏虚

治法：补养气血，健运脾胃。

方药：归脾汤加减。

人参 8 g、白术 12 g、黄芪 12 g、炙甘草 10 g、当归 12 g、龙眼 10 g、酸枣仁 15 g、茯神 12 g、远志 12 g、木香 10 g、佛手 15 g、竹茹 15 g。

3. 痰浊中阻

治法：燥湿化痰，健脾和胃。

方药：半夏白术天麻汤加减。

半夏 12 g、天麻 10 g、茯苓 12 g、陈皮 8 g、白术 15 g、甘草 6 g。

六、病案分析

郭某，女，45 岁，会计。

患者自觉长期伏案后出现颈肩部酸痛、眩晕、耳鸣、胸闷、心慌甚者恶心、呕吐、视物旋转，颈部活动受限，反复发作半年余。曾先后做颅脑 CT、心电图、超声心动等检查，均无异常。经朋友介绍来治疗。来时见痛苦面容，颈部活动受限，尤以向左侧旋转头部眩晕加重，伴视物旋转，需人搀扶方可行走、全身乏力。

检查：颈肩部肌肉紧张，C1、C2、C3 压痛，C2 棘突偏歪，C5、C6 椎旁有代偿阳性反应点。

X 线片示：颈椎曲度变直；正位片示：齿状突两侧间隙不等宽，颈椎侧弯；侧位片示：C2、C3 双边征。

颈颅多普勒示：脑供血不足。

诊断：颈源性眩晕。

治疗：患者仰卧位松解颈肩部肌肉，尤对颈椎上段的阳性反应点重点松解，并配合针灸、拔罐后症状明显缓解。采用颈椎"零角度"整脊术调整颈椎的阳性反应点，治疗 3 次后症状明显缓解，眩晕消失，嘱患者注意颈部预防保健，随访半年无复发。

七、按语

颈性眩晕多由脑供血不足所导致，产生脑供血不足的主要原因是椎动脉受到颈椎的刺激或压迫及椎动脉畸形，椎动脉痉挛所致。眩晕较轻的患者，可单纯采用脊诊整脊术治疗，对眩晕较重及有并发症的患者，则采取综合治疗。临床发现眩晕较甚的患者采用改善脑供血的药物配合非甾体抗炎药治疗，其疗效显著。因非甾体抗炎药可消除颈部炎性反应对神经、肌肉、血管的刺激，同时又能消除颈肩部的酸痛感，减轻患者痛苦，增强治疗信心，二者结合则可标本兼治。

第四节　头痛

头痛是临床上常见的症状，一般泛指头颅上半部，即眉毛以上至枕下部范围内的疼痛。历代除有"头痛"的记载外，还有"头风""脑风"等记载，实际上仍属头痛。其区别见《证治准绳·诸痛门》云："浅而近者名头痛，其痛猝然而至，易于解散速安也。深而远者为头风，其痛作止不常，愈后遇触复发也。"

一、病因病机

（一）造成头痛的主要原因

● 大脑基底动脉环及其主要分支的牵拉。

● 颅内与颅外血管的扩张或痉挛。

● 血管和颅内、外结构的炎症。

● 头皮与颈部肌肉持久的收缩。

● 颅内压的改变及鼻旁窦、眼眶、耳朵与牙齿髓腔内压力的改变。

● 直接压迫与牵拉含有痛觉纤维的神经。

（二）颈椎引起头痛的原因

● 颈部肌肉持久的收缩本身可以引起疼痛，此外，肌肉收缩可以引起供应肌肉的血流减少，这种缺血状态也可以引起疼痛。

● 颈神经根受到错位的小关节刺激或压迫，引起颈肌痉挛。

● 关节、椎间盘、椎体的疾病压迫或刺激神经根。

● 椎基底动脉系统供血不足：由于刺激或压迫引起反射性供血不足。

二、临床表现

颈性头痛一般是位于枕部与枕下部，常向同侧的前额或眼部扩散。疼痛的性质是属于牵拉痛，有时为刺痛或钝痛，而不是搏动性或爆裂样疼痛。起初疼痛为间歇性，以后可以发展为持续性。除头痛外，可以伴发同侧上肢的疼痛或麻木感。头痛与上肢痛可随颈部及头部的活动而加剧。

颈椎活动受限，在颈椎处，往往可用手指压迫找到明显的压痛点，或用手指压迫而诱发加重原有头痛的发作。

X线所见的主要改变是正常颈曲消失、变直或反张，颈曲中断，椎体前移，钩椎关节增生、不对称，椎间隙变窄，骨质增生等颈椎病改变。

三、鉴别诊断

1. 神经性头痛
2. 鼻咽癌早期症状
3. 偏头痛

四、整脊术治疗

（一）脊诊诊法

颈源性头痛多在 C1、C2、C3 椎旁有压痛，尤以 C1、C2 椎体周围压痛较甚，常伴有 C2、C3 棘突偏歪，颈枕部压痛，C5、C6，T3、T4 椎体旁有代偿性压痛反应点，颈源性头痛通常在 T9 亦可出现阳性反应点。

（二）松肌理筋法

采用颈椎松肌理筋法、推脊理筋整复法，松解颈肩部肌肉，特别对横突、棘突附着处的压痛点、痛性筋结、条索状物进行重点松解。

（三）采用"零角度"整脊术

调整颈椎、胸椎椎旁阳性反应点。

（四）针灸治疗

肝阳上亢型：风池、百会、悬颅、侠溪、行间、颈夹脊等穴，用泻法。

气血不足型：百会、气海、肝俞、脾俞、肾俞、合谷、足三里、三阴交、颈夹脊等穴，用补法。

气滞血瘀型：可采取上星、头维、率谷、太阳、后顶等穴点刺放血的方法，同时选取风池、颈夹脊等穴进行针刺。

（五）辨证分型治疗

1. 肝郁气滞

治法：舒肝解郁，理气止痛。

方药：逍遥散加减。

当归 12 g、赤芍 15 g、白芍 15 g、柴胡 12 g、茯苓 12 g、白术 12 g、薄荷（后下）15 g、牡丹皮 12 g、决明子 12 g、香附 15 g、白芥子 8 g、甘草 8 g。

2. 肝阳上亢

治法：平肝潜阳，活血通络。

方药：偏头痛 1 号方（经验方）。

珍珠母（先煎）30 g、龙胆 10 g、菊花 15 g、防风 12 g、当归 10 g、白芍 15 g、生地黄 15 g、川芎 10 g、全蝎 6 g、僵蚕 10 g、地龙 10 g、牛膝 20 g、蔓荆子 15 g。

3. 风热头痛

治法：祛风止痛。

方药：头痛 2 号方（经验方）。

茯苓 15 g、白芍 15 g、菊花 20 g、蔓荆子 15 g、生地黄 15 g、当归 12 g、川芎 10 g、甘草 8 g、白芷 12 g、荆芥 12 g。

加减：巅顶胀痛加石决明 15 g，前额胀痛并见脉大、苔黄加大黄 15 g，头痛难忍加全蝎 6 g。

特别对长期头痛久治不愈的患者疗效佳。

五、病案分析

王某，女，56 岁，教师。

头痛，头胀，耳鸣，尤以左侧偏头痛较甚，并牵涉颈枕部疼痛半年余，呈间断性发作，既往有颈椎病史 10 余年。

检查：颈椎两侧项肌紧张，C1、C2、C3、C4 椎旁压痛，尤以 C1、C2 压痛显著，C4、C5，T9 有代偿性压痛点，颈部活动稍受限。

X 线片示：齿状突两侧间隙左右不等宽，C2、C3 棘突偏歪，后缘连续线中断，C4 ～ C6 骨质增生，C4 和 C5 椎间隙变窄，C3 椎间孔略窄小。

整脊术治疗：采用"零角度"整脊术调整颈椎、胸椎椎旁阳性反应点。患者左侧偏头痛明显缓解。松肌理筋法每日 1 次，整脊治疗 2 ～ 3 日 1 次，连续治疗 12 日症状消失。为巩固疗效，嘱患者进行颈部肌肉锻炼，纠正不良姿势，避风寒，调整心态及不良情绪，配合药物综合调理，随访 1 年未见复发。

第五节　牙痛

牙痛是牙病的主要症状之一。有的牙痛是比较剧烈、痛苦的。俗话说"牙痛不是病，痛起来真要命"，可见牙痛对人体健康的危害之大。根据牙痛发生的情况，可分为：持续性、阵发性、波动性、跳痛、放射痛等。诱发痛可以由机械因素（如吃硬食物）、化学因素（如吃甜食）和温度引起（如吃冷、热食物）。

一、病因病机

（一）中医病因

多因风火邪毒侵及牙体或牙龈，邪聚不散，气血滞留，瘀阻脉络而为病；亦有嗜酒嗜辛，肠胃积热，郁久化火，火毒循胃经上攻于齿所致。慢性牙痛多系肾阴亏耗，阴虚火盛，虚火上炎，灼炼牙龈而痛。

（二）西医病因

1. 急性牙髓炎

多见于龋齿较深的患者，病菌从龋洞进入牙髓腔，引起牙神经充血、炎症。牙痛往往为自发性，夜间疼痛加重，冷热刺激后疼痛更剧。

2. 急性根尖周围炎

由急性牙髓炎的发展或创伤等因素引起。病牙呈持续性疼痛，有浮起感，不敢咀嚼，患者能正确指出病牙。

3. 急性牙周炎

牙痛的性质与急性根尖周围炎类似。病牙不仅出现咀嚼痛和浮出感，而且已形成牙周袋以及牙松动。

4. 牙周脓肿

牙周组织炎症进一步发展可引起化脓性炎症。脓肿形成时疼痛剧烈，脓肿形成后局部出现波动感。

5. 牙体过敏症

常因牙龈萎缩、牙颈部的牙本质暴露及牙体缺损所致。此时，冷、热、甜、酸等刺激均可出现疼痛，但刺激停止后疼痛即可消失。

6. 食物嵌塞痛

牙与牙的间隙内可被食物嵌塞而引起牙痛，称为食物嵌塞痛。

7. 干槽症

多在拔牙后 2 ~ 4 日发生，可引起自发性持续性剧烈疼痛。

另外还有如牙龈、颌骨肿瘤及三叉神经痛等，也可引起同侧牙齿相应区域的疼痛。

二、临床表现

以牙痛为主要临床表现，表现为自发性，夜间疼痛加重，冷热刺激后疼痛更剧。疼痛亦可放射到面部、颞部及耳部。

三、诊断依据

● 有上述临床表现。

● 以往有牙痛病史，经牙科检查排除牙部器质性病变。

● 脊诊诊法：牙痛多在 C4 椎旁有明显压痛点及异常反应，部分患者 T8、L2 椎旁亦有阳性反应点出现。

● X 线片示 C4 棘突偏歪，椎间孔略变窄；颈椎生理曲度变直或后缘连线连续性中断。

四、整脊术治疗

（一）脊诊诊查

C4 椎旁有明显压痛点，颈肌紧张；部分患者在 T8、L2 椎旁亦有明显的阳性反应点出现。

（二）松肌理筋法

采用颈部松肌理筋法（即五线十点法）松解颈部肌肉，若 T8、L2 椎旁有阳性反应点采用椎旁阳性点松肌理筋法松解椎旁压痛点及软组织。

（三）采用"零角度"整脊术

调整颈椎、胸椎、腰椎椎旁阳性反应点，调整 C4、T8、L2 椎旁的压痛点。

（四）针灸治疗

取合谷、下关、颊车、风池、太阳、内庭、太溪、行间、太冲、牙痛（位于掌面第 3、第 4 掌骨距掌横纹 1 寸处）等穴，治疗时随症选取 3～5 穴，强刺激捻转泻法，每日 1 次。

（五）辨证分型治疗

1. 风热牙痛

治法：疏风清热，解毒消肿。

方药：薄荷连翘方加减。

薄荷 10 g、牛蒡子 12 g、金银花 12 g、连翘 10 g、竹叶 8 g、绿豆衣 10 g、知母 12 g、生地黄 15 g、薄荷 15 g、白蒺藜 15 g、蜂房 15 g。

2. 胃火牙痛

治法：清胃泻热，凉血止痛。

方药：清胃散加减。

黄连 12 g、石膏（先煎）15 g、牡丹皮 10 g、生地黄 15 g、升麻 12 g、当归 12 g、大黄 10 g、板蓝根 12 g、蒲公英 12 g、地丁 15 g、鲜芦根 15 g、西瓜翠衣 10 g、竹叶 8 g、金银花 12 g。

3. 虚火牙痛

治法：滋阴益肾，降火止痛。

方药：知柏八味丸加减。

知母 15 g、黄柏 12 g、生地黄 20 g、熟地黄 15 g、山药 15 g、山茱萸 15 g、茯苓 12 g、牡丹皮 12 g、泽泻 12 g、狗脊 10 g。

五、病案分析

王某，男，26 岁。

经常反复性牙痛，尤以食酸冷食物后牙根酸痛加剧，伴颈部酸沉发僵 4 个月余。自感压痛加剧时颈部不适且明显加重，经朋友介绍随来就诊，以排除颈椎病。

检查：颈部肌肉紧张僵硬，C3、C4椎旁压痛且有条索状物，颈部活动有摩擦音出现。

X线片示：颈椎生理曲度变直，C4棘突偏歪，C3、C4椎体双边征，C4椎间孔略变窄。

整脊术治疗：采用颈部松肌理筋法松解颈肩部肌肉，配合"零角度"整脊术调整颈椎C4椎旁的阳性反应点，结合T8、L2共同调整，以达到内外兼治的效果。手法治疗5次后，压痛消失，再食用酸冷食物时亦无牙痛的感觉，颈部酸沉发僵的感觉亦明显减轻。配合中药内服10日以巩固疗效。嘱患者避风寒，适量活动。随访半年无复发。

第六节　慢性咽炎

慢性咽炎是咽部黏膜的慢性炎症，多见于中年人，是很常见的一种疾病。本病可以由急性咽炎反复发作所致，也有较多人因长期烟酒刺激引起。再有上呼吸道的慢性炎症、贫血、消化不良、肝病、肾脏病等，以及一些职业因素（如教师或歌唱者等），也常与本病有关。

一、病因

（一）环境因素

由于工作或生活的环境影响，如空气污染、湿度低或灰尘多，都可以导致慢性咽炎。

（二）饮食因素

烟酒过度、经常食用辛辣等刺激性食物，也可引起慢性咽炎的发生。

（三）咽部本身的疾病

急性咽炎反复发作转变为慢性咽炎；慢性扁桃体炎时，吐出含有病菌的分泌物可感染咽炎，导致慢性咽炎的发生。

（四）鼻部疾病

各种鼻病引起的经常性鼻塞，患者需张口帮助呼吸，令咽喉部变得干燥，抵抗力减弱，继而引起慢性咽炎；或患有鼻窦炎时，因为经常有一些含细菌的分泌物流入咽部，也可引起慢性咽炎的发生。

（五）口腔疾病

口腔内不清洁、龋齿引起的龋洞未及时处理、牙龈炎都可导致慢性咽炎的发生。

（六）其他

身体抵抗力下降，或患有各种慢性疾病，如贫血、糖尿病、肾炎、肺病、梅毒等，可导致慢性咽炎的发生；另外，生活紧张、经常大声地说话，也能引发慢性咽炎。

二、临床表现

咽部不适感或异物感，干燥，瘙痒感，灼热感，微痛感，贴附东西感，刺激感等。以上感觉常可致短促而频繁的咳嗽，晨起较剧，并且容易引起恶心。上述表现在用嗓过度、气候突变或吸入干冷的空气后及烟酒后均可加重。

三、诊断依据

咽痛、咽干、咽痒、咽异物感，检查可见咽部黏膜慢性充血，咽后壁干燥或淋巴滤泡增生，咽侧索肥厚等。

四、鉴别诊断

1. 慢性扁桃体炎

2. 早期食管癌

五、整脊术治疗

（一）脊诊诊查

慢性咽炎多在 T1 ~ T3 有阳性反应点，常以 T2 反应最为显著，T4、L1 有代偿性的阳性反应点。

（二）松肌理筋法

采用推脊理筋整复法、椎旁阳性点松肌理筋法松解 T1 ~ T3 椎旁的压痛点，痛性筋结，条索状物等。

（三）采用"零角度"整脊术

调整椎旁阳性反应点，进行整体治疗。

（四）针刺治疗

取风池、大椎、T1 ~ T3 椎旁压痛点（阿是穴）、肩井、天宗、列缺、合谷等穴，用平补平泻法，每日 1 次，留针 15 ~ 20 分钟。

（五）辨证分型治疗

1. 利咽茶

金银花 15 g、菊花 12 g、桔梗 10 g、麦冬 10 g、玄参 10 g、木蝴蝶 10 g、甘草 6 g、胖大海 3 个。

用法：将上药置入保温杯用沸水冲泡，约 15 分钟，频服代茶饮，每日 1 剂。

2. 海银汤（经验方）

胖大海 3 个、金银花 8 g、穿心莲 6 g、薄荷 5 g。

用法：沸水泡服代茶饮，每日 1 剂。

3. 利咽汤

白术 12 g、茯苓 12 g、陈皮 10 g、半夏 12 g、香附 8 g、乌药 12 g、桔梗 10 g、牛蒡子 12 g、射干 10 g、山豆根 12 g、木香 6 g、甘草 8 g、鱼腥草 15 g、知母 8 g。

用法：水煎服，每日 1 剂，分两次服用。忌油腻及辛辣刺激性食物。

五、病案分析

郭某，男，56 岁。

咽部不适，异物感 1 年余。经常"吭、咳"，以缓解不适感，长期伏案工作致肩部酸痛沉重。自觉咽部症状随颈肩部不适加重而加重，最近半个月觉咽部不适感及颈肩部酸痛加重，伴胸闷、头痛来就诊。

检查：双侧颈肩部肌肉紧张，颈曲变直，T2、T3 棘突偏歪，C5、C6，T1 ~ T3 椎旁压痛，前中后斜角肌紧张压痛。咽部充血，咽后壁淋巴滤泡增生，扁桃体不肿大。

X 线片示：颈椎生理曲度变直，C5 和 C6 椎间隙变窄，T2、T3 棘突偏歪，胸椎上段脊柱侧弯，增生。

食管吞钡检查：未见异常。

整脊术治疗：运用"零角度"整脊术对椎旁阳性反应点进行整体治疗 1 次后，患者感觉咽部症状明显好转，"吭，咳"出现频率明显减少，经 10 次治疗后，自觉症状完全消失。嘱患者少食辛辣之品，减少伏案工作时间及加强颈肩背部肌肉的功能锻炼，坚持中药泡水代茶饮 1 个月，以巩固疗效，随访 1 年无复发。

第七节　自主神经功能紊乱

神经衰弱、自主神经功能失调是一种常见病，遍及世界各地，居各种神经症的首位。因为该病的主要特点是大脑高级神经中枢和自主神经的功能失调，所以患者不仅有头痛、头昏、头胀、麻木、紧张、失眠及记忆力减退等大脑功能紊乱的症状，而且还会出现循环、消化、内分泌代谢、生殖系统等功能失调的症状。患者自觉症状繁多、精神负担极重。不少人在经过多方治疗，疗效不理想时又经各种检查，检查又正常时，就担心自己得了什么大病没有被查出来，思想苦恼，到处检查求治，浪费了许多药物、时间和金钱。

一、病因

（一）遗传因素

一般神经衰弱的患者都有家族性，但并不是说患神经衰弱都是遗传因素所致，在这只能说它是患此病的一个致病因素。

（二）社会因素

各种引起神经系统功能过度紧张的社会、心理因素都会成为该病的诱发因素。随着现代生活节奏的加快，经济的高速发展，社会工业化，人口城市化，居住稠密，交通拥挤，竞争激烈，失业，个人收入的悬殊，社会存在的某些不良现象等都会使人们的精神紧张。

长期的精神心理创伤，如家庭纠纷、婚姻不幸、失恋、邻里关系紧张、工作压力大、同事及上下级关系的不协调，也会使人们的精神过于紧张、心理负荷过重而出现神经衰弱、自主神经功能失调。大量的调查证明，自主神经功能失调的患者发病前一年内经历的生活事件的频率明显高于对照组。

脑力劳动时间过长，学习负担过重，尤其是学习成绩不好，重大考试受挫时常常会造成精神负担过重，这也是学生神经衰弱、自主神经失调的重要原因。

现代研究表明，精神刺激、压力过大可造成内分泌和自主神经的功能紊乱。

（三）个性因素

自主神经紊乱、神经衰弱与人们的性格有很大关系，一般认为，性格内向、情绪不稳定者，多表现为多愁善感，焦虑不安，保守，不善与人沟通，遇事闷在自己心里，得不到及时地发泄，时间久了必然导致自主神经失调及神经衰弱。但另一人群也是高发人群，如脾气暴躁、心胸狭窄、争强好胜、得理不让人，凡事以自我为中心的人最容易患自主神经功能紊乱。也就是说性格内向与脾气暴躁的人是自主神经失调、神经衰弱的高发人群。

二、临床表现

● 与精神易兴奋、精神易疲劳，表现为联想、回忆增多，脑力劳动效率下降，体力衰弱，疲劳感等。

● 情绪症状表现为烦恼、易激惹、精神紧张等。

● 睡眠障碍主要表现失眠或早醒。

● 头部不适感，紧张性头痛、头部重压感、紧束感等。

● 内脏功能紊乱，胃胀、肠鸣、便秘或腹泻；心悸、胸闷、气短；肢体瘫软、四肢麻木、乏力、濒死感；低热；皮肤划痕症阳性；女子月经不调，男子遗精、阳痿等。

三、诊断依据

● 有上述临床表现。

● 排除脏器器质性病变。

四、整脊术治疗

（一）脊诊诊查

自主神经功能紊乱多在 C2、C3，T6、T7、T9 有阳性反应点。

（二）松肌理筋法

采用颈部松肌理筋法、推脊理筋整复法、椎旁阳性点松肌理筋法，松解颈椎及胸椎的椎旁阳性反应点及肌肉、软组织。

（三）采用"零角度"整脊术

对椎旁阳性反应点进行整脊治疗。

（四）心理治疗

由于自主神经功能紊乱这类病病程长、缠绵难愈，许多患者在病中会产生焦虑、忧郁等情况。中医学强调的是整体观念，特别是形神的统一、心身统一，认为人类的疾病尤其是成年人的疾病大多与心理有关，因此中医学特别注重各种疾病的心理治疗。自主神经功能紊乱与情绪的波动比较大、心情抑郁有直接关系，古人云"郁之为病，非止一端，有郁久而致病者，亦有病久而致郁者"，所以从临床角度看，许多患者由于久病不愈而产生心理障碍。因此要求医者应根据患者的不同年龄、性别、职业、心理而选用合理的心理疏导治疗。将心理治疗和其他方法有机地结合起来，使患者树立治疗和康复的信心，对提高疗效是非常重要的。

（五）针灸治疗

主穴：风池、风府、颈夹脊、百会、内关、神门、足三里、三阴交、合谷、列缺。

配穴：大椎、太阳、通里、心俞、肝俞、脾俞、肾俞。

方法：每次选取 5 ～ 8 穴，其中足三里、三阴交穴用补法，其余穴用平补平泻法。每日 1 次，留针 15 ～ 20 分钟。

（六）辨证分型治疗

1. 心脾血虚

治法：补益心脾，养心安神。

方药：归脾汤加减。

人参 8 g、白术 12 g、黄芪 12 g、炙甘草 10 g、当归 12 g、龙眼 10 g、酸枣仁 15 g、茯神 12 g、远志 12 g、木香 10 g、佛手 15 g、竹茹 15 g。

2. 气阴两虚

治法：滋阴益气，养心安神。

方药：生脉散加炙甘草汤加减。

人参 8 g、麦冬 10 g、五味子 12 g、炙甘草 6 g、大枣 8

个、桂枝 10 g、黄芪 15 g、百合 20 g、生地黄 15 g、火麻仁 15 g、阿胶（烊化）30 g、浮小麦 30 g、女贞子 15 g、墨旱莲 15 g。

3. 肝郁气滞

治法：疏肝解郁，养心安神。

方药：柴胡解郁汤加减。

柴胡 15 g、陈皮 15 g、川厚朴 15 g、枳壳 15 g、枳实 10 g、降香 10 g、延胡索 10 g、灵脂 10 g、丹参 15 g、菖蒲 12 g、郁金 12 g、磁石（先煎）20 g、龙骨（先煎）20 g、酸枣仁 20 g、首乌藤 20 g、浮小麦 30 g、焦三仙各 15 g。

4. 气滞血瘀

治法：活血化瘀，行气通络止痛。

方药：血府逐瘀汤加减。

桃仁 10 g、红花 15 g、丹参 15 g、桔梗 12 g、柴胡 15 g、生地黄 15 g、当归 12 g、牛膝 12 g、川芎 15 g、郁金 12 g、延胡索 10 g、降香 15 g。

5. 痰湿阻滞

治法：健脾化痰，温中燥湿。

方药：温胆汤加减。

陈皮 15 g、法半夏 15 g、竹茹 15 g、佛手 15 g、茯苓 15 g、黄芩 12 g、豆蔻 10 g、枳壳 15 g、郁金 12 g、白术 15 g、薏苡仁 30 g、菖蒲 12 g、佩兰 15 g。

五、病案分析

张某某，女，51岁，会计。

头晕头痛，心慌，心悸，失眠，多梦，心前区疼痛，焦虑，全身乏力，多汗，易怒3年余，情绪变化极大，长期服用艾司唑仑片（舒乐安定）和抗焦虑药物来缓解失眠和焦虑，近半年自觉病情进行性加重，经内科各项检查治疗未见疗效，亦未发现器质性病变。自觉有病而检查不出，造成焦虑悲观，促使病情加重。经朋友介绍来治疗。

检查：双侧颈肩背部肌肉紧张，C2、C3椎旁压痛，棘突偏歪，C6、C7、C9棘突偏歪，椎旁压痛。椎动脉扭曲试验阳性，颈部活动时有弹响声，患者精神差，面色㿠白。

X线片示：齿状突两侧间隙不等宽，C2、C3，T6、T7、T9棘突偏歪，C3椎间孔狭窄，C4～C6骨质增生，T7～T9骨质增生，颈椎生理曲度变直，胸椎轻度侧弯。

整脊术治疗：颈肩部松肌理筋及颈椎、胸椎整脊治疗1周，配合药物、心理治疗后，患者精神状态明显好转，头晕、失眠、心慌、心前区疼痛，多汗等症状缓解。坚持门诊治疗20日，症状基本消失，嘱患者注意情绪波动，减少脑力劳动，配合体育锻炼以增强体质，保证睡眠和饮食，随访半年无异常，正常上班，家庭幸福。

第八节　颈心综合征

颈椎交感神经丛星状神经节发出节后纤维，下行构成心丛，分布于心脏，对心脏活动和冠状动脉舒张起着重要的调节作用。当颈椎关节增生对交感神经挤压时，椎动脉周围交感神经丛受累，冲动向下扩散至心脏交感支，产生内脏感觉反射，引起冠状动脉供血不足，导致心绞痛或心律失常等，称颈源性心脏病。

一、临床表现

● 头晕、头痛、胸闷，心前区疼痛，心律不齐、失眠多梦。

● 颈肩部疼痛，有时上肢麻木。

● 严重者有晕厥史。

二、诊断依据

● 有上述临床表现。

● 辅助检查排除心脑血管器质性病变。

● 颈椎触诊检查和 X 线检查有阳性体征。

三、整脊术治疗

（一）脊诊诊法

颈源性心脏病多与 C2、C3、T6、T7 有阳性反应点。

（二）松肌理筋法

采用颈椎松肌理筋法、椎旁阳性点松肌理筋法、推脊理筋整复法松解颈、肩、背部的软组织。

（三）采用"零角度"整脊术

对椎旁阳性反应点进行整脊治疗。

（四）结合临床给予心理治疗

（五）针灸

取心俞、内关、足三里、风池、合谷、百会等穴，用平补平泻手法，每日1次。

（六）辨证分型治疗

1. 心脉瘀阻

治法：活血化瘀，通脉止痛。

方药：血府逐瘀汤加减。

当归10g、生地黄15g、桃仁10g、红花8g、枳壳12g、赤芍15g、柴胡10g、桔梗10g、甘草6g、川芎9g、牛膝12g、丹参25g。

2. 寒凝心脉

治法：温通心阳，祛寒止痛。

方药：枳附蒌薤汤加减。

瓜蒌15g、薤白15g、桂枝12g、熟附子（先煎）10g、檀香15g、丹参20g、干姜6g、枳实12g。

3. 痰浊闭阻

治法：豁痰化浊，通阳散结。

方药：瓜蒌薤白半夏汤加减。

瓜蒌 15 g、半夏 10 g、薤白 12 g、枳实 10 g、桔红 10 g、竹茹 12 g、石菖蒲 10 g、生姜 3 片。

四、病案分析

杨某，女，49 岁。

近一年来出现左胸前区疼痛，胸闷，气短，颈肩背部酸痛，左上肢有时酸痛，有时头晕、耳鸣、多梦，每遇劳累和生气后症状加重，发作时曾多次做心脏检查，为窦性心率，住院观察对症治疗一周，未见疗效，主治医生建议转入颈椎病专科医院检查治疗。

检查：颈肩背部肌肉紧张僵硬，C2、C3 椎旁压痛，痛性筋结明显，T6、T7 椎旁压痛，棘突偏歪，尤以左侧压痛显著。

X 线片示：颈椎生理曲度变直，C3 椎间孔略窄小，C5 和 C6 椎间隙变窄，C3 ~ C6 椎体前缘不同程度增生，T5、T6、T7 前缘唇样增生，T6、T7 棘突向左侧偏歪。

心电图示：窦性心率，心率 95 次 /min，血压 120/80 mmHg。

整脊术治疗：采用胸椎松肌理筋法、推脊理筋整复法、椎旁阳性点松肌理筋法松解颈肩背部肌肉及椎旁阳性反应点。配合"零角度"整脊术对椎旁阳性反应点进行整脊治疗等，调整颈椎、胸椎的肌肉力学平衡和椎体力学平衡，配合中药、针灸治疗2日后，患者自觉左胸前区疼痛消失，胸闷感缓解，精神状态好转，连续治疗15日（1个疗程）症状消失。嘱患者避风寒，注意稳定情绪，坚持颈部功能锻炼，调节枕头的高度，一个月复诊一次。随访1年无复发。

第九节　颈源性血压异常

多由于颈部外伤、劳累、感风寒湿邪、退变等原因，使颈椎失稳，局部组织松弛、痉挛等改变。直接或间接刺激了颈交感神经、椎动脉引起脑组织缺血，血管舒缩中枢功能紊乱，而导致中枢性血压异常，多发生在中老年人。

一、临床表现

● 多为中老年人，颈部疼痛或酸沉胀痛，颈部活动时常有摩擦音。

● 血压异常，早期血压多波动，发作期常与颈部劳累、损伤有关，2～3周后缓解。

● 伴交感神经功能紊乱症状：失眠多梦、头痛、耳鸣、眩晕、发热、排汗异常、心律不齐、心动过速或过缓、咽部有异物感等。

二、诊断依据

● 多为中年以上，颈部不适或有冷热感，颈部运动受限，检查有阳性表现，活动时有摩擦音。

● 血压异常，多与颈部症状有关，发作期 2～3 周后缓解。

● 伴心慌、心跳、咽部异物感，排汗异常，失眠、多梦等自主神经功能紊乱症状。

● 排除其他原因引起的血压异常。

三、鉴别诊断

1. 原发性高血压

2. 特发性体位性低血压

3. 肾性高血压

四、整脊术治疗

（一）脊诊诊法

颈源性血压不稳，多在 C2、C3、C5、C6、T5、T6、T9 有阳性反应点，当 C2、C3 椎体错位时，交感神经兴奋性增高，心跳加快，冠状动脉舒张，导致血压升高。C5、C6 椎体病变时，间接或直接刺激附近颈动脉窦，使血压不稳，同时因颈椎病多伴有上胸椎小关节失稳，所以引起胸闷气短或心律失常等症状。

（二）松肌理筋法

采用颈椎松肌理筋法、胸椎松肌理筋法，松解颈肩背部的软组织。

（三）采用"零角度"整脊术

对椎旁阳性反应点进行整脊治疗，调整错位椎体病理位置。

（四）针灸治疗

肝阳上亢型：风池、百会、曲池、合谷、太阳等穴，用泻法。

阴虚阳亢型：风池、太溪、三阴交、太冲等穴，用补法。

寒湿壅盛型：风池、足三里、三阴交、丰隆、列缺等穴，平补平泻。

（五）辨证分型治疗

1. 肝阳上亢

治法：平肝潜阳、泻火息风。

方药：天麻钩藤饮加减。

天麻 12 g、钩藤（后下）18 g、石决明（先煎）30 g、栀子 12 g、黄芩 15 g、牛膝 15 g、白芍 20 g、茯神 15 g。

2. 阴虚阳亢

治法：育阴潜阳，平肝息风。

方药：滋阴降压汤。

生地黄 12 g、钩藤 20 g、白芍 18 g、毛冬青 20 g、酸枣仁 20 g、天麻 12 g。

3. 阴阳两虚

治法：滋阴助阳，柔肝息风。

方药：金匮肾气丸加减。

生地黄 18 g、川芎 15 g、山茱萸 12 g、泽泻 15 g、茯苓 15 g、牡丹皮 10 g、白芍 12 g、肉桂 3 g、制附子（先煎）10 g。

4. 痰热瘀阻

治法：清热化痰，通络息风。

方药：温胆汤加减。

胆南星 10 g、竹茹 15 g、黄芩 12 g、半夏 12 g、天麻 12 g、桔红 12 g、毛冬青 20 g、甘草 5 g。

五、病案分析

孙某，男，53 岁。

颈肩部酸沉，发僵，活动颈部时有弹响声，伴头晕头痛、头胀、目涩半年余，尤以两侧太阳穴胀痛较甚，期间患者自测血压时高时低，服用抗高血压药疗效不明显，疑为血脂偏高引起，经输液 10 日治疗无明显疗效。因颈部酸沉，发僵来颈椎病科检查诊疗。

检查：双侧斜方肌、胸锁乳突肌紧张，呈条索状，C1、C2、C3、C4 椎旁压痛，C3、C4 棘突偏歪，T6、T7、T9 椎旁压痛。

X 线片示：颈椎生理曲度变直，C2、C3 椎间孔便小，颈椎轻度侧弯，T6、T7、T8、T9 前缘骨质增生，T9 棘突偏歪。

血压：160/90 mmHg，心率 72 次 /min。

诊断：颈源性血压异常。

整脊术治疗：采用颈椎、胸椎松肌理筋法松解颈肩背部的肌肉及椎旁阳性反应点，特别对 C2、C3、T6、T9 椎旁出现的阳性反应点重点松解理筋，然后采用"零角度"整脊术对椎旁阳性反应点进行整脊治疗，调整错位椎体病理位置。经治疗 2 次后，测血压为 140/85 mmHg，头晕头痛、头胀、目涩，颈部发僵感明显缓解。连续治疗 12 次后症状消失，血压稳定。嘱患者减少脑力劳动，注意休息饮食及情绪波动，随访 3 个月无复发。

第十节　糖尿病

糖尿病是一种糖类、脂肪、蛋白质代谢紊乱，以高血糖为特征的代谢性疾病，主要表现为人体血液中糖分含量居高不下，从而引起多饮、多食、多尿、乏力等症状，控制不好将引发人体循环系统、神经系统等病变，进而引发高血压、心脏病、肾病、脑卒中、失明、双足溃烂等并发症。

糖尿病属中医学"消渴"病范畴。消渴是以多饮、多食、多尿、消瘦或尿有甜味为特征的病证。消渴之名源于《黄帝内经》。根据发病机制和临床表现的不同又有消瘅、膈消、肺消等不同病名。宋代医学家又把口渴多饮的称为"上消"；消谷善饥的称为"中消"；口渴多尿，小便混浊如脂膏的称为"下消"。

一、病因病机

（一）中医病因

- 饮食不节。
- 情志失调。
- 肾阴亏虚。

（二）西医病因

（1）Ⅰ型糖尿病遗传易感性，自身免疫性，病毒感染。

（2）Ⅱ型糖尿病。

1）遗传因素。

2）肥胖因素：糖尿病发病率与肥胖成正比，据统计，身体肥胖者的糖尿病患病率为 28.2%，非肥胖者仅为 2.6%。

3）感染因素：对于Ⅱ型糖尿病，任何感染皆可使胰岛素需要量增加，使隐性糖尿病得以外显，化学性糖尿病转化为临床糖尿病，并使原有症状加重，病情恶化。

4）应激反应：如多种感染、心肌梗死、外伤等情况下皆可使糖耐量减低，血糖增高，甚至发生酮症酸中毒。

5）妊娠因素：育龄妇女多次妊娠后有时可诱发糖尿病，尤其中年以上妇女多次妊娠后进食多，活动少，身体肥胖，更易诱发糖尿病。

二、临床表现

（一）典型症状

"三多一少"。多尿：高浓度尿糖带走大量水分，因此排尿次数增多，尿量增多，夜尿增多。多饮：水分丢失，出现口渴、多饮。多食：热量丢失，常有饥饿感，进食量明显增加。体重减轻，伴疲乏无力。

（二）其他症状

皮肤易长疖或痈，特别在天冷时也长；妇女有外阴瘙痒，老年人皮肤瘙痒；妇女在妊娠过程中曾出现过糖尿病或易发生流产、早产、死胎或胎儿生出时特别大；中老年人在餐后3小时出现心慌、微汗和饥饿感。

有的早期可无症状，也有相当部分患者无上述症状，仅有血糖增高，在体检或出现并发症时才被发现。

三、诊断依据

（一）诊断标准

1999年WHO公布了糖尿病诊断新标准，得到中华医学会糖尿病学会认同，在中国正式执行。

有糖尿病症状（多尿、烦渴、多饮、消瘦）者符合以下三条之一者为糖尿病：

（1）随机（一日中任意时间）血糖物质的量浓度 ≥ 11.1 mmol/L。

（2）空腹血糖物质的量浓度 ≥ 7.0 mmol/L。

（3）口服葡萄糖耐量试验（OGTT）两小时血糖物质的量浓度 ≥ 11.1 mmol/L。

（二）脊诊诊法

糖尿病多在 T9、T10、L2 右侧有阳性反应点。

（三）X 线片示

胸椎 T8 ~ T12 常有轻度侧弯及不同程度的棘突偏歪。

四、整脊术治疗

（一）脊诊诊查

T9、T10、L2 椎旁常有阳性反应点，以右侧阳性反应点较显著，腰背部肌肉紧张。

（二）松肌理筋法

采用椎旁阳性点松肌理筋法、推脊理筋整复法、拇指掌根推压法、肘关节松肌理筋法松解 T9 ~ L2 椎旁的阳性反应点及周围软组织。

（三）采用"零角度"整脊术

调整 T9 ~ L2 椎旁的压痛点。

（四）理疗

激光理疗对 T9 ~ L2 椎旁的压痛点进行重点照射，每日 1 次，每次 10 分钟。

（五）辨证分型治疗

1. 肺热伤津

治法：清热润肺，生津止渴。

方药：消渴方加减。

天花粉 20 g、生地黄 20 g、葛根 12 g、麦冬 12 g、黄连 15 g、蜂蜜 10 g、藕汁 12 g。

2. 胃热炽盛

治法：清胃泻火，养阴增液。

方药：玉女煎加减。

石膏（先煎）20 g、知母 12 g、生地黄 15 g、麦冬 12 g、黄连 10 g、栀子 10 g、牛膝 12 g。

3. 肾阴亏虚

治法：滋阴固肾。

方药：六味地黄丸加减。

熟地黄 15 g、山药 30 g、山茱萸 15 g、茯苓 12 g、泽泻 12 g、牡丹皮 12 g、黄柏 10 g、知母 10 g、益智 12 g。

4. 阴阳两虚

治法：温阳滋肾固摄。

方药：金匮肾气丸加减。

熟附子（先煎）12 g、肉桂 6 g、熟地黄 15 g、山药 20 g、山茱萸 15 g、泽泻 12 g、牡丹皮 12 g、茯苓 12 g、覆盆子 10 g、金樱子 10 g、丹参 10 g、山楂 12 g。

五、病案分析

王某，男，45岁。

有糖尿病史2年，长期服用降糖药，血糖有时正常，有时空腹血糖9.0 mmol/L，伴口干、口渴、乏力、多食，症状严重时常感胸背部酸痛。

检查：在T9、T10、L2椎旁有阳性反应点，尤以T9右侧压痛显著，椎旁肌肉紧张、僵硬。

X线片示：胸椎侧弯，T8、T9、T10棘突不同程度的向右侧偏移，T9、T10椎体前缘唇样增生。

辅助检查：空腹血糖物质的量浓度为8.2 mmol/L。

整脊术治疗：采用椎旁阳性点松肌理筋法、推脊理筋整复法、拇指掌根推压法、肘关节松肌理筋法松解背部的阳性反应点及软组织，尤其对T8、T9、T10及L2的椎旁压痛点做重点松解，配合"零角度"整脊术调整胸椎小关节紊乱。嘱患者注意科学饮食，适量运动。治疗10日后，查空腹血糖为6.7 mmol/L，口干、口渴、乏力症状明显缓解，坚持治疗20日后，空腹血糖降到6.1 mmol/L，终止治疗。嘱患者半个月复查血糖一次，每个月来复诊一次，如有变化随时治疗。随访1年血糖稳定。

第十一节　慢性胆囊炎

慢性胆囊炎是指胆囊的慢性迁延性炎症，以右胁下不适或持续钝痛，反复发作为临床特点，其病理特点为胆囊壁增厚，纤维化，囊腔缩小，或整个胆囊萎缩变小。本病属中医学"胁痛""胆胀""黄疸"等范畴。

本病多由肝郁气滞，湿热内蕴，气血瘀阻所致。如果情志失调，则肝气郁结，或者酒食不节，劳伤过度等，会损伤脾胃，以致脾失健运，湿浊内停，郁而化热，湿热内蒸，导致胆汁流通不畅，而发生疼痛、黄疸等。

一、病因病机

（1）梗阻因素：包括结石阻塞、压迫梗阻等原因。

（2）感染因素：包括细菌感染、真菌及其他因素导致的胆囊炎性反应。

（3）化学性因素：是指由于胆囊内胆汁化学成分被其他物质所改变，导致胆汁成分的改变而引起胆囊内局部产生炎性反应。

（4）其他因素。

二、临床表现

慢性胆囊炎的症状可有轻重不一的腹胀、上腹或右上腹不适、持续性右上腹钝痛或右肩胛区疼痛，胃部灼热、恶心、嗳气、吞酸等消化不良症状。此类症状虽不严重，却顽固难愈，进油煎或脂肪类食物后可加剧，嗳气后可稍减轻，有的患者则感右肩胛下，右季肋或右腰等处隐痛。在站立、运动及冷水浴后更为明显。患者右上腹肋缘下有轻度压痛，或压之有不适感。多数无阳性体征，部分患者可有胆囊区轻度压痛和叩击痛，但无反跳痛；胆汁淤积病患者可扪及胀大的胆囊；急性发作时右上腹可有肌紧张；体温正常或有低热；偶可出现黄疸；病毒性胆囊炎时可有肝脾大。临床上具有慢性反复急性发作的特点。

三、诊断依据

（1）上腹不适、厌油、饱胀等，常因油腻食物而诱发疼痛。右上腹部有轻压痛，B超检查可以发现胆囊壁增厚、收缩功能差和结石。约有1/3的胆囊结石患者可没有症状，在B超检查时才发现。

（2）脊诊诊法：胆囊炎多在T8、T9椎旁一侧或双侧有阳性反应点，常伴有T9棘突偏歪，右侧压痛较明显。

（3）X线片示：胸椎侧弯，T8、T9椎体前缘轻度骨质增生，T9棘突偏歪。

四、整脊术治疗

（一）脊诊诊查

多在T8、T9椎旁一侧或双侧有压痛点或条索状物出现，常在T9右侧出现明显的压痛点。

（二）松肌理筋法

采用推脊理筋整复法、椎旁阳性点按压理筋法松解椎旁阳性反应性点及软组织。

（三）采用"零角度"整脊术

调整 T8、T9 椎旁阳性反应点。

（四）针灸治疗

取胆囊、阳陵泉、胆俞、太冲、内关、中脘、足三里等穴，治疗时随症选取 3 ~ 5 个穴位，用平补平泻的方法，每日 1 次，留针 15 分钟。

（五）辨证分型治疗

1. 肝气郁结

治法：疏肝理气。

方药：柴胡疏肝散加减。

柴胡 15 g、香附 12 g、枳壳 10 g、陈皮 12 g、川芎 10 g、白芍 12 g、甘草 10 g、郁金 12 g、川楝子 12 g、玄胡 10 g、木香 10 g、砂仁 12 g。

2. 肝胆湿热

治法：清泻胆热，疏调气机。

方药：龙胆泻肝汤加减。

龙胆 15 g、栀子 12 g、黄芩 12 g、泽泻 10 g、车前子 12 g、川楝子 12 g、郁金 10 g、黄柏 12 g、茵陈 15 g。

3. 肝阴不足

治法：养阴柔肝。

方药：一贯煎加减。

生地黄 20 g、枸杞子 15 g、沙参 12 g、麦冬 12 g、当归 12 g、川楝子 10 g、栀子 10 g、黄精 10 g、女贞子 12 g。

五、病案分析

称某，女，40 岁。

患者 3 年来反复发作右上腹疼痛，时轻时重，发作严重时恶心、呕吐，进食后则疼痛更甚，疼痛连及右侧胁肋部，有时向右侧肩部放射。曾多次经中西医结合治疗，病情时轻时重，每遇劳累或情绪波动时，右上腹疼痛加重。因右胁肋部疼痛来就诊。

检查：右上腹压痛明显，腹肌稍紧张，墨菲征阳性，T8、T9 右侧压痛，尤以 T9 右侧压痛明显，背部肌肉紧张。

X 线片示：胸椎轻度侧弯，T8、T9 棘突不同程度偏移，T8、T9 椎体前缘骨质轻度增生。

辅助检查：血常规检查示白细胞的分子浓度为 10×10^9/L，其余正常。

B 超探查提示：胆囊慢性炎症改变。

整脊术治疗：采用推脊理筋整复法、椎旁阳性反应点按压理筋法松解椎旁阳性反应点及软组织，配合"零角度"整脊术、拇指掌根对压法、双掌重叠推压法、提肩膝顶整复法调整 T8、T9 椎旁阳性反应点，经治疗 3 次后患者自述上述症状明显减轻，为提高疗效配合中药治疗共 15 次，症状消失。嘱患者注意饮食，舒畅情志。随访 1 年未复发。

第十二节　慢性浅表性胃炎

慢性浅表性胃炎系指不同病因所引起的慢性胃黏膜炎性病变。本病常见，发病率随年龄的增长而呈高发趋势。

一、病因病机

长期服用非甾体抗炎药以及酗酒；十二指肠液的反流；抽烟；免疫因素；感染因素［幽门螺旋杆菌（HP）感染］；长期服用对胃黏膜有强烈刺激的食物或药物，如浓茶、烈酒、咖啡、辛辣及粗糙食物和某些药物。此外尚有年龄因素、胃黏膜营养因子缺乏、遗传因素等。

二、临床表现

慢性胃炎的症状无特异性，有相当一部分患者无临床症状。慢性胃炎的病程迁延，病程长短不一，可半年至数十年不等，症状时轻时重。可因天气变化，特别是秋冬季节易犯病，过凉过硬食物如油炸食物、劳累、精神因素均可引起症状加重。有50%以上的患者常出现上腹不适、闷痛、烧灼痛、饱胀感，无明显节律性，一般进食后较重。食欲不振、嗳气、反酸、恶心、打嗝，饭后上腹部胀满或隐痛等消化不良症状亦较常见。部分患者食欲不受影响，但进食稍多腹胀症状明显加重。

三、诊断依据

（1）多数患者上腹部闷痛、烧灼痛，饱胀感，病情缓慢，反复发作，临床表现无规律及典型症状，一般进食后腹胀症状加重，食欲减退，恶心，嗳气，打嗝等。但部分患者食欲正常。

（2）脊诊诊查：在 T7 ~ T9 椎旁有阳性反应点，尤以左侧压痛最为显著，疾病发作期压痛明显，质地较硬多为实点；慢性期或缓解期，椎旁压痛点较轻，经多年临床实践证明慢性浅表性胃炎 T8 棘突多向左侧偏移。

（3）X 线片示：胸椎中下段呈不同程度的侧弯，小关节紊乱，部分患者有 T8、T9 椎体楔形改变及椎体前缘唇样增生，T8、T9 棘突均有不同程度的偏移和椎体轻度扭转现象。

四、整脊术治疗

（一）脊诊诊法

慢性浅表性胃炎多在 T8 左侧有明显压痛反应，部分患者在 T11、T12 可有不同程度的代偿性反应。

（二）松肌理筋法

采用推脊理筋整复法、椎旁阳性点松肌理筋法松解背部的软组织，特别对胸椎中段的痛性结节、条索状物，椎旁阳性反应点进行重点松解理筋。

（三）整脊治疗

采用"零角度"整脊术、掌根拇指对压法、定点掌根按压法、掌根对抗整复法、坐位提肩膝顶法等，因人、因病、因椎进行随症选法，法症相应，方可施治。

（四）理疗

采用激光理疗机对T8左侧的痛点进行照射治疗，每日1次，每次10分钟。

（五）针灸治疗

肝气犯胃：中脘、期门、内关、足三里、阳陵泉等穴，用泻法。

脾胃虚寒：脾俞、胃俞、中脘、章门、内关、足三里等穴，用补法配合灸法。

（六）辨证分型治疗

1. 饮食停滞

治法：消食化积和胃。

方药：保和丸加减。

山楂15ｇ、神曲12ｇ、半夏12ｇ、茯苓15ｇ、陈皮10ｇ、连翘10ｇ、莱菔子15ｇ。

随症加减：若脘腹胀甚者加枳实、砂仁，若苔黄脉数者加黄连、黄芩，大便秘结者加大黄。

2. 脾虚气滞

治法：健脾利湿，理气止痛。

方药：胃炎1号（经验方）。

党参15ｇ、白术15ｇ、茯苓12ｇ、藿香10ｇ、丹参15ｇ、半夏 10 g、陈皮 10 g、焦三仙各 15 g、山药 12 g、蒲公英 10 g、香附 12 g、紫苏梗 10 g、木香 8 g、甘草 8 g。

五、病案分析

王某，女，26 岁，工人。

胃胀痛，食欲不振，恶心，嗳气 3 年，患者长期弯腰工作感背部酸沉，有时疼痛，胃胀痛及食欲不振会随背部酸沉感的加重而加重，病情迁延不愈，反复发作。经内科胃镜检查诊断为：慢性浅表性胃炎。服用中西药治疗，无明显疗效，背部疼痛难忍经朋友介绍来院治疗。

检查：背部肌肉呈条索状隆起，背肌紧张，T7～T9 椎旁压痛，椎旁及棘突间有摩擦音，尤以左侧 T8 椎旁压痛明显。胃脘部有轻度压痛。

X 线片示：胸椎中段侧弯，生理曲度加大，T8 和 T9 棘突向左侧偏移。

整脊术治疗：采用推脊理筋整复法，椎旁阳性反应点松肌理筋法及"零角度"整脊术相互结合治疗 2 次后，经脊诊诊查 T8 左侧阳性点明显缓解，患者自觉背部疼痛明显缓解，同时胃脘部疼痛亦有所减轻，食欲有起色，连续整脊治疗 20 日同时配合药物内服，患者自述背部症状及胃脘部不适症状全部消失。嘱患者注意合理饮食，加强背部肌肉功能锻炼，定期复诊巩固疗效。随访 1 年未见复发。

第十三节　胃和十二指肠溃疡

　　胃和十二指肠溃疡是一种常见病。常因情绪波动、过度劳累、饮食失调、吸烟、酗酒、某些药物的不良作用诱发。其典型表现为饥饿不适、饱胀嗳气、泛酸或餐后定时慢性中上腹疼痛，严重时可有黑便与呕血。一般经药物治疗后，症状缓解或消失。胃溃疡发病具有季节性、长期性、周期性和节律性。在秋冬或冬春之交天冷时易犯病，好转后病情易反复。溃疡疼痛具有节律性，胃溃疡表现为进食—疼痛—缓解，而十二指肠溃疡则表现为疼痛—进食—缓解，且部分有夜间痛。

一、病因病机

　　● 据多年的研究证实，局部的溃疡灶形成是胃或十二指肠壁组织被胃液（盐酸和蛋白酶）消化的结果。这种自我消化过程是溃疡形成的直接原因。当过多的胃酸分泌后，作用于胃或十二指肠黏膜，使其受到腐蚀，正常结构遭到破坏，从而形成溃疡病灶。

　　● 正常生理状况下，胃酸分泌的纯胃液（盐酸和各种消化酶）具有强大的消化作用，能消化一切组织（蛋白质）包括胃壁本身。只是由于胃和十二指肠黏膜的完整性及其本身所具有的防御功能才不至于被强大的胃液所消化。但当胃和十二指肠黏膜本身的防御功能发生障碍或黏膜组织遭到破坏时，即使胃酸分泌正常而不比平时增加，也能引起组织的自我消化过程而形成溃疡。此时，胃肠壁的血液循环降低，物质代谢发生障碍，组织营养不良时，亦可致黏膜发生自我消化而形成溃疡灶。

● 某些精神因素的刺激，如强烈的情绪波动、过度紧张或忧虑等可引起大脑皮质的兴奋与抑制过程失调，而致自主神经功能紊乱，引起胃肠肌肉及血管的痉挛，使局部缺血，营养障碍，黏膜对胃酸的消化作用发生易感性，从而导致黏膜形成溃疡。因此，性格内向、精神脆弱的人，易患溃疡病。

● 饮食不规律，食物过热、过冷、粗糙，以及暴饮暴食、烈性酒、浓茶、浓咖啡，某些药物如阿司匹林等均可诱发溃疡形成。

● 有人认为，"O"型血者患十二指肠溃疡的发生率较其他血型者高出 40%，还观察到，溃疡病患者的亲属中，溃疡病的发病率高于其他人，这说明溃疡病的发生可能与遗传因素有关系。另外有人认为，吸烟也是致病因素之一，吸烟者发病率显著高于不吸烟者，其次，长期吸烟不利于溃疡病灶的愈合，并可导致复发。

二、临床表现

其典型表现为饥饿不适、饱胀嗳气、泛酸或餐后定时的慢性中上腹疼痛，严重时可有黑便与呕血。

三、诊断依据

● 节律性上腹痛是自我诊断溃疡病的一种依据，确诊需要做 X 线、胃肠钡餐检查或纤维胃镜检查。

● 胃和十二指肠溃疡多在 T7 ~ T9 椎旁有阳性反应点，尤以 T8 右侧压痛点最为显著，T7 ~ T9 棘突间有摩擦音，或有痛性结节及棘突不同程度的偏移。

● X 线片示：胸椎小关节紊乱，侧弯，T8、T9 椎体楔形改变及椎体前缘唇样增生。T8、T9 棘突均有不同程度的偏移和椎体轻度扭转现象。

四、整脊术治疗

（一）脊诊诊查

胃和十二指肠溃疡多在 T8 右侧有明显压痛反应，部分患者在 T11、T12 可有不同程度的代偿性反应点。

（二）松肌理筋法

采用推脊理筋整复法、椎旁阳性点松肌理筋法松解背部的软组织，尤以胸椎中段右侧的条索状物进行重点松解理筋。

（三）整脊治疗

采用"零角度"整脊术、掌根拇指对压法、定点掌根按压法、掌根对抗整复法、坐位提肩膝顶法等，因人、因病、因椎进行随症选法，法症相应方可施治。

（四）理疗

采用激光理疗机对T8右侧的痛点进行照射治疗，每日1次，每次10分钟。

（五）辨证分型治疗

痰热互结

治法：清热解毒，消痈散结。

方药：仙方活命饮加减。

金银花15 g、连翘15 g、白芷12 g、浙贝母10 g、防风12 g、甘草10 g、白及13 g、当归10 g、党参15 g、茯苓10 g、白芍20 g、制乳香6 g、大黄5 g。

五、病案分析

郭某，男，42岁，军人。

反复发作性上腹部疼痛10余年，平日胃肠功能差，大便无规律。经胃镜检查为：十二指肠球部溃疡。经中西药物治疗，症状时轻时重，反复发作，经中医介绍配合整脊术治疗以提高疗效。

检查：患者体型消瘦，剑突下及脐上方压痛明显，无反跳痛，大便隐血试验阳性。

触诊背部：T7～T9椎旁压痛，尤以T8右侧压痛较甚，肌肉呈条索状，肌紧张，有痛性结节，胸椎侧弯，T8后凸明显伴棘突间有摩擦音及棘上韧带剥离感。

X线片示：T4～T9侧弯，T8、T9椎体前缘轻度增生，

T8、T9 棘突偏歪。

整脊术治疗：经推脊理筋整复法、椎旁阳性反应点松肌理筋法及"零角度"整脊术、掌根拇指对压法相互结合治疗 3 次后，患者自觉疼痛明显缓解，配合理疗及中药辅助治疗，一个月后，症状基本消失，病情稳定，大便隐血试验阴性。嘱患者注意科学合理饮食，加强颈肩背部肌肉锻炼，随访半年无发作。

第十四节　便秘

便秘是指大便秘结不通，排便间隔较平时习惯延长，或虽有便意，但排便困难。在正常情况下，食物通过胃肠道，经过消化、吸收，所余残滓的排泄常常需 24 ～ 48 小时。若排便间隔超过 48 小时，可视为便秘。但是健康人的排便习惯有所不同，有隔 2 ～ 3 日 1 次者，未必为便秘。

历代医著对便秘有各种辨证分型，因此命名也各不相同。《伤寒论》中有"阳结""阴结"及"脾结"等名称。后世一些医家又提出："风秘""热秘""虚秘""气秘""湿秘""热燥""风燥"等词。

一、病因病机

引起便秘的原因颇多，主要有结肠性和直肠性便秘两类。原因有以下几种。

● 排便动力缺乏，排便的动力主要依赖膈肌、腹肌、肛提肌与肠壁平滑肌，由于各种原因造成上述四种肌肉的衰弱，均可引起便秘。

● 肠道所受刺激不足，肠黏膜应激力减弱，肠内容物运动受阻以及各种原因引起排便反射消失，也均可引起便秘。

● 直肠肛门疾病，盆腔、腹腔区大肿瘤及腹水的压迫等。

● 这里所说的便秘是由于脊柱中腰骶疾病所引起的便秘。是由于脊柱小关节的错位，刺激或压迫了交感神经，或造成脑干、丘脑下部及高位脊髓供血不足，而抑制副交感神经系统，使分布在肠壁的胸、腰支交感神经的作用亢进，胃肠蠕动减弱和分泌液减少产生便秘。

二、临床表现

单纯性便秘患者，粪块在乙状结肠和直肠内过度壅滞，患者有时可感到左下腹胀痛，常有里急后重，欲便不畅等症状。又因粪块过于坚硬，常可引起痔疮、肛裂等肛门疾病。

在痉挛性结肠便秘时，常有阵发性腹部疼痛。少数病例有骶骨部、臀部、大腿后侧的隐痛与酸胀感觉，是由粪块压迫第3、第4、第5骶神经根前支所致。

慢性便秘，特别是习惯用泻药或灌肠的患者往往出现所谓轻度毒血症，如食欲减退、恶心、口苦、精神萎靡、头晕乏力、全身酸痛，甚至有轻度贫血与营养不良等表现。

三、诊断依据

对于便秘的诊断并不困难，但欲推究引起便秘的病因，则应详细分析病史。特别在 40 岁以上的患者，既往排便一直规律，逐渐发生顽固性便秘者，必须想到结肠癌的可能。经内科、外科排除其他器质性便秘后，并经手法治疗，症状改善者才可考虑为脊源性便秘。

四、整脊术治疗

（一）脊诊诊查

便秘通常在 T11、T12 左侧有阳性反应点，其中以 T12 左侧压痛最为明显。

（二）松肌理筋法

采用胸椎推脊理筋法、椎旁阳性点松肌理筋法等松解腰背部肌肉，其中对 T8 ～ T12 椎旁的阳性反应点重点松解理筋。

（三）整脊治疗

采用"零角度"整脊术、仰头牵引侧搬法等调整 T11、T12 椎旁的阳性反应点。

（四）理疗

对 T11、T12 椎旁的阳性反应点可做微波或激光定点照射，每次 10 ～ 15 分钟，隔日或每日 1 次。

（五）辨证分型治疗

1. 热秘

治法：清热润肠。

方药：麻子仁丸加减。

大黄 10 g、麻仁 30 g、杏仁 15 g、芍药 12 g、枳实 15 g、厚朴 10 g、生地黄 25 g、玄参 15 g。

2. 气秘

治法：顺气行滞。

方药：六磨汤加减。

木香 10 g、乌药 12 g、沉香 10 g、大黄 8 g、槟榔 12 g、枳实 10 g、黄芩 10 g、栀子 12 g。

3. 虚秘

治法：益气、养血、润肠。

方药：黄芪汤加减。

黄芪 30 g、麻仁 15 g、陈皮 12 g、白术 12 g、生地黄 15 g、当归 12 g、枳壳 10 g。

4. 冷秘

治法：温阳通便。

方药：济川煎加减。

肉苁蓉 25 g、牛膝 15 g、当归 12 g、升麻 12 g、肉桂 8 g、枳壳 10 g。

（六）自我保健法

每晚及晨起平躺，双手掌重叠在脐周围顺时针，由内向外按摩约 10 分钟，可以增强胃肠的蠕动功能。

五、病案分析

陈某，女，40 岁。

腹胀 3 年余，大便每周 1 ~ 2 次，无腹部疼痛，时常感觉腰背部酸痛无力，尤以胸腰段为甚，喜自行垂背来缓解不适感，同时诉说背部疼痛越甚腹胀越严重，先后服中药、中成药治疗，症状时轻时重，停药数周后复发。经朋友介绍，以腰背疼痛来治疗。

检查：患者长期弯腰工作，胸腰段呈隆起型，双侧背肌紧张僵硬，胸椎侧弯，T8、T11、T12 椎旁压痛，尤以 T12 左侧痛性筋结显著，呈条索状。

X 线片示：胸椎侧弯，生理曲度变直，T8、T9、T10、T11、T12 椎体旋转，伴棘突偏歪，其中尤以 T12 棘突偏歪最为显著。

诊断：脊源性便秘。

整脊术治疗：采用松肌理筋手法松解胸腰段椎旁的阳性反应点，尤其对 T12 左侧的压痛点进行重点理筋松解，然后采用仰头牵拉侧搬法、"零角度"整脊术，整复椎旁的阳性反应点，结合针灸、火罐、药物综合治疗。第二日患者就诊时诉说，昨日治疗完后，腹部便有排气感，非常舒服，到晚上就有便意，且排出黑色羊粪蛋样便，腹胀明显缓解，全身轻松，经治疗 15 日后，大便正常，腹胀消失。嘱患者养成良好的生活习惯，保证睡眠，晚上平躺自我做腹部顺时针按摩动作。1 年后介绍朋友就诊时，告知到现在无复发。

第十五节　腹泻

正常人一般每日排便一次，个别每日排便 2 ~ 3 次或每 2 ~ 3 日一次，粪便的性状正常，每日排出粪便的平均重量为 150 ~ 200 g，含水分 60％ ~ 75％。腹泻是一种常见症状，是指排便次数明显超过平日习惯的频率，粪质稀薄，水分增加，每日排便量超过 200 g，或含未消化食物或脓血、黏液。腹泻常伴有排便急迫感、肛门不适、失禁等症状。腹泻分急性和慢性两类。急性腹泻发病急剧，病程在 2 ~ 3 周之内。慢性腹泻指病程在两个月以上或间歇期在 2 ~ 4 周内的复发性腹泻。本节讨论的是由于胸椎关节失稳导致副交感神经兴奋而致的肠道功能紊乱出现的慢性腹泻。

一、病因病机

（一）急性腹泻

病程多不超过 3 周，最常见的原因为感染。

1. 食物中毒

由于食物被金黄色葡萄球菌、产气荚膜梭菌、梭状芽孢杆菌等毒素污染，多表现为非炎症性腹泻。

2. 肠道感染

肠道感染分为：① 病毒感染。轮状病毒、肠腺病毒感染时，可发生小肠非炎症性腹泻。② 细菌感染。霍乱弧菌和产毒性大肠埃希菌可致小肠非炎症性水泻。沙门菌属、志贺菌属、弯曲杆菌属、小肠结肠炎耶尔森菌、侵入性大肠埃希菌、金黄色葡萄球菌、副溶血性弧菌、难辨性梭状芽孢菌可致结肠炎，产生脓血腹泻。③ 寄生虫感染。梨形鞭毛虫、隐孢子虫感染可致小肠非炎症性腹泻。溶组织肠阿米巴侵犯结肠时引起炎症、溃疡和脓血腹泻。④ 药物引起的腹泻。泻药、高渗性药、拟胆碱能药、抗菌药和某些抗高血压或抗心律失常药，在服药期内可致腹泻。

（二）慢性腹泻

慢性腹泻的病期在 2 个月以上，病因比急性的更复杂。

1. 肠道感染性疾病

慢性阿米巴痢疾、慢性细菌性痢疾、肠结核、血吸虫病、肠道念珠菌病。

2. 肠道非感染性炎症

炎症性肠病（克罗恩病和溃疡性结肠炎）、放射性肠炎、缺血性结肠炎、憩室炎等。

3. 肿瘤

大肠癌、结肠腺瘤病（息肉）、小肠恶性淋巴瘤等。

4. 小肠吸收不良

5. 运动性腹泻

肠蠕动紊乱（多数为加速）引起，如肠易激综合征、胃大部切除术后、迷走神经切断后、部分性肠梗阻、甲状腺功能亢进、肾上腺皮质功能减退等。

6. 药源性腹泻

二、临床表现

排便次数明显超过平日习惯的频率，粪质稀薄，水分增加，每日排便量超过 200 g，或含未消化食物或脓血、黏液；常伴有排便急迫感、肛门不适、失禁等症状。

三、诊断依据

（1）脊诊诊法：腹泻常在 T8、T9、T11、T12 椎旁有阳性反应点，其中多以 T8 和 T12 椎旁阳性反应点多见。

（2）有胸椎、腰椎病史，每日大便在 2 ～ 3 次以上，病程较长；有腰背部酸痛等临床表现，长期腹胀、腹痛、肠鸣音亢进。

（3）X 线片示：胸椎侧弯，小关节紊乱，T8、T12 椎体棘突多有不同程度的偏歪，个别患者 T12 或 L1 出现楔形变或压缩性骨折。

（4）大便常规检查排除其他因素所致。

四、整脊术治疗

（一）脊诊诊查

慢性腹泻多在 T8 及 T12 右侧有阳性反应点；腰背部肌肉紧张僵硬。

（二）松肌理筋法

采用椎旁阳性点松肌理筋法、推脊理筋整复法、拇指掌根推压法、肘关节松肌理筋法松解 T8、T12 椎旁的阳性反应点及腰背部肌肉及软组织。

（三）整脊治疗

采用"零角度"整脊术、拇指掌根对压法、仰头牵拉侧搬法等调整 T8、T12 椎旁的阳性反应点。

（四）理疗

激光重点照射 T8、T12 右侧的压痛点，隔日 1 次，每次 10 分钟。

（五）刮痧、拔罐

腰背部风寒较重者可配合刮痧、拔罐治疗，以提高疗效。

（六）自我保健

每日睡前、起床前按揉腹部 10 ~ 15 分钟，同时点按双侧足三里 2 ~ 3 分钟。

（七）针灸治疗

取三阴交、脾俞、中脘、气海、天枢、足三里、三阴交、肾俞、命门、关元等穴，治疗时随症选取 3 ~ 5 穴，用平补平泻法，每日 1 次，每次留针 15 分钟。

（八）辨证分型治疗

1. 脾胃虚弱

治法：健脾益胃。

方药：参苓白术散加减。

人参 12 g、白术 10 g、茯苓 12 g、桔梗 10 g、山药 12 g、白扁豆 10 g、砂仁 12 g、莲子 10 g、陈皮 8 g。

2. 肝气乘脾

治法：抑肝扶脾。

方药：痛泻要方加减。

白芍 12 g、防风 10 g、陈皮 10 g、木香 10 g、白术 12 g、乌药 10 g。

3. 肾阳虚弱

治法：温肾健脾，固涩止泻。

方药：四神丸加减。

补骨脂 15 g、吴茱萸 12 g、肉豆蔻 10 g、五味子 10 g、熟附子（先煎）8 g、党参 12 g、白术 12 g。

五、病案分析

李某，女，46 岁。

长期腹胀、腹痛半年余，尤以腹部肠鸣出现后需立即如厕，如厕或排气后腹胀、腹痛缓解，曾多次用药物治疗症状有所缓解，但停药数周后又复发，多次做大便检查及直肠镜检查未见异常，每日大便 3 ~ 5 次，便少而稀，严重时有便意但如厕后排不出。患者开车 10 年余，常感腰背部酸痛。

检查：T8 ~ T12 椎旁均有不同程度的阳性反应点，背部肌肉僵硬紧张，尤以 T12 右侧椎旁压痛显著。

X 线片示：胸腰段脊柱侧弯，T12 棘突偏歪，T11、T12 椎体前缘轻度增生，生理曲度略变直。

辅助检查：大便常规见高倍镜下少量白细胞。血常规示白细胞 9×10^9/L，血红蛋白 85 g/L，其余未见异常。

整脊术治疗：采用椎旁阳性点松肌理筋法、推脊理筋整复法、拇指掌根推压法、肘关节松肌理筋法松解 T8、T12 椎旁的阳性反应点及腰背部肌肉及软组织，配合胸椎"零角度"整脊术调整椎体小关节紊乱。经整脊配合激光理疗治疗 2 次后，肠鸣音恢复正常，腹胀、腹痛症状明显缓解，大便恢复到每日 1 ~ 2 次。要求患者科学饮食，加强腰背肌的锻炼。综合治疗 10 日后，大便恢复正常，腰背部酸痛及腹部症状消失。随访 1 年无复发。

第十六节　痛经

痛经是指妇女在经期及其前后出现小腹或腰部疼痛，甚至痛及腰骶。每随月经周期而发，严重者可伴恶心呕吐、冷汗淋漓、手足厥冷，甚至昏厥，给工作及生活带来影响。目前临床常将其分为原发性和继发性两种，原发性痛经多指生殖器官无明显病变者，故又称功能性痛经，多见于青春期少女、未婚及已婚未育者。此种痛经在正常分娩后疼痛多可缓解或消失。继发性痛经则多因生殖器官有器质性病变所致。本病属妇科临床的常见病，据有关调查表明，痛经的发病率为 33.19%。

中医学又称"痛经""月水来腹痛""经行腹痛""经期腹痛""经痛"等。本病最早记载于汉·张仲景《金匮要略方论·妇人杂病脉证并治》"带下，经水不利，少腹满痛……"至《诸病源候论·妇人杂病诸候·月水来腹痛候》对本病的病因又有了进一步的认识，书中云："妇人月水来腹痛者，由劳伤气血，以致体虚，受风冷之气客于胞络，损伤冲任之脉。"《景岳全书·妇人规·经期腹痛》云："经行腹痛，证有虚实……实者多痛于未行之前，经通而痛自减；虚者多痛于既行之后，血去而痛未止，或血去而痛益甚，大都可揉可按为虚，拒按拒揉为实。"可见周期性小腹疼痛虽是本病的主要临床表现。中医往往通过其疼痛发作的时间、性质、部位及疼痛的程度进行辨证治疗。

一、病因病机

原发性痛经一般均认为应归咎于以下几种原因：内膜管型脱落（膜性痛经）、子宫发育不全、子宫屈曲、颈管狭窄、不良的宫体姿势及体质因素、变态反应状态及精神因素等。

经双合诊发现盆腔器官有病变者为继发性痛经。常由于局部异常体征尚不明显而误诊为原发性痛经，因而对痛经开始于初潮后 3 年以上者，应考虑继发性痛经的可能。

青年女性继发性痛经的常见原因为子宫内膜异位症，它与原发性痛经症状极相似。如果患者有进行性痛经或内膜异位症家族史（母亲或姐妹中有患此病者），应早做腹腔镜检查以明确诊断，及早进行保守性手术治疗，以保存生育能力。

此外，继发性痛经病因有先天性子宫畸形（包括双角子宫、中隔子宫、残角子宫、阴道横隔等）、盆腔炎症、子宫腺肌病、子宫肌瘤、子宫息肉、子宫粘连、宫颈管狭窄、卵巢囊肿及盆腔瘀血综合征等。

二、临床表现

原发性痛经常发生于有排卵月经，因此一般在初潮后头 1～2 年尚无症状或仅有轻度不适。严重的痉挛性疼痛多发生于初潮 1～2 年后的青年妇女。如一开始出现规律性痛经或迟至 25 岁后发生痉挛性痛经，均应考虑有其他异常情况存在。

痛经大多开始于月经来潮或在阴道出血前数小时，常为痉挛性绞痛，历时 0.5～2 小时。在剧烈腹痛发作后，转为中等度阵发性疼痛，持续 12～24 小时。经血外流畅通后逐渐消失，亦偶有需卧床 2～3 日者。疼痛部位多在下腹部，重者可放射至腰骶部或股内前侧。有 50% 以上患者伴有胃肠道及心血管症状，偶有晕厥及虚脱。

原发性痛经常在分娩后自行消失，或在婚后随年龄增长逐渐消失。

三、诊断依据

（1）有月经失调或痛经临床表现，妇科检查除外器质性病变所致。

（2）脊诊诊法：C2、C3椎旁压痛，有阳性反应点出现，L3、L4椎旁压痛，腰肌紧张。

（3）X线片示：颈椎生理曲度变直，C2、C3双边征；腰椎侧弯，L3、L4棘突偏歪。部分患者骶髂关节密度增高，两侧关节间隙宽窄不等。

四、整脊术治疗

（一）脊诊诊法

痛经多在C2、C3，L3、L4椎旁有阳性反应点，部分患者在T9也可出现阳性反应点。

（二）松肌理筋法

采用颈部松肌理筋法（即五线十点法），椎旁阳性反应点松肌理筋法，推脊理筋整复法松解椎旁阳性反应点及软组织。

（三）采用"零角度"整脊术

调整颈椎、胸椎、腰椎的椎旁阳性反应点。

（四）针灸治疗

痛经前或发作时是针刺的最佳时机，选穴以脾经为主，血海、地机、三阴交、气海、合谷、关元、子宫、足三里，在针灸时随症选 3 ~ 4 个穴位，用平补平泻手法，每日 1 次，每次留针 15 分钟。

（五）辨证分型治疗

1. 气滞血瘀

治法：活血化瘀，行气止痛。

方药：理气活血方加减。

当归 12 g、桃仁 9 g、郁金 9 g、莪术 6 g、乳香 9 g、没药 9 g、川芎 6 g、香附 12 g、乌药 12 g、延胡索 12 g、柴胡 6 g、枳壳 12 g、失笑散（包煎）30 g。

2. 寒湿凝滞

治法：温经祛寒，活血止痛。

方药：少腹逐瘀汤加减。

当归 10 g、川芎 6 g、赤芍 10 g、延胡索 10 g、炙没药 6 g、炒蒲黄 10 g、五灵脂 10 g、小茴香 3 g、干姜 3 g、肉桂 3 g、益母草 30 g、泽兰 10 g。

3. 气血虚弱

治法：益气补血，活血止痛。

方药：八珍益母汤加减。

当归 12 g、川芎 12 g、白芍 10 g、熟地黄 15 g、人参 10 g、白术 12 g、茯苓 12 g、甘草 8 g、益母草 20 g、延胡索 12 g、柴胡 10 g、香附 12 g。

4. 肝肾不足

治法：滋肾养肝。

方药：调经止痛方（经验方）。

生地黄、熟地黄各 20 g、狗脊 12 g、枸杞子 15 g、女贞子 12 g、墨旱莲 10 g、当归 12 g、白芍 30 g、醋炒三棱 6 g、炙甘草 6 g、乌药 9 g、山茱萸 9 g、益母草 20 g。

五、病案分析

李某，女，32 岁。

连日来因生闷气出现胸胁胀痛，加之受凉诱发腰腹酸痛，月经来时出冷汗，疲倦乏力，月经量多，色鲜红，每次经期因腰腹痛需要卧床数日才能缓解。曾服用中西药治疗无明显疗效，妇科检查未见异常。因腰部酸痛前来就诊。

检查：C2、C3 椎旁压痛，T9 椎旁压痛，L3、L4 椎旁肌紧张压痛明显。腰背活动尚可。

X 线片示：颈椎曲度变直，C2、C3 双边征，L3、L4 棘突偏歪，腰椎侧弯。

整脊术治疗：采用松肌理筋松解颈腰部椎旁的阳性反应点及软组织，采用"零角度"整脊术配合针灸治疗，留针 15 分钟后腹痛缓解。因患者肝气郁滞加以中药调理，嘱患者加强腰背肌锻炼及调整不良情绪，避风寒。治疗 3 次后腹痛完全消失，随访半年经期腹痛未复发。

第十七节　慢性前列腺炎

慢性前列腺炎是男性成人常见疾病，好发于 20 ~ 40 岁的男性青壮年，发病率甚高，主要表现为疼痛、尿路症状、生殖系统症状、精神抑郁等方面，常常难以根治。慢性前列腺炎一般分为细菌性、非细菌性和盆腔会阴痛三类。临床表现复杂，症状多不典型。

一、病因病机

（一）前列腺充血

前列腺由于各种不同原因引起充血，特别是被动充血，是重要的致病因素。非感染性、非微生物性长时间充血，能形成非特异性炎症性反应。此外充血常见于下列几种情况。

1. 性生活不正常

性生活过频，性交被迫中断，或过多的手淫等，都可使前列腺不正常充血。但性生活过度节制，也会产生长时间的自动兴奋，而造成被动充血。

2. 直接压迫会阴部

骑自行车、骑马、长时间久坐等都可使前列腺充血，尤其骑自行车为著。

3. 饮酒

饮酒能使生殖器官充血及引起性兴奋。

4. 按摩过重

前列腺按摩时手法过重或过于频繁等均可使前列腺充血，为医源性充血。

5. 感冒受凉

前列腺有丰富的 α–肾上腺能受体，在受凉之后，能引起交感神经活动，导致尿道内压增加，妨碍排泄，前列腺管也因收缩而妨碍排泄，产生郁积性充血。

（二）微生物感染

各种微生物，如细菌、原虫、真菌、病毒等都可成为感染病原，但以细菌为最常见。细菌的侵入途径包括：① 血行感染；② 淋巴系统感染；③ 直接蔓延。

（三）自体免疫性因素

慢性前列腺炎与自体免疫因素有一定关系，这是因为在关节炎患者身上曾发现"抗前列腺抗体"的存在；还有人在血清检查中发现过至少 1 个阳性抗原抗体系统。

（四）对某种病毒的过敏反应

亦可导致炎症。

（五）心身医学方面的因素

有学者说这个因素高达 50%。

总之，慢性前列腺炎的病因是多方面的，不能片面强调某一因素，对具体患者应视不同情况加以分析。

二、临床表现

不同患者症状表现相差很大，实验室检查结果与患者自觉症状可不完全一致，一些患者症状显著，但前列腺触诊、前列腺液检查可无特殊发现或改变轻微，而另一些患者前列腺液有大量脓细胞，前列腺质地变硬，却可全无症状。因此，症状的轻重可能还和患者的精神因素有一定关系。常见的症状有：

（1）疼痛：尿道可有烧灼感、蚁行感，会阴部、肛门部疼痛可放射至腰骶部、腹股沟、耻骨上区、阴茎、睾丸等，偶可向腹部放射。

（2）泌尿系症状：炎症累及尿道，患者可有轻度尿频、尿急、尿痛，个别患者尚可出现终末血尿，清晨排尿之前或大便时尿道口可有黏液或脓性分泌物排出。

（3）性功能障碍：可有性欲减退、阳痿、早泄、射精痛、遗精次数增多等，个别患者有血精或因输精管炎症使精子活动力减退，导致不育。

（4）神经衰弱症状：由于患者对本病缺乏正确理解或久治不愈，可有心情忧郁、乏力、失眠等。

（5）继发症状：由细菌毒素引起的变态反应，可出现结膜炎、虹膜炎、关节炎、神经炎等。

三、诊断依据

● 有急性前列腺炎病史，迁延而来。

● 局部疼痛不适和排尿症状为主，伴有神经症和性功能症状。

● 直肠指检：前列腺可正常或稍大，表面光滑，质韧，可有局部压痛或因纤维化而有结节形成。反复发作可使前列腺萎缩、体积缩小、质硬。

● 前列腺液常规：可有大量脓细胞、白细胞、卵磷脂小体明显减少，前列腺液涂片或培养可找到致病菌。

● 脊诊诊法：C2、C3椎旁压痛、阳性反应点出现，L4、L5椎旁压痛。

● X线片示：颈椎侧弯，C2、C3、C4双边征；腰椎侧弯，L4、L5棘突偏歪，椎体前缘增生，部分患者L4和L5或L5和S1椎间隙变窄或增宽，L4和L5椎体单个或同时有不同程度的移位。

四、整脊术治疗

（一）脊诊诊查

慢性前列腺炎多在C2、C3及L4、L5有阳性反应点，腰肌紧张，L4、L5棘突单个或共同偏歪。

（二）松肌理筋法

采用颈部松肌理筋法（即五线十点法）、椎旁阳性反应点松肌理筋法、推脊理筋整复法松解颈椎腰椎的阳性反应点和软组织。

（三）整脊治疗

采用"零角度"整脊术、压臀旋髋侧搬法等调整颈椎、腰椎的阳性反应点。

（四）理疗

采用激光理疗或微波理疗照射腰骶部的压痛点，每日1次，每次10分钟。

（五）针灸治疗

取肾俞、三阴交、肝俞、委中、膀胱俞、中极、三阴交、关元、蠡沟、命门等穴，治疗时随症选取3～4个穴位，用平补平泻的方法针刺，每日1次，留针15分钟。

（六）辨证分型治疗

1. 湿热瘀阻

治法：清热活血，祛湿。

方药：清肝胜湿汤合仙方活命饮加减。

黄芩12g、栀子10g、龙胆10g、当归尾15g、赤芍12g、天花粉15g、金银花10g、连翘10g、柴胡12g、地肤子15g、泽泻15g、通草10g、生地黄15g、川芎12g。

2. 肾虚兼瘀

治法：滋养肝肾、活血祛瘀。

方药：六味地黄丸加减。

生地黄、熟地黄各25g、山药20g、山茱萸15g、 茯苓

15 g、泽泻 15 g、牡丹皮 12 g、枸杞子 15 g、车前子 12 g、地肤子 10 g、萆薢 10 g、牛膝 12 g、赤芍 12 g、当归 15 g。

五、病案分析

郭某，男，37 岁。

反复发作性尿频、尿急 3 个月，伴腰部酸痛，有下坠感，经尿液常规检查未见异常。曾服用中西药治疗半个月，尿频、尿急症状有所缓解，但仍感腰部酸痛难忍，因而来就诊。

检查：C2、C3 椎旁压痛，L4、L5 椎旁压痛，腰肌僵硬，肾区无叩击痛，腰部活动正常，无下肢放射痛，直腿抬高及加强试验均为阴性。

X 线片示：C2、C3 椎体双边征，C3 棘突偏移；L4、L5 椎体轻度向前移位，腰椎侧弯，L4、L5 椎体前缘轻度增生。

整脊术治疗：采用松肌理筋法松解颈部、腰部椎旁的阳性反应点及软组织，采用"零角度"整脊术、压臀旋髋侧搬法等调整颈椎、腰椎关节错位。治疗一周后，尿频、尿急症状基本消失，腰部酸痛也大大减轻，辅以中药巩固疗效。建议患者适量运动，科学饮食。半年后，介绍朋友就诊诉说无复发且精神状态佳。

第十八节　强直性脊柱炎

强直性脊柱炎多见于青少年，是一种主要侵犯脊柱、骶髂关节及四肢大关节，也可累及内脏及其他组织的慢性进展性风湿性疾病。早期临床表现为背部、臀部及髋部呈间歇性钝痛，有僵硬感或坐骨神经痛。开始疼痛为间歇性，在数月或数年后可出现持续性疼痛，晨起或工作一日后症状较重，天气寒冷和潮湿时症状可恶化。有些患者还出现虹膜炎，全身疲劳不适、厌食、体重减轻和低热等症状，晚期患者可见脊柱僵硬，腰脊弯曲而致残。典型病例 X 线片示骶髂关节和脊柱关节明显破坏，后期脊柱"竹节样"变化。

一、病因病机

（一）中医病因

中医认为"风寒湿三气杂至，合而为痹"，为痹证的外因。其内因与禀赋不足，肾、督阳虚有关；外因感受寒湿或湿热之邪为主，或与外伤后瘀血内阻督脉有关。由于素体虚弱，风寒湿热之外邪乘虚而入，内外合邪，阳气不化，寒邪内蕴，着于筋骨，影响筋骨的营养润泽，闭阻经络，气血不畅，发为本病。

（二）西医病因

（1）家族遗传倾向：强直性脊柱炎有一定的家族遗传性。

（2）自身免疫机制：在强直性脊柱炎患者中，人体淋巴细胞组织相容抗原（HLA-B27）阳性高达 90%，血清反应呈阴性。

（3）细菌感染因素：目前认为主要与慢性泌尿生殖系统和肠道感染有关，其发病机制推测为感染扩散至骶髂关节，再进入体内循环，而出周围关节症状。

（4）内分泌紊乱代谢障碍为本病的诱因。

二、临床表现

起病大多缓慢而隐匿。男性多见，且一般较女性严重。发病年龄多在 10 ~ 40 岁，以 20 ~ 30 岁为高峰。16 岁以前发病者称幼年型强直性脊柱炎，45 ~ 50 岁以后发病者称晚起病强直性脊柱炎，临床表现常不典型。

早期症状常为腰骶部疼痛或不适、晨僵等。也可表现为臀部、腹股沟酸痛或不适，症状可向下肢放射，类似坐骨神经痛。少数患者可以颈、胸痛为首发表现。症状在静止、休息时反而加重，活动后可以缓解。夜间腰痛可影响睡眠，严重者可在睡眠中痛醒，需下床活动后方能重新入睡。约半数患者以下肢大关节如髋、膝、踝炎症为首发病状。常为非对称性、反复发作与缓解，较少表现为持续性、破坏性，这是区别于类风湿关节炎的特点。

其他症状如附着点炎症所致胸肋连接、脊椎棘突、髂嵴、大转子、坐骨结节及足跟、足掌等部位疼痛。

典型表现为腰背痛、晨僵、腰椎各方向活动受限和胸廓活动度减少。腰椎和胸廓活动度降低，早期多为附着点炎症引起，对非甾体抗炎药反应良好。后期为脊柱强直所致，对治疗反应不大。

随着病情进展，整个脊柱可自下而上发生强直。先是腰椎前凸消失，进而呈驼背畸形、颈椎活动受限。胸肋连接处融合，胸廓变硬，呼吸靠膈肌运动。关节外表现包括眼葡萄膜炎、结膜炎、肺上叶纤维化、升主动脉根和主动脉瓣病变，以及心传导系统受累等。神经、肌肉症状如下肢麻木、感觉异常及肌肉萎缩等也不少见。晚期病例常伴严重骨质疏松，易发生骨折。颈椎骨折常可致死亡。

三、诊断依据

（一）临床标准

临床标准：① 腰痛、晨僵 3 个月以上，活动改善，休息无改善；② 腰椎额状面和矢状面活动受限；③ 胸廓活动低于相应年龄、性别的正常人。

（二）放射学标准

骶髂关节炎，双侧≥Ⅱ级或单侧Ⅲ~Ⅳ级。Ⅱ级为轻度异常，可见局限性侵蚀、硬化，但关节间隙正常。Ⅲ级为明显异常，有侵蚀、硬化、关节间隙增宽或狭窄、部分强直等 1 项（或以上）改变。Ⅳ级为严重异常，即完全性关节强直。

（三）诊断

肯定强直性脊柱炎：符合放射学标准和 1 项（及以上）临床标准者。可能强直性脊柱炎：符合 3 项临床标准，或符合放射学标准而不伴任何临床标准者（以上标准为用 1984 年修订的纽约标准）。

四、鉴别诊断

应与机械性腰痛、弥漫性特发性骨质增生症鉴别。早期，尤以外周关节炎为首发症状者，应与类风湿关节炎鉴别，还应与其他脊柱关节病鉴别。

五、整脊术治疗

（一）脊诊诊查

强直性脊柱炎有上行性和下行性。强直性脊柱炎上行性时，早期可在患者腰骶部棘突旁触摸到阳性反应点；强直性脊柱炎下行性时，早期可在颈胸段椎体棘突旁触到阳性反应点。中期可在患者脊椎两旁触及阳性反应点，同时有腰椎、胸椎和颈椎曲度的变直。晚期可在患者整个脊柱两侧触及阳性反应点。

（二）松肌理筋法

采用颈部松肌理筋法、推脊理筋整复法、肘关节松肌理筋法对颈胸腰部阳性点及周围肌肉软组织做轻柔放松。

（三）整脊治疗

对于早期和中期患者，采用特色"零角度"整脊术，对颈椎、胸椎、腰椎和骶椎的阳性反应点做整脊治疗，对改善关节畸形具有很好的效果。

（四）理疗

用激光或微波理疗仪对阳性反应点做重点照射，每日 1 次，每次 10 分钟。

（五）刮痧、火罐

用刮痧板和火罐在患者脊柱两侧及顺着肌肉走行的方向进行刮痧，可防止肌腱进一步粘连，并有松解粘连的作用。

（六）药物熏蒸

（七）针灸治疗

常取华佗夹脊、天柱、风池、大椎、大杼、风门、心俞、至阳、膈俞、肾俞、命门、肝俞、脾俞、腰阳关、腰眼、关元俞、膀胱俞、八髎、腰俞、环跳、秩边、髀关、委中、承山等穴，治疗时随症选穴，用平补平泻法，每日 1 次，每次留针 20 分钟。

（八）辨证分型治疗

1. 风湿寒邪外袭

治法：疏风散寒，祛湿止痛。

方药：三痹汤加减。

独活 10 g、秦艽 12 g、细辛 6 g、川芎 10 g、当归 12 g、熟地黄 15 g、芍药 10 g、茯苓 12 g、桂枝 10 g、杜仲 12 g、牛膝 10 g、党参 12 g、黄芪 12 g、续断 12 g、防风 10 g、制川乌（先煎）10 g、草乌（先煎）10 g。

2. 湿热浸淫

治法：清热利湿，通络止痛。

方药：四妙丸加味。

苍术 10 g、黄柏 10 g、川牛膝 15 g、薏苡仁 30 g、鸡血藤 30 g、栀子 10 g、川断 10 g、乳香 8 g、没药 8 g、杜仲 10 g。

3. 瘀血阻络

治法：活血祛瘀，通络止痛。

方药：身痛逐瘀汤加减。

当归 10 g、川芎 12 g、桃仁 10 g、红花 10 g、没药 10 g、五灵脂 10 g、牛膝 15 g、秦艽 10 g、土鳖虫 10 g、羌活 10 g、地龙 15 g、香附 15 g。

4. 肾阳亏虚

治法：温补肾阳，祛风止痛。

方药：乌头桂枝汤加味。

制川乌（先煎）9 g、草乌（先煎）9 g、炙甘草 9 g、熟地黄 10 g、当归 10 g、川芎 10 g、独活 12 g、制乳香 9 g、制没药 9 g、桑寄生 15 g、细辛 3 g、蜂房 9 g、红花 9 g、肉桂 9 g、菟丝子 12 g、川续断 15 g、杜仲 15 g、防风 12 g。

5. 肾阴亏虚

治法：滋补肾阴，佐以活血祛风止痛。

方药：芍药甘草汤加味。

白芍 20 g、甘草 9 g、生地黄 30 g、麦冬 15 g、丹参 15 g、木瓜 15 g、乳香 9 g、没药 9 g、蜂房 9 g、川断 12 g、桑寄生 15 g、独活 12 g、枸杞子 15 g、龟甲 10 g。

六、病案分析

张某，男，36 岁。

患者腰骶酸痛伴晨僵 1 年余，劳累后加重。经朋友介绍来就诊治疗。

检查：腰部肌肉僵硬，L3 ～ L5、S1 ～ S3 旁有压痛点，腰部活动受限。

X 线片示：骶髂关节致密影，腰椎生理曲度变直，L3 ～ L5 椎体前缘唇样增生，椎间隙变窄。

辅助检查：PLH-B27 阳性，C 反应蛋白阳性，红细胞沉降率 45 mm/h，血常规：白细胞的分子浓度为 11×10^9/L，余未见异常。

整脊术治疗：采用推脊理筋整复法、肘关节松肌理筋法轻柔松解腰背部肌肉及腰骶部肌肉，配合特色"零角度"整脊术整复腰骶部阳性反应点，配合中药熏蒸、针灸治疗和中药治疗 1 个月后，患者晨僵、腰骶部酸痛症状缓解，自觉腰部转动较前灵活很多。再坚持治疗 1 个月后患者自觉症状完全消失，便终止治疗。嘱患者注意起居，睡硬板床，避风寒，科学饮食，适当锻炼。随访 2 年无复发。

参考文献

［1］王遵来.特色脊诊整脊［M］.天津：天津科学技术出版社，2007.

［2］邵福元.邵华磊颈肩腰腿痛应用检查学［M］.郑州：河南科学技术出版社，2002.

［3］柳登顺，张剑赤.实用颈腰肢痛诊疗手册［M］.郑州：河南科学技术出版社，2006.

［4］休德里克逊.骨科疾病的矫形按摩［M］.叶伟胜，万瑜，译.天津：天津科技翻译出版公司，2004.

［5］苟亚博，黄国松.脊柱手疗法大全［M］.北京：中国科学技术出版社，2004.

［6］贺振中，李建仲.通督按摩法新论［M］.太原：山西科学技术出版社，2002.

［7］钟士元.脊柱相关疾病治疗学［M］.广州：广东科学技术出版社，2003.

［8］李文海，刘淑余.背脊疗法［M］.长沙：湖南科学技术出版社，2004.

［9］宣蛰人.宣蛰人软组织外科学［M］.上海：文汇出版社，2009.

［10］宋一同，李业甫.中国推拿治疗学［M］.北京：人民卫生出版社，2002.

［11］袁建强.中国经络脊柱推拿疗法图解［M］.北京：人

民军医出版社，2005.

［12］王遵来，王雷.综合治疗腰椎间盘突出症临床分析
［J］.颈腰痛杂志，2005，26（2）：156.

［13］王遵来，王雷.针灸推拿综合治疗肩周炎320例［J］.
中国临床医生，2004，32（6）：59.

［14］王雷，王遵来.中西医结合治疗腰椎间盘突出症570
例分析［J］.颈腰痛杂志，2003，24（6）：380-381.

［15］王雷，王遵来.髋关节转移瘤误诊，误治5例分析
［J］.颈腰痛杂志，2004，25（6）：391.

［16］王雷，王遵来.综合治疗肩周炎220例［J］.中医外
治杂志，2003，12（4）：29.

［17］王雷，王遵来.中西医结合治疗颈椎病300例分析
［J］.颈腰痛杂志，2001，22（2）：140-141.

［18］王雷，周振，王遵来，等.针灸治疗颈椎病的临床研
究［J］.中针灸临床志杂，2010，26（5）：69-73.